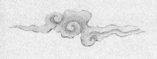

程志清

论治心系九病精要

程志清 主编

中国中医药出版社

·北京·

U0334980

图书在版编目（CIP）数据

程志清论治心系九病精要/程志清主编．—北京：
中国中医药出版社，2020. 11（2021.2 重印）
ISBN 978-7-5132-6211-8

Ⅰ．①程…　Ⅱ．①程…　Ⅲ．①心病（中医）—中医临床—
经验—中国—现代　Ⅳ．①R265. 2

中国版本图书馆 CIP 数据核字（2020）第 069582 号

中国中医药出版社出版

北京经济技术开发区科创十三街 31 号院二区 8 号楼
邮政编码　100176
传真　010-64405721
三河市同力彩印有限公司印刷
各地新华书店经销

开本 880×1230　1/32　印张 11　字数 285 千字
2020 年 11 月第 1 版　2021 年 2 月第 2 次印刷
书号　ISBN 978-7-5132-6211-8

定价　52. 00 元
网址　www. cptcm. com

社 长 热 线　010-64405720
购 书 热 线　010-89535836
维 权 打 假　010-64405753

微信服务号　zgzyycbs
微商城网址　https：//kdt. im/LIdUGr
官 方 微 博　http：//e. weibo. com/cptcm
天猫旗舰店网址　https：//zgzyycbs. tmall. com

如有印装质量问题请与本社出版部调换（010-64405510）
版权专有　侵权必究

《程志清论治心系九病精要》

编 委 会

主 编 程志清

编 委 （按姓氏笔画排序）

刘 旺 刘 强 吴晨羽

余 昱 汪 春 汪存涛

姚晓天 殷子杰 黄超岚

窦丽萍

自序

　　《程志清论治心系九病精要》一书终于在"程志清名医工作室"全体弟子的协助下完稿付梓。这是我50年临床、科研工作的结晶，也是传承教育的成果。

　　行医至今50载，回首从医历程，感慨万千。孙思邈《大医精诚》中说："读方三年，便谓天下无病可治；及治病三年，乃知天下无方可用。故学者必须博极医源，精勤不倦，不得道听途说，而言医道已了，深自误哉！"先祖的教诲，时时鞭策着我，学无止境，作为医者更不敢懈怠！在杏林之路上，我有缘得到一批中医大师们的提携与栽培，"勤奋"加"缘分"，终于让我取得了一些成绩。

　　我自1969年毕业实习开始，先后受教于新安名家王乐匋、许志泉，浙江名家杨继荪、魏长春、裘小梅、陆芷青。1984年以后作为陆芷青教授的助手与学术继承人，随师临证十载。如今大师们都已作古，但前辈的教诲与言传身教使我受益至今。2008年浙江省政府授予我省级名中医称号，2012年国家中医药管理局授予我第五批全国老中医药专家学术经验继承指导老师，并配备优秀的学术传承人随我临证学习。2017年、2018年浙江省政府与国家中医药管理局先后授予并资助我校附属三院、二院成立"程志清名中医经验传承工作室"。

　　我一直认为，真正大医者，以"精诚"为本，不为名所动，不为名所累。良医处世，尊医道，修医术，不矜名，不计利，此求立德也。挽回造化，立起沉疴，此求立功也。故为医者，唯求精诚，方可实至名归。"精诚"，当是每个医者毕生的追求，也是终极的追求。我认为真正的"精"乃是师古而不泥古，且在古的基础上有所突破，有所发展，有所弘扬。于是，我萌生一个念头：将自己跟随大师的经验总结整理，将自己的临证感悟记录传承，岂不是一种"求精图诚"的好方法？更是对大师们最好的回报。于是，在学生的帮助和共同努力下，《程志清论治心系九病精要》终成此稿。

2012年起，我开始收集整理自己的临证资料，2014年后，我的首批学术继承人刘强、汪春博士把我诊治高血压与冠心病的经验做了整理总结。之后，弟子们又开始将我诊治病毒性心肌炎、心肌病、风湿性心脏病、心力衰竭、心律失常的临床资料进行全面整理与总结，最终形成本书的主体结构。全书共十章加附篇一章。第一至第九章主要总结我诊治心系疾病的临床经验。各章从每种疾病的病因病机、辨治特点、方药心悟、医案精选四个方面逐层分析，让读者全方位了解我是如何诊治心系疾病的。第十章介绍我应用膏方防治心血管疾病的心得。附篇部分对植物精油在心系疾病方面的应用做了简要介绍，希望能为植物精油在临床的应用提供新思路。

在本书编写过程中，我的学术传承人刘强与汪春两位博士提供了高血压与冠心病有关的前期整理资料，中山医院、新华医院两个附属医院传承工作室的姚晓天主任与窦丽萍主任，以及殷子杰博士、刘旺博士、黄超岚、余昱、汪存涛、吴晨羽等学术传承人，将我的临证记录及历年发表的相关文章再次进行整理。在这些弟子们的大力协助下，本书才能得以集成出版，在此一并致谢！同时，对"程志清名中医经验传承工作室"的全体成员为本书所付出的努力表示感谢！也对我所有的弟子们多年来为团队研究所付出的心血与汗水表示感谢！对远在美国的犬子余昱表示感谢，是他的引荐让我与精油结缘，才有了附篇的精彩内容。

程志清

2020年1月19日于杭州

目录

第一章

高血压病

以肾为本以肝为枢，肝肾论治贯彻始终。

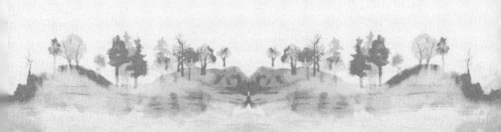

原发性高血压是一种以体循环动脉压升高为主的综合征。目前认为高血压不同于心脏病、肾病或神经系统疾病，不仅侵犯或累及某个器官，而是整个机体受累的反应。高血压有自分泌、旁分泌和神经系统症状，而且或迟或早都会使心、脑、肾受到损害，是脑卒中、心肌梗死、心力衰竭、慢性肾脏病等致死与致残性疾病的主要危险因素，严重威胁人类的身心健康。因此，加强对高血压中医药防治很有必要。

第一节　病因病机

现代医学认为高血压是一种多基因遗传病，其发病受遗传和环境因素的相互影响。染色体上的多对基因决定个体的遗传倾向，通过多种途径影响血压水平的调控和高血压的发生，而环境因素的长期积累则促进遗传基因效应的显露与表现。

中医学并无高血压之称，隶属于中医眩晕、头痛、中风等范畴。中医对高血压的病因病机认识也在不断深入，一般认为与下列因素有关。

一、后天饮食不节

长期恣食肥甘、咸味、烟酒是引起高血压的重要因素。肥甘厚味、烟酒无度，病初致胃肠积热、脂浊内聚发为肥胖，痰热上扰发为眩晕，日久脾胃损伤，气不布津，湿浊凝聚，而见形盛气虚，清阳不升或化痰生风，均可发为眩晕。

二、先天禀赋不足

肾精不足，或年老体虚、肾气亏损、肾阴不足，致使肝失所养、肝阳易亢，发为眩晕。

三、情志失调

长期恼怒忧思使肝气郁滞，日久可化为肝火，耗伤肝阴，肝阴不足，阴不敛阳，肝阳偏亢，上扰头目，日久转为肝风。这跟现代医学认为长期的精神压力会导致高血压的认识是一致的。同时七情内结，肝郁气滞，胆气不利，可致血行凝涩，瘀滞不行，发为眩晕。

综上所述，高血压实际上是在综合因素作用下，人体阴阳平衡失调，气血失和，痰瘀内生，气机升降失常所致。所谓变动在肝，根源在肾，关键在脾。肝、脾、肾亏虚为病之本，阳亢、痰浊、瘀血为病之标，痰浊内停贯穿高血压的全过程。

第二节 辨治特点

一、中医辨证分型

高血压的中医辨证分型，近几年来认为有如下几种：按阴阳分型有阳亢、阴虚阳亢、阴阳两虚、阳虚等；按虚实分有虚证如肝肾阴虚、肾阴虚、肾阳虚等，实证如肝阳上亢、痰浊中阻、肝阳化风等；按脏腑分型则有肝火上炎、肝阳化风、肝肾阴虚、心肾两虚、心脾两虚、心气虚弱、肾阳虚等。《中药新药临床研究指导原则》将高血压分为肝火上炎、阴虚阳亢、痰浊内盛、阴阳两虚四型。

二、辨治思路

（一）强调“以肾为本，以肝为枢”诊治高血压病

1. “以肾为本，以肝为枢”治疗高血压的机理分析

　　高血压病是现代医学用名。根据绝大多数高血压患者以眩晕、头痛为主症，以及合并心悸、水肿、肢体麻木等症，将之归于中医学“眩晕”“头痛”范畴。眩晕的产生，是在情志失调、饮食失节、先天禀赋不足、年老体衰等综合因素作用下，人体阴阳平衡失调，气血失和，痰瘀内生，气机升降失常所致。但在临床治疗时，更应该注重肝肾在眩晕发病中的作用和地位，“以肾为本，以肝为枢”对本病进行系统的治疗。

　　（1）以肾为本：高血压的治疗为何要“以肾为本”，中医古籍中反复强调肾在眩晕发病中的重要地位，如《内经》记载：“肾虚则头重高摇，髓海不足则脑转耳鸣。”肾为先天之本，寓元阴元阳，主藏精生髓。肾阳为一身阳气之本，温煦全身脏腑形体官窍，推动各脏腑的生理活动。肾阳充盛，则机体代谢旺盛，功能活动正常；若肾阳虚衰，温煦、推动功能减退，则脏腑功能减退，直接影响心肝脾肺的盛衰。肾为五脏阴气之源，“五脏之阴气，非此不能滋”，能凉润滋养各脏腑形体官窍，同时又调控其生理代谢不过于亢奋，精神宁静内守。若肾阴不足，滋养凉润作用减弱，则髓海不足而发眩晕，或虚阳上越，或水不涵木，肝阳上亢，引发血压升高及其他病理变化。肾精不足日久，可累及肾阳，出现阴阳两虚。肾中精气随着年龄增长，出现一个由盛到衰的过程，高血压的发病率也随着年龄增长而增高。若先天肾气、肾精不足，所致脏腑气血阴阳的偏盛偏衰均可直接或间接引发本病。另外双亲患有高血压者，其子女禀受先天之精，也具有此种患病倾向，这点与现代遗传学的研究也不谋而合，原发性高血压已明确是基于多基因的遗传疾病。

（2）以肝为枢：《素问·至真要大论》云："诸风掉眩，皆属于肝。""头为诸阳之会，与厥阴肝脉会于巅，不能上逆，为阳气窒塞，浊邪得以上居，厥肝风火乃能上逆作痛。"明确指出，肝与高血压发病的关系。肝属刚脏，体阴而用阳。"体阴"是指肝藏血的功能，即生成、贮藏体液和调节血量，防止出血。"用阳"是指肝主疏泄，并主升主动，故其功用属阳。体阴而用阳体现了肝藏血和主疏泄的关系，一血一气，一阴一阳，二者对立互根，此消彼长，正如《素问·阴阳应象大论》谓："阴在内，阳之守也；阳在外，阴之使也。"这两个功能在高血压病的发生、发展中都起着十分重要的作用。首先，肝主疏泄，具有调节精神情志，促进消化吸收以及维持气血、津液的运行，肝的疏泄功能直接影响气机的调畅和血流的正常。而高血压正是气的升降失常所产生的病变。其次，肝有贮藏血液和调节血量的功能，时刻调控着血量的分布，使血脉中的循环血量始终保持在适度的水平，从而保持了人体的正常血压。正常情况下，"体"和"用"之间保持着动态平衡，在某些病理因素作用下，这种平衡关系被打破，就会引起疾病的发生，并导致其他病理因素的产生。如肝失疏泄，肝气郁滞，肝郁化火，肝火上炎；肝肾阴虚，肝血亏虚，可导致肝阴不足，肝阳化风；肝旺脾虚，痰湿偏盛，风痰扰动；肝郁气结，气滞血瘀等。

（3）肝肾相互影响：根据中医五行学说，肝性属"木"，肾性属"水"，水能生木，则有肝肾"母子相生"。对两者的关系，素有"肝肾同源"之说，也叫"乙癸同源"。早在明代，李中梓就在《医宗必读·乙癸同源论》中明确提出"乙癸同源，肾肝同治"的学术思想。它揭示了同属于下焦的肝肾两脏生理、病理上存在着相互滋生、相互影响的密切关系。它的内涵丰富，大概可以归纳为母子相生、精血互化、共隶奇经、共司相火、各为先天。生理情况下，肝肾同源，精血交融，则阴阳升降有序，气血冲和，血压正常。而在病理状态下，肝肾也相互影响。中医学认为，若忧思恼怒，或饮食不节，或劳倦内伤，均可导致肝肾阴阳失调，脏腑经络气血紊乱，血压升高。肾阴亏虚，水不涵木，引起肝阴不足，阴不维阳，阳失制约，肝阳偏亢而生风。肝阴亏耗致肾阴亦不足，出现眩晕欲仆，头痛如掣，肢体麻木、震颤，甚至猝然昏仆等症。正如叶天士云："水亏不能涵木，厥阳化风鼓动，烦恼阳升，病斯发矣。"李士材在《雷公炮制药性解》中更记载："食盐之咸，本归肾腑，肺即其母，肝即其子也，故并入之。同时盐入血，肝主藏血，过食食盐日久，走血生热，肝久受藏血之热影响，易致肝经气火上逆。"解释了外因（食盐过多）如何作用于肝脏而产生肝火上逆的机理。

高血压病不同程度地涉及肝肾两脏，包括肾阴、肾阳、肝气、肝火、肝风、肝阴、肝阳、肝血等方面，两脏的病理变化影响气血，又导致血瘀、血热、血虚、气郁、气滞等病理变化。病变早期以阴损为主，临床多见阴虚阳亢，尤其是肝火、肝阳、肝风之证，后期阴损及阳，多见阴阳两虚（包括气阴两虚）、瘀血内阻、痰湿水停等，症状错综复杂。基于上述生理病理关系，在临床治疗上早期以治肝为主，也要兼顾肾。肾肝同治的经典基本治疗法则主要是指滋水涵木法，具体应用时还有养阴息风法、益精养血法、滋水清肝法、藏泄并治法、疏肝行水法、散寒疏肝法及温养肝肾法等。

2. 肝肾论治高血压贯穿始终

（1）初期实证为主，病位在肝。精神刺激或情志不畅是原发性高血压的重要诱因。初起病时，情志失调、肝失疏泄，易导致肝气郁结，临床常表现为头晕头痛，胸胁胀满，精神不振，舌苔薄白，脉沉弦，此多见于初期稳定型高血压患者。肝郁日久，郁而化火，或肝气疏泄太过，导致木火内生，从而出现头晕胀痛、口苦心烦、多梦易惊、小便赤涩、大便秘结、舌红、苔薄黄、脉弦数等肝火上炎症状。肝郁化火，肝阳偏亢，更可见头胀痛、面红目赤、烦躁易怒、舌苔黄燥、脉弦数等肝阳上亢症状，此多见于中青年高血压患者初期阶段。

肝阳过亢，化火生风，可见剧烈头痛、眩晕、肢麻项强、烦躁不安、手足抽搐等肝风内动症状，甚则出现突然昏倒、半身不遂、口眼㖞斜之中风症状。由此可见，病位在肝，以肝郁、肝火、肝阳、肝风诸实证为主，是原发性高血压初期阶段的主要病机特点。病虽为初期，但也可出现严重的并发症。治疗方面，可借鉴清代王旭高的治肝八法，即疏肝理气法、疏肝通络法、柔肝法、缓肝法、培土泻木法、泄肝和胃法、泄肝法、抑肝法等。

（2）中期以本虚标实为特点，肝肾同病。原发性高血压发展至中期，常出现虚实夹杂的病理变化。肝阳有余，升腾太过，无以制约，可损及肾阴；肾阴亏虚，不能敛阳，相火妄动于上，则形成阴虚阳亢，上实下虚之证。此时临床多表现为腰膝酸软、头晕耳鸣、心烦少寐、舌红少苔、脉细数等。阳亢重、阴虚轻者，多见于中青年患者；阴虚重、阳亢轻者，多见于老年患者。若阴虚不能制阳，虚风内动，则临床可见眩晕头痛、视物模糊、半身麻木、头摇肢颤、舌红少苔、脉弦细数等，此多为中风先兆。此外，人体是统一的有机整体，各脏腑之间相互联系，相因为病，如阴血亏虚，心失血养；阴虚火旺，上扰心肺；肝病及脾，健运失司；肝肾失调，阴阳失衡；亦可由于脏腑功能失调，气机不畅，血行瘀滞，痰湿内生引起。可见，原发性高血压中期阶段，肝肾阴阳失调为病变关键，虚实夹杂、本虚标实为病理基础。

（3）后期阴阳虚损，病本于肾。《灵枢·海论》曰："髓海不足则脑转耳鸣，胫酸眩冒，目无所见，懈怠安卧。"《灵枢·口问》亦云："上气不足。脑为之不满，耳为之苦鸣，头为之苦倾，目为之眩。"原发性高血压发展至后期，多由于年老体弱，肾气亏虚，加之久病，由肝及肾，由实转虚，而出现肾虚证候。若先天禀赋不足，加之后天劳损过度，临床可出现头晕头痛、耳鸣耳聋、记忆力减退、倦怠嗜睡、既不耐冷、又不耐热、鬓白发脱、齿松早脱、腰膝酸软、头重脚轻、尿频、夜尿多、月经量少或闭经、舌淡、脉虚弱等肾气虚衰症状，此多见于老年性高血压或更年期高血压患者。若肾阴亏虚，不能制阳，虚阳浮越，则可见眩晕头痛、面部潮红、心烦口渴、失眠健忘、腰酸耳鸣、视物昏花、两目干涩、大便秘结之阴虚阳浮、水亏火旺症状。肾气虚进一步发展，可致肾阳不足，或肾阴亏虚，阴损及阳，亦可出现头晕头痛、畏寒肢冷、小便清长、大便稀溏、舌淡苔白、脉沉迟无力之肾阳偏衰症状。肾阳虚衰，蒸腾气化障碍，心阳不振，水气凌心，脾阳不运，寒湿内生，临床又可兼见心悸、喘满、水肿等症。因此，肾气亏虚、阴阳虚损为原发性高血压后期的重要病机。

3. 高血压"以肾为本，以肝为枢"的治疗原则

通过对原发性高血压不同病变阶段的病机分析可以看出，肝肾失调贯穿于原发性高血压的整个病理过程，其病变在肝，病本在肾，阳常有余，阴常不足，本虚标实为其基本病机特点。"本"者，始也，根也，治病必求于本。"枢"者，门上的转轴，引申为中心、关键的意思，枢机一转，诸逆悉平。"以肾为本，以肝为枢"即根据肝肾与高血压发病的密切关系，从肝肾入手进行辨证论治，遵循"始于肝，终于肾，由肝及肾，由实转虚，在肝多实，在肾多虚"的辨证思路，针对原发性高血压不同时期虚实发病机制遣方用药，临床取得满意疗效。

（1）补肾填精法

用于先天不足，或年老体衰、真阴渐耗，或久病肾精亏虚，出现阴虚症状，除血压增高外，尚有耳鸣、腰膝酸软、五心烦热、盗汗、心悸失眠、舌红少苔、脉弦细数等。此型患者多病情迁延，血压波动较大，且常因情志不畅、饮食不节、感受外邪而引动肝阳、肝风，变生他证，治宜补肾填精。可选用六味地黄丸或左归丸加减，常用的药物有生地黄、山药、山萸肉、枸杞子、龟板、麦冬、白芍、杜仲、牛膝等。若阴虚日久，阳无依附，阴损及阳，又可见阴阳两虚，此证型临床以患病较久的中老年为主，虽有眩晕、耳鸣、颧红、口干等阴虚

症状，但又见腰膝怕冷，小便清长，四肢不温等症，宜阴阳双调，可选用金匮肾气丸或右归丸化裁，在补阴药的基础上加用桂枝（或肉桂）、附子温补肝肾，阴中求阳，温阳而不伤阴液。肾为先天之本，肾中阴阳为一身阴阳之本，补肾法能从"治本"着手，调养肝肾、平衡阴阳，提高生存质量，降低并发症。

（2）养阴柔肝法

用于饮食起居失节，或素体阳盛，阴液、营血暗耗，肝失濡养，肝体失用，阴不潜阳，而致肝阳上亢；甚则阳亢无制，引动肝风（多见急性发作眩晕）；母病及子，心火上炎而出现眩晕、失眠、心烦等症。叶天士提出："肝为刚脏，非柔润不能调和。"是以滋阴养肝柔肝始为治本之法。临床上可采用高鼓峰《医宗己任编》中的滋水清肝饮加减，常用药物如熟地黄、当归、白芍、酸枣仁、山茱萸、茯苓、山药、柴胡、栀子、牡丹皮、泽泻等。对引动内风，症见眩晕欲扑、头摇肢颤、肢体麻木、筋惕肉瞤、视物模糊者，取养肝息风的三甲复脉汤化裁。以大队滋阴养液药为主，配以介类潜阳之品，寓息风于滋养之中，使真阴得复，浮阳得潜，则虚风自息。记得在20年前曾治愈一例因中风后误治引起脉管炎与上腔静脉压迫综合征患者。患者女性，50余岁，病房会诊时见患者身热、头面通红肿胀，双眼肿成一条缝，双上肢及胸部红肿，无法诊脉，CT显示纵隔阴影，肿瘤待排，血检白细胞计数 1.8×10^9/L，住院已经一月有余，病情未见好转，细问病史乃因患者中风，家属治病心切，轻信土方，用土药敷手臂引发上半身红肿，我当即予以清热解毒，活血消肿，处方两剂，以观后效。两剂后家属回复有所改善，第3天家属要求复诊，会诊时患者头面红肿稍有消退，但见患者正在摇头、肩臂抽动，乃肝风内动之象，诊舌红绛少津，舌体瘦小，脉细，阴虚阳亢风动也，当即予以三甲复脉汤化裁，再予三剂，患者症情大为改观，头摇、肩臂抽动等风象平息，面部及手臂红肿明显消退，身热也减，上方出入半个月后身热消退，上半身红肿全部消退。一个月后痊愈出院。因此病情不多见，至今记忆犹新，不久前患者家属来我处诊病，述此后一直体健，未再复发。

（3）平肝潜阳法

《石室秘录》曰："肝木脏，木生于水，其源从癸。"肝肾亏虚，水不涵木，则肝阳上亢，脉弦紧，血压升高。临床表现为心烦少寐，面红潮热，头晕耳鸣，口干，腰膝酸软，健忘，舌红少津，脉弦细。《临证指南医案》云："所患眩晕者，非外来之邪，乃肝胆之风阳上冒尔。""凡肝阳有余，必须介类以潜之，柔静以摄之，味取酸收，或佐咸降，务清其营络之热，则升者伏矣。"采用抑肝、镇肝、平肝潜阳法。但因阴虚与阳亢轻重不同，故选方用药亦有所不同。若阳亢偏重，以天麻钩藤饮加减；若阴虚、阳亢俱重，选镇肝息风汤化裁。并择取石决明、生牡蛎、生龙骨、灵磁石、代赭石等介石类药物加强重镇潜阳之功。心烦失眠较重者，宜加用炒酸枣仁、夜交藤、远志养肝安神。

（4）清肝泄热法

临床表现为头眩、头痛如裂，面红目赤，急躁易怒，心烦失眠，口干口苦，耳暴鸣或暴聋，小便黄赤，大便干结，舌红苔黄，脉弦数有力。治以清肝泄热，佐以潜阳息风。龙胆泻肝汤的基础上酌情选用桑叶、夏枯草、菊花、罗布麻、羚羊角粉、石决明等药。此法需注意中病即止，经用苦寒泻火之品取效后，当续用滋阴柔肝之法，否则徒伤正气，而易于反复，正如张景岳《非风论》云："火盛者宜专用治其火……火微者，宜兼补其阴……凡治火之法，但使火去六七即当调其本。"

（5）疏肝解郁法

肝为风木之脏，性喜条达，恶抑郁，司疏泄、畅情志、调气机，故气机升降出入运动与肝密切相关。若七情郁结，肝失条达，可致气机郁阻，气郁血逆则血压上升。本法用于临床表现为眩晕、头痛，性情急躁易怒，两胁胀痛，嗳气频频，善太息，脉弦等。治疗当循《内经》"木郁达之"之法，疏肝解郁，常选用柴胡疏肝散或逍遥散加减，药物如柴胡、白芍、枳壳、香附、川芎、陈皮、郁金、当归、茯苓、薄荷等。柴胡、枳壳、香附疏肝行气解郁；当归、白芍、川芎养血活血柔肝；茯苓、白术健脾助运化，又可实脾防肝病传变；郁金、薄荷防肝郁化热。眩晕明显者可加天麻、钩藤息风止眩；热重者可酌加丹皮、栀子泄热；胁痛明显者可加金铃子散（川楝子、延胡索）行气止痛。

（6）健脾平肝法

肝五行属木，脾五行属土，为五行相克关系。病理上，若脾胃虚弱，脾运不健，则可致肝阴血不足，《杏轩医案》亦说："无土之处则无木生。"脾虚水湿内停，化湿生痰，痰湿中阻，或不犯清窍，可致眩晕；或肝气久郁，横逆犯脾，影响脾之健运，生痰助湿，或气郁化火，炼津成痰，加之肝气上冲，痰气交阻，气血逆乱致血压升高。《丹溪心法》有"无痰不作眩"之说。肝旺脾虚之证，临床表现为头重眩晕，胸脘痞闷，泛恶呕吐，食少纳呆，形体多胖，舌苔白腻，脉弦滑。故治以健脾平肝，方选二陈汤合半夏白术天麻汤加减，标本兼治，使痰祛肝平，血压自降。临证时还须辨别兼夹证候。肝气乘土，须健脾、实脾、和胃；疏泄失常，水湿聚集，则须利尿消肿；肝风挟带痰、瘀，又须兼顾化痰、化瘀。

（7）燮理阴阳法

《素问·宣明五气》曰："阳根于阴，阴根于阳，无阳则阴无以生，无阴则阳无以化。"对于原发性高血压中医辨证属阴虚或阳虚者，治宜燮理阴阳之法。如若阳虚偏重者，宜扶阳配阴，方选右归丸加减；若阳虚水湿不化，兼见心悸、喘满、水肿者，方用真武汤温阳化气。对于临床上见到的无痛无晕、无证可辨之高血压患者，也可治以阴阳互求之法，正如张介宾所言："阴根于阳，阳根于阴。凡病有不可正治者，当从阳以引阴，从阴以引阳，各求其属而衰之。"

总之，肝肾在高血压的发病中扮演了极其重要的角色，肝肾的功能又与其他脏腑及病理因素密切相关，临床治疗高血压眩晕应紧紧抓住肝肾这两个环节，并依据现代病因、病理学研究，对高血压病的形成、发展、治疗给予系统考虑，整体把握。

（二）强调活血化瘀在高血压治疗中的作用

1. 活血化瘀治疗高血压病的依据

现代研究证实，高血压病老年患者多伴有不同程度的瘀滞现象，而且血瘀程度随年龄增长而逐渐加重。因为血压的形成主要决定于心脏的泵血、大动脉的弹性回缩作用、心血管系统内血液充盈、血液黏稠性及小动脉的弹性阻力。在心脏的泵血量不变的情况下，人体动脉血压和外周阻力成正比，而总外周阻力与血液黏稠度成正比，血液黏度增高时，血液阻力增加，可导致血压增高。同时血液黏稠度的增加，动脉血输出量减少，组织灌流量减低，小动脉缺血缺氧，细小动脉血管痉挛，管腔变窄，进一步导致外周阻力的增加。

从临床检验检查方面来说，血瘀证患者主要有以下几个方面的异常表现。①血液流变学异常：血液处于"浓、黏、凝、聚状态"。②血小板功能异常：血小板作用异常在高血压病发病中的作用逐渐受到重视，表现为血小板的黏附、聚集、释放反应增强。③凝血、纤溶功能失调。④微循环障碍：多项观察显示高血压血瘀证患者大多伴有微循环障碍，表现为毛细血管变细，管襻隐没、扭转，长度改变，血流速度、血流状态的改变，以及红细胞变形力减弱。⑤血管内皮损伤：高血压病血瘀证患者血管内皮损伤较非血瘀证患者严重，内皮细胞损伤后，内皮依赖性舒张功能下降，收缩功能增加；而且会释放组织因子、凝血因子、血小板激活因子等多种促凝物质；还可释放血小板激活因子、遗传性假性血友病因子，促进血小板的黏附、聚集与活化。⑥血流动力学的异常。

中医对血瘀在高血压病发病及病程中的重要性的认识也在不断加深。高血压病久病入络，血脉瘀阻是病情发展的必然转归。正如叶天士所说："久发频发之恙，必伤及络，络乃聚血之所，久病必瘀闭。"导致血瘀的原因很多，可因肝气郁结，疏泄失常，致气滞血瘀；或痰浊内阻，血运涩滞；阴虚内热，煎熬津液，津枯血瘀；阳虚内寒，致寒凝血瘀；肝阴虚，肝阳上亢，升发太过，亦可导致出血及瘀血的产生；老年气血鼓动无力，血行迟缓而成瘀；阴精亏损，血脉失养，脉道不利等等。

从临床症状上看，高血压病患者常出现头晕、头痛、颈椎不适、心绞痛、腰酸、肢麻、失眠、舌暗紫、脉涩细弦等症状，中医学认为这些症状均与血瘀有关。现今的临床研究发现高血压患者大多夹有血瘀证。我的课题组在 2002 年对杭州市 1064 例高血压老年患者的流行病学调查中发现不能纳入肝火亢盛证、阴虚阳亢证、痰湿壅盛证、阴阳两虚证的有 134 人，占 12.59%，这些患者多数出现舌有紫斑或瘀点，脉弦涩或细涩或结代，面色或唇色稍暗等血瘀症状。

2. 活血化瘀的作用机理及应用

根据目前的研究，用活血化瘀药治疗高血压病主要起到以下几方面的作用。①改善血液流变学。现已证实，丹参、当归、川芎、红花、赤芍、丹皮等活血化瘀药均有降低血黏度、疏通微循环、解除红细胞与血小板聚集、扩张血管等作用。通过活血化瘀，改善微循环障碍及血液的"浓、黏、聚、凝"状态，使外周阻力减少、血流动力平衡恢复正常而使血压下降，而且丹参、当归、川芎、赤芍还具有明显的消除自由基作用。川芎含川芎嗪等多种生物碱，具有明显抗血小板聚集、抗血栓形成作用。川芎水提取物及生物碱均有扩冠、改善心肌缺氧及显著持久的降压作用，所含阿魏酸亦能明显抑制血栓形成。水蛭能扩张毛细血管，解除小动脉痉挛，降低血液黏度，改善微循环，并发现其有抑制血管紧张素转换系统的作用。②改善血管内皮功能。研究表明，高血压患者的内皮依赖性舒张功能下降，而内皮依赖性收缩功能却增高，具体表现为 NO 产生减少，内皮细胞生成的血栓素和内皮素（ET）类物质增多。③改善微循环。通过活血化瘀，以疏通微循环，调整血液运行，从而改善血流供求关系，使机体调节功能得到恢复，最终使过高的血压回降到正常水平，即所谓"治风先治血，血行风自灭"。

在具体药物应用上，如患者以血瘀为主证，则多选用血府逐瘀汤化裁。常用药物有丹参、桃仁、红花、牛膝、水蛭、当归、三七、蒲黄、血竭、大黄、赤芍等。丹参性苦微寒，归心、心包、肝经，功能活血祛瘀，凉血消痈，养血安神。含脂溶性的二萜类成分和水溶性的酚酸成分，以及黄酮类、三萜类、甾醇等。可增加冠脉血流量，使冠脉阻力明显下降，但心肌耗氧量有所增加；可使肺动脉的收缩压和舒张压明显降低；具有改善微循环障碍、改善血液流变学的作用，从而改善细胞缺血缺氧所致代谢障碍；可抑制ADP诱导的血小板聚集，使血小板黏性降低，对抗血栓形成及凝血，也有促进纤维蛋白原溶解的作用，可抑制血小板TXA2的合成与释放；有抗凝和促纤溶作用。赤芍性苦、微寒，归肝经，功能清热凉血，祛瘀止痛。含芍药苷、苯甲酰芍药苷等成分。其对垂体后叶素诱发的急性心肌缺血有明显保护作用；对ADP和胶原诱导的血小板聚集有不同程度的抑制作用，且呈明显的量效关系；有抗高血脂、高胆固醇引起的血栓形成作用。益母草辛、苦、微寒，归心、肝、膀胱经，功能活血祛瘀，利尿消肿。含益母草碱、水苏碱、西班牙夏罗草酮等成分。增加冠脉流量、改善微循环、减慢心率等作用；对抗血小板聚集，降低血小板含量，抑制血栓形成，以及阻止血液凝固，促进纤溶作用。川芎嗪可显著改善大鼠异常神经症状和抑制ALP活性的下降，显著抑制ADP致血小板的聚集。川芎总生物碱、川芎嗪能降低麻醉犬的外周血管阻力，也有明显的降压作用。红花总黄色素抑制PAF导致的血小板聚集及血小板内游离Ca^{2+}浓度的增加。桃仁有抗凝及较强的溶血作用，对血流阻滞、血行障碍有改善作用；能增加脑血流量，扩张兔耳血管；对呼吸中枢呈镇静作用；脂肪油有润肠缓下作用，有利于血压下降。

临床虽见血瘀之证，但还需注意血瘀常与风、火、痰三者错综并见，互相影响，故活血化瘀常需与息风、清火、化痰配合使用。

（三）重视高血压的体质辨治

1. 体质辨治的由来

随着现代医学诊断技术的广泛应用，使越来越多的无症状、无体征疾病被早期诊断和发现。在高血压的治疗过程中，对部分"无证可辨"的患者，根据体质来施治，常收奇效。

体质是个体生命在先天遗传和后天获得的基础上表现出的在形态、结构、生理机能和心理状态方面综合的、相对稳定的特质，往往决定着生理反应的特异性及对某种致病因子的易感性。《内经》中有云："人之生也，有刚有柔，有弱有强，有短有长，有阴有阳。"而因体质不同，中邪后所患病及证型亦不同，治疗也需据体质而不同，如《灵枢·通天》云："视人之五态乃治之，盛者泻之，虚者补之。""形不足者温之以气，精不足者补之以味。"

王琦教授将体质分为平和质、阳虚质、气虚质、痰湿质、阴虚质、瘀血质、湿热质、特禀质、气郁质9种类型，除平和质，其他体质均为偏颇体质。

研究表明，疾病的体质分布具有显著差异性，表现为某种疾病常见于某种体质类型为主。如高血压病患者的体质因素是痰湿质、气虚质和阴虚质。我们曾在社区中做过高血压患者体质分布的调查，结果显示高血压人群不同于非高血压人群的体质类型是阳盛质、痰湿质、阴阳两虚质。随着高血压病程的发展，阴阳两虚质的构成比逐步增高。血压级别与体质类型之间也存在相关性，高血压伴发相关疾病与某些体质类型也明显相关。伴2型糖尿病患者，痰湿质、阴虚质、血瘀质占比较高。伴缺血性脑卒中患者中，阴虚质、气虚质、痰湿质为常见的体质类型。伴冠心病患者冠脉血栓形成组，瘀血质、痰湿质多见。

体质能够对证候的从化产生影响，诸多环境因素作用于人体后可产生不同的临床证候类型，体质相对于证候而言可为"本中之本"，早于证候，先于证候。作为医者若掌握中医体质发病的规律和倾向性，对于临床中"有病无症""有病但症轻而不足为证"者进行"辨体"，探索应用调理体质之方法，或饮食调理、或精神及运动调理、或经络调治等，将会弥补"辨证""辨病"之不足，更加彰显未病先防、既病防变之中医特色。

2. 高血压病的体质辨治

原发性高血压病，是一种由遗传因素和环境因素共同作用引起的多基因遗传病，有一定的体质基础和后天因素。因此体质辨治在高血压的临床治疗中具有重要作用。有些患者，临床主证不明显，仅体检发现血压高，此时体质辨治更有用武之地。张介宾《景岳全书》中说："当辨因人因证之别。盖人者，本也；证者，标也。证随人见，成败所由。故因人为先，因证次之。"指出了辨体质论治乃治病求本的体现。另一方面，体质具有可调性，如《素问·三部九候论》载："必先度其形之肥瘦，以调其气之虚实，实则泻之，虚则补之。必先去其血脉而后调之，无问其病，以平为期。"也为体质辨治提供了可操作性。

因此在临床治疗高血压病时，参考患者体质，个体化治疗，力求改善、修正其体质偏颇，从而从根本上纠正其脏腑的阴阳偏盛偏衰，以达到气血运行通畅，升降有序，以"衡"为期的目的。进而未病先防、既病防变、病后防复，从而阻断其发展成为冠心病、中风等严重病证。根据多年的高血压病临床诊治经验，对高血压病常见的几种体质辨别及调治方法如下：

（1）阴虚质：患者一般体形瘦长，常见手足心热，平素易口干，咽干、鼻干，口渴喜冷饮，大便干燥，小便短涩，或伴面色潮红，有烘热感，眼睛干涩、视物昏矇，皮肤偏干燥，易生皱纹。或出现眩晕耳鸣，睡眠差。舌红少苔，脉细弦而数。性情急躁，外向活泼好动。不耐热邪，耐冬不耐夏，也不耐受燥邪。阴虚体质，本易生内热，热扰于上或阻于头部经络即发为眩晕、头痛；阴虚则阳亢或肝失所养，肝风内动上扰清窍，亦发为此病。其基本病机为肝肾阴虚，肝阳上亢，因此在高血压患者中，阴虚体质者占绝大多数，也是高血压病最重要的危险因素之一。阴虚质者应该多食一些滋补肾阴的食物，如芝麻、乌贼、龟、鳖、海参、鲍鱼、牛奶、牡蛎、蛤蜊、海蜇、鸭肉、银耳等。也可有针对性地适当配合补阴药膳调养。且平时应少吃辛辣之物，注重"秋冬养阴"，不可熬夜，要控制自己的情绪，保持心情愉快，合理安排工作与休息，气机调畅，肝气条达。

调治用滋阴补肾法。主方可选"补阴方药之祖"——六味地黄丸。中医认为肾藏有"先天之精"，为五脏六腑之根本，且肾阴主一身之阴，阴虚质的人群多见肾阴亏虚。本方肾、肝、脾三阴并补而重在补肾阴。方中"三补"（熟地黄、山茱萸、山药）滋阴补肾，涩精固精，"三泻"（泽泻、丹皮、茯苓）泻肾降浊，清肝泻火，全方补泻并用，补中有泻，寓泻于补，相辅相成，且肝脾肾三脏并补，共成先、后天同补之功。若眩晕头痛，面赤口苦明显，常急躁易怒者，另可配合天麻、钩藤、决明子、夏枯草、白芍、黄柏、知母等育阴潜阳清肝并用。

（2）痰湿质：《丹溪心法》中有"无痰不作眩"之说，认为脾虚痰湿是导致眩晕的主要因素。过食肥甘厚味，或饮食失节，损伤脾胃，脾失健运，聚湿成痰，痰湿中阻化热，阻滞脉络以致上扰清窍，发为眩晕，或引动肝风，风痰上扰致眩晕头痛。痰湿质患者多体形肥胖，尤其是腹部肥胖松软。所引起的高血压病，多有头晕如蒙、胸闷心悸、纳差欲吐，中脘痞满，口中黏腻，或口甜，喜食肥甘，身重如裹，大便不实，小便不多或浑浊，脉濡或滑，舌苔白腻，或有舌体胖大。

治宜健脾祛湿，化痰息风。仲景云："病痰饮者，当以温药和之。""短气有微饮，当从小便去之。"后世医家据此确立了"温化"为痰湿的治疗原则。调治痰湿体质多用温药，以苓桂术甘汤为主方，配伍泽泻、厚朴、半夏、苍术、菖蒲等利湿化浊之品以辛开理气、化痰除湿。《医学心悟·眩晕》记载有湿痰壅遏者，"头旋眼花，非天麻、半夏不除"是也，故高血压见痰湿者，常合半夏白术天麻汤、二陈汤以化痰息风。

（3）血瘀质：血瘀致眩早有记载，虞抟倡"血瘀致眩"；杨仁斋《直指方》中亦曰："瘀滞不行，皆能眩晕。"血瘀质人群本有气血津液亏损，寒热失调或痰湿偏重，亦可加重血行不畅，从而经脉阻滞，久病入络，血瘀化风，风阳上扰发为眩晕、头痛。现代医学认为，"血瘀"是高血压后期的基本病理环节，易引起高血压中风、高血压心脏病及高血压肾病等并发症，故临床对于血瘀质人群应有足够重视。常见面色灰暗，皮肤偏暗有色素沉着，容易出现瘀斑和疼痛，唇色暗淡或者发紫，或眼眶暗黑，鼻子暗滞，头发容易脱落，肌肤发干。女性常常痛经、闭经，经血颜色紫黑，或者经血中有比较多凝结的血块，部分有出血倾向，如吐血和崩漏。舌暗有点片状瘀斑，舌下静脉曲张，脉细涩。

调治宜活血化瘀。中医学认为瘀之致病，可遍及全身，内而脏腑，外而肌肤。针对血瘀质引起的高血压，则应以活血化瘀为主要治则。通窍活血汤是清代著名医家王清任根据对气血理论创立的著名方剂。方中麝香芳香开窍，窍开则气机畅行；桃仁、红花、赤芍、川芎行血祛瘀，瘀散则血行通畅；另用生姜、大枣调和营卫；老葱、黄酒协同麝香，通阳开窍，温经散寒。全方共奏活血化瘀之功效。但大凡活血化瘀类药物，均能损伤正气，需及时适当补益气血，以收全功。

（4）气虚质：气虚体质的人患高血压，常因气血不足，不能上荣于脑所致，患者血压波动大，脉压差大，或呈难治性高血压，或对降压药物极敏感，血压不稳定。多以眩晕，动则加剧，神疲乏力，心悸少寐，纳少腹胀，面色萎黄或㿠白，舌淡苔薄白，脉虚无力为辨证要点，头痛、眩晕不甚，遇劳则发或加重；或伴有脱肛、多汗等。平素可多食一些补气的食物或药膳，如白扁豆、大枣、莲子、党参、黄芪、山药、小米、泥鳅、乌鸡等，这些食品性味平和，多有健脾益气的功效。

调治宜补中益气。可服用补中益气丸、四君子汤加减。如补中益气丸重用黄芪，补中气，升清阳；以人参大补元气；白术、炙甘草甘温补中健脾，脾为营卫气血化生之源，脾旺则正气自充。橘皮理气醒脾，中焦气机畅通，既能助清阳之气上升，又使甘药补而不滞；清气在下，以柴胡、升麻引导、升提，使下陷之清阳上升而恢复其本位。临床气虚多为多种病理因素产生的基础，气虚运化无力导致痰湿或血虚，或者气虚兼见阳虚、阴虚者，治疗上应随证加减。

（5）湿热质：大量文献资料和临床经验均提示痰湿火热是高血压的重要成因。高血压的发生与恣食膏粱厚味以及与形体肥胖有关。嗜食膏粱厚味，伤脾生湿生痰化热。另一方面湿热体质易受饮食影响，故湿热多难以调理。痰湿质与阴虚质患者易转化为湿热质。痰湿质者水液代谢能力较低，水湿易停滞，郁而化热则转为湿热体质；阴虚质的人群脾、肾的水液代谢能力比较差，造成水液停滞，水湿与热相结合而兼夹湿热体质或转化为湿热体质。湿热体质的人高血压多从热化，以头晕、烦躁、舌红、苔黄腻等痰火内盛的表现为主。

调治宜清热燥湿，健脾化浊。方选黄连温胆汤加减以清热化痰，方中黄连清心降火，半夏、陈皮燥湿化痰共为君药；竹茹、枳实理气化痰，和胃降逆，茯苓健脾渗湿，宁心安神；少佐生姜降逆化痰，甘草调和诸药。此即为朱丹溪所提出"治痰为主，夹补气药及降火药"。

（6）阳虚质：阳虚质是以阳气不足、虚寒表现为主要特征的体质状态。阳虚体质的人群患高血压病呈现出两种相反的症状，一是由于阳气不足，失于温煦，以形寒肢冷为主要临床表现，伴见面色㿠白或黧黑，腰膝酸软，神疲乏力，或见便泄稀溏，五更泄泻，或小便频数、清长，舌淡，苔白，脉沉细无力等症状体征。二是虚阳浮越，使寒从中生，阳气无所依附而泻散于外，形成虚火，虚火上冲，表现为偏于头面五官局部的热象，以头晕头痛、口渴咽痛、面红或颧红、头汗出、心烦不寐，甚至脉浮大或数等颇似阳热的证候表现，但究其本质为阳气虚衰，阳虚生寒，故仍有阳虚证之下肢厥冷、大便不燥，甚至下利清谷，小便清长，舌胖大淡紫、苔白腻，脉按之无力等表现。应该特别指出的是虚阳浮越型，因其表现出上热下寒症状，容易误诊为肝火上炎或肝阳上亢，应仔细辨别。

调治宜滋肾温阳法。可选金匮肾气丸为基础方。古人将此方视为补阳之方，从方药的组成和功用来看，所谓"补阳"是针对桂附而言，而通过将阳药加入群阴之中，可起到引领的作用，使阴药上达巅顶，远及四肢，正所谓"用肉桂、附子之辛热壮其少火，用六味地黄丸益其真阴。真阴益，则阳可降；少火壮，则阴自升"（《医方考》）。此方滋肾填精与温补肾阳相结合，配伍之精妙在于滋阴、温阳药物的轻重，因元阴元阳已虚，若单用滋阴填精之味，易生阴寒之邪；若重用气厚性烈之桂附，日久必耗伤精血，使虚损加重。对于虚阳浮越证，针对其阳浮于上还应该适当配伍龙骨、牡蛎、龟板、鳖甲等重镇潜阳之品，以摄纳上浮之阳气。

（7）气郁质：气郁质是由于长期情志不畅、气机郁滞而形成的以性格内向不稳定、忧郁脆弱、敏感多疑为主要表现的体质状态。气郁在理论上与高血压的发生有很强的相关性。气郁阻滞清窍，清阳不升致脑络失养，头晕目眩；气郁化火，肝火上炎导致头晕目眩；气郁致气机不畅，水湿停聚，化热生痰阻滞脉络，亦发为眩晕、头痛。

调治宜理气解郁法。《素问·六微旨大论》云："非出入，则无以生长壮老已；非升降，则无以生长化收藏。"如果气的升降出入平衡被打破，就容易引起人体发生病变。针对气郁引起的高血压病，临床可选用越鞠丸加减。此方虽主治六郁之证，但六郁中皆以气郁为主。方中香附行气解郁，为"气病之总司"，实为针对气郁而设。

（四）"Ⅰ+Ⅱ"疗法治疗高血压合并肥胖症

1. 高血压肥胖的病因病机分析

肥胖是原发性高血压的危险因素和重要的合并症。国内外流行病学研究表明，约60%的肥胖者合并原发性高血压，肥胖使患高血压的危险性增加2~6倍。中医学认为高血压肥胖病与情志所伤、饮食不节、先天禀赋不足有关。

（1）情志所伤：长期恼怒忧思使肝气郁滞，日久又可化为肝火，耗伤肝阴，肝阴不足，阴不敛阳，肝阳偏亢，上扰头目，日久能转为肝风，发为眩晕；七情内结，肝郁气滞，胆气不利，不能净浊化脂，可致脂浊内聚发为肥胖，脂浊阻络，发为眩晕；或肝气横逆犯脾，脾虚不运，生痰助湿；或气郁化火，炼津成痰，痰浊上扰清窍，发为眩晕。

（2）饮食不节：长期恣食肥甘、咸味、烟酒是引起高血压肥胖的重要因素。肥甘厚味、烟酒无度，致胃肠积热、脂浊内聚发为肥胖。李东垣《脾胃论》言："脾胃俱旺，则能食而肥，脾胃俱虚，则不能食而瘦或少食肥，虽肥而四肢小举。"说明肥胖与脾胃功能密切相关，肥胖日久脾胃损伤，气不布津，湿浊凝聚，而见形盛气虚，清阳不升或化痰生风，均可发为眩晕。同时嗜食咸味可致血行凝涩，瘀滞不行发为眩晕。

（3）先天禀赋不足：肾精不足或年老体虚，肾气亏损，肾阴不足，致使肝失所养，肝阳易亢，发为眩晕。

综上所述，高血压肥胖实际上是在综合因素作用下，人体阴阳平衡失调，气血失和，痰瘀内生，气机升降失常所致。所谓变动在肝，根源在肾，关键在脾。肝、脾、肾亏虚为病之本，阳亢、痰浊、瘀血为病之标，痰浊内停贯穿高血压肥胖的全过程。

高血压肥胖的临床证型分布，据临床流行病学调研，痰湿壅盛证型较正常体重指数者（BMI≤25）明显增多，我们课题组曾对杭州

1064 例 60 岁以上高血压肥胖患者临床流行病学调研发现，BMI ≥ 25 者痰湿壅盛型占 34.2%；BMI<25 者痰湿壅盛型占 14.2%；对温州地区 1006 例高血压患者的临床流行病学调研发现，BMI ≥ 25 者痰湿壅盛型占 28.67%；BMI<25 者痰湿壅盛型占 13.74%，说明痰湿壅盛是形成高血压肥胖的重要病机。

2. "Ⅰ+Ⅱ"疗法治疗高血压合并肥胖的辨治思路与方法

高血压和肥胖互相影响，多相伴发生，发病机制更为复杂，治疗也比单纯高血压或单纯肥胖更为棘手。降压药物和减肥方法研究都已较为成熟，但是这些药物和方法对高血压肥胖患者往往难以取得理想的效果，而且副作用多，有些方法不适用于中老年高血压患者。如饮食疗法在减少脂肪的同时，也使骨骼肌减少，肥胖容易复发，且减肥后再肥胖患者，主要增加脂肪，而骨骼肌几乎不增加。运动疗法减肥后虽然不易复发，但由于自身体重过大，容易损伤下肢关节和肌肉，且不易坚持。近年来对减肥西药也颇多诟病，这些药物常对心血管系统产生不良影响，严重者可以致命。而降压药物虽有明确的降压作用，但对体重作用不大，使肥胖这一高血压病的独立危险因素始终存在，反过来又影响血压的持续稳定下降；另一方面降压药物的持续应用不可避免会带来不少副作用，如部分血管扩张药产生直立性低血压，噻嗪类利尿剂及 β 受体阻滞剂可导致脂质糖代谢紊乱，促使动脉硬化；ACEI（血管紧张素转换酶抑制剂）可引发哮喘咳嗽；钙离子拮抗剂可引起踝部水肿等，这些副作用一定程度上限制了降压药物的疗效与长期使用。

在临床工作中，我们发现原发性高血压肥胖多在 40 岁以后发生（国内也有报道），其病机虚实夹杂，与先天禀赋、肝肾亏虚、阳亢痰瘀有关。因此我们考虑用中医辨证论治指导思想，对高血压肥胖进行调治。中医辨治高血压从调整机体阴阳平衡着手。针灸减肥降压，减肥效果较佳，但降压不稳定。因此我们认为，应综合运用运动、饮食控制、戒烟限酒等基础疗法与降压、药物、中医药、针灸疗法，这就是"Ⅰ+Ⅱ"疗法。

（1）饮食控制：控制饮食，调整平时不良的饮食习惯，以高蛋白、低碳水化合物、低脂肪、低糖、低盐为原则。中医认为肥人多痰湿，而膏粱厚味助湿生痰，因此不宜吃鸡、虾、蟹、鱿鱼、墨鱼、蛋黄、鱼子、动物内脏、肥肉等肥腻生痰、燥热动肝之品，以食淡水鱼、兔肉、瘦猪肉、鸭肉等为宜。可多食苦瓜、黄瓜、芹菜、西红柿、荸荠、海蜇等，水果以文旦柚、胡柚为首选。

（2）运动：长期持久的运动锻炼可以调节大脑皮层及皮质下血管运动中枢，使其紧张度趋于正常，促使血压下降；且可调节植物神经功能，降低交感神经兴奋性，提高迷走神经兴奋性，缓解小动脉痉挛，降低血压。运动时，儿茶酚胺、肾上腺皮质激素分泌增多，胰岛素分泌减少，从而使脂肪的分解、脂肪酸的摄取及消耗加快；同时，肌肉消耗血中葡萄糖增多，脂肪合成减少，使体脂下降，达到减肥的目的。对高血压肥胖患者提倡有氧运动，包括轻活动量的散步、快步走、慢跑、爬山、骑自行车等节奏缓慢的运动，为轻量的心血管负荷锻炼，运动持续时间应在 0.5～1 小时。注意应在血压稳定后开始锻炼。

（3）降压药物：在通过基础治疗方法未能使血压降至正常的情况下开始应用。由于 ACEI 有明显降低血浆瘦素水平和改善胰岛素敏感性的作用，因此我们主张轻中度高血压患者降压西药首选 ACEI，若有持续咳嗽等原因导致不能适应该药者，可改用血管紧张素Ⅱ受体拮抗剂。

（4）中药处方：高血压肥胖实际上是在综合因素作用下，人体阴阳平衡失调，气血失和，痰瘀内生，气机升降失常所致。变动在肝，根源在肾，关键在脾。肝、脾、肾亏虚为病之本，阳亢、痰浊、瘀血为病之标，痰浊内停贯穿高血压肥胖的全过程。我们认为对本病的治疗一要抓住调肝益肾运脾；二要抓住涤痰化湿去瘀，促使机体津液周流，气血通利，达到浊去脂消，阴阳平衡的目的。其中健脾化湿为治疗高血压肥胖的重要方法，脾居中焦，为气机升降之枢纽，脾健则水液周流，气化布津，有助于减肥降压。所拟"平肝益肾涤痰饮"中，半夏、白术和天麻具有健脾祛痰、祛湿息风的作用，相关实验研究证明它们不仅能有效改善单纯性肥胖患者的体脂参数，同时也能改善胰岛素抵抗，预防高血压病、糖尿病等相关疾病。配合钩藤、桑寄生、夏枯草、决明子、广地龙、川牛膝、泽泻等药物，可起到平肝益肾健脾、清热涤痰、化湿活血之功效，标本兼顾，切中病机，能收到较好的疗效。

（5）针灸：降压处方以百会、曲池（双侧）、太冲（双侧）、足三里（双侧）、减肥组穴组成。百会为督脉与足太阳经交会穴，曲池为手阳明经合穴，均具平肝潜阳、定眩降压之功；太冲属肝经之原穴，具有疏肝理气、平肝潜阳之功；足三里乃足阳明胃经之合穴，具有运脾、化痰、养血之效。减肥一般主穴取上巨虚、天枢，脾虚湿盛加阴陵泉、气海、丰隆；胃肠实热加曲池、支沟、内庭；肝郁气滞加太冲、蠡沟；脾肾阳虚加脾俞、肾俞、命门。诸穴合用，阴阳兼顾，泻补兼施，既可平上亢之肝阳，降上扰之相火，又能健脾祛湿、化生气血、输布水津。

临床研究已表明中西结合"Ⅰ+Ⅱ"疗法对高血压肥胖具有较好的减肥降压作用，而且可明显改善患者的症状，其机理可能是通过影响交感神经活性，降低血清胰岛素、瘦素水平，改善机体代谢紊乱、加速体脂分解，并调整患者的内皮功能，而起到良好的减肥降压作用。近年来我接触了芳香疗法，以CPTG级精油配合中药用于高血压及高血压合并肥胖的患者，也取得意想不到的疗效，相关内容我将在附篇中专题介绍。

（五）高血压失眠的辨治

睡眠障碍是高血压患者的常见主诉，失眠可增加心血管事件发生风险。研究结果提示，睡眠时间越少，血压控制越不理想。夜间睡眠剥夺后将有更活跃的交感神经活动，从而使血压升高。由此可见，失眠既是高血压的病理结果，又可进一步影响血压，两者互为因果，关系极为密切。近年来高血压患者的睡眠状况已引起国内外学者的广泛关注。有效地治疗失眠将有助于高血压的控制。临床上催眠西药虽然可以改善睡眠质量，但因其"治标不治本"，且不同程度地存在"宿醉"效应、失眠反跳以及成瘾性等副作用，因此只适合小剂量间断使用。因此，研究既能改善睡眠又有辅助降压作用的纯中药制剂具有临床应用价值。

1. 高血压合并失眠的病机探讨

相当多高血压病患者伴有睡眠障碍，严重者发展成为失眠症。对1056 例原发性高血压患者进行流行病学调查，发现高血压合并失眠有 546 例，占 51.71%。同时发现临床以肝郁化火、阴虚火旺、痰热内扰者多见。其中阴虚火旺者 305 人，占 55.86%，痰浊内盛 107 人，占 19.59%，肝郁化火 77 人，占 14.1%，阴阳两虚 52 人，占 9.52%，有 5 人属于痰瘀阻滞，占 0.9%。

究其病机有以下几点：

（1）肝郁化火，心肝火旺：肝为风木之脏，内寄相火，肝气郁结，郁久化火，使肝火上炎发为眩晕、头痛；肝火引动心火，神不得安而致失眠。

（2）阴虚火旺，心肾不交：肾水不足，水不涵木，肝肾阴亏而致肝阳亢盛，风阳升动，则亦发眩晕、头痛。肾水不能上济于心，心阴不足以敛阳，则心肾不交而致不寐。观其病机多与母病及子相关，水生木，木生火，水不涵木则肝阳上亢是为母病及子；木火上炽引动心火上炎是为母病及子，心肝火旺于上，肝肾阴亏于下，以致心肾不交，则使心烦失眠加重。

（3）痰湿内壅，痰火扰心：嗜酒肥甘，饮食失于节制，或工作压力较大，思虑劳倦过度，以致脾失健运，水谷不化精微，聚湿生痰，痰浊上逆，引动肝风，风痰上扰，发为眩晕、头痛。若痰浊郁久化火，痰火上犯清窍则眩晕、头痛加重，痰热扰心而致心烦不寐。

由于高血压合并失眠病程较长，病情易于反复，常常出现虚实转换，由实转虚，因虚致实，即便表现为实证，也多为本虚标实，如肝郁化火，日久伤阴，转为阴虚阳亢或阴虚火旺，阴虚日久，阴损及阳，则为阴阳两虚。痰浊内盛，日久蕴热，成痰热化风或痰火扰心，加重头晕与失眠症状，同时因湿困脾土，脾机被困，也常兼夹脾虚、肾虚的情况。所以临床要随着证的变化动态辨证，以平为期。

值得注意的是，情志失调是高血压合并失眠发生发展的重要因素，肝郁气滞、痰凝血瘀是情志失调不容忽视的病机演变过程，因此在辨证时也要把这些因素考虑进去。

2. 高血压合并失眠的分证论治

针对高血压合并失眠的病机特点，我们主要采用以下方法进行论治，取得较好的效果。

（1）肝郁化火证：肝为风木之脏，内寄相火，若肝火伤阴，致肝阳上亢者，风阳上扰清窍，则发头痛、眩晕；肝阳偏亢，热扰心神，故少寐多梦。多见头痛、眩晕、性情急躁、少寐多梦、口渴喜饮、目赤口苦、小便短赤、大便秘结、舌红苔黄、脉弦数等症。治拟平肝降逆，清热安神。《血证论·卧寐》云："肝病不寐者，肝藏魂，人寤则魂游于目，寐则魂返于肝。若阳浮于外，魂不入肝，则不寐，其证并不烦躁，清醒而不得寐，宜敛其阳魂，使入于肝。"方用自拟连夏饮合天麻钩藤饮化裁。

连夏饮以黄连、夏枯草为主药，黄连苦寒，可清心泻火、清热燥湿，夏枯草善清肝火、泄肝热，正所谓实则泻其子，二药相伍，心、肝实火得去。天麻平肝息风止眩，加石决明、生牡蛎镇肝息风，三者共奏平肝潜阳之功。肝为刚脏，主疏泄，恶抑郁，故用柴胡、炒赤芍、炒枳壳、郁金疏肝解郁。肝郁化热易横逆犯脾胃，引起脾虚湿盛，食谷不化，纳谷不馨；肝气犯胃致胃气不降，出现打嗝频繁症状，经云"见肝之病，知肝传脾，当先实脾"，故用白术、茯苓、薏苡仁、炒麦芽、炒谷芽、广木香、蚕沙健脾渗湿、理气消食导滞。半夏健脾燥湿，和秫米组成半夏秫米汤，有和胃安神作用。少佐炙桂枝通脉活络，又可代肉桂（恐肉桂温燥太过）以引火归原，与黄连同用以交通心肾。全方合用，可使肝阳得平，肝热得清，脾胃得和，从而血压得降，睡眠得安。

（2）心肾不交证：因水不涵木，肝阳亢盛，风阳升动发为头晕耳鸣；肾水不能上济于心，心火亢盛而致失眠。多见心烦失眠，入睡困难，惊悸健忘，头晕耳鸣，腰膝酸软，男子梦遗，口咽干燥，潮热盗汗，便结尿黄，舌红少苔，脉细数。《景岳全书·不寐》云："有因肾水不足，真阴不升，而心阳独亢者，亦不得眠。"治拟滋阴降火，交通心肾，方用自拟加味交泰汤。

加味交泰汤由黄连、肉桂、龟甲、生地黄、百合、牡蛎、丹参、夜交藤、炒枣仁、郁金、茯神等组成。方以黄连苦寒清心泻火为君，少佐肉桂以引火归原，与黄连同用以交通心肾。臣以龟甲、生地黄滋肾阴以降心火。百合甘寒质润，善养阴润燥，入心经，养心阴，益心气，清心热而安心神，与生地黄同用，可治虚烦心悸、失眠多梦。生牡蛎味咸涩，性微寒，归肝、心、肾经，质重镇降，可散可收，具有平肝潜阳、镇惊安神、软坚散结、收敛固涩的功效。百合、生牡蛎两者共用以镇惊潜降、安神定悸。丹参苦、微寒，归心、肝经，可清心除烦、养血安神，与黄连共用以清心火、安神定悸。夜交藤甘、微苦，性平，养心安神，通络祛风；酸枣仁性平，味甘、酸，归心、肝经，有养心安神敛汗作用；茯神性平，味甘淡，归心、脾经，可宁心安神、健脾利水，三药相伍以养心安神。郁金味辛、苦，性寒，归肝、心、肺经，可行气化瘀、清心解郁，与茯神合用，起到疏肝健脾、调畅气机作用，以利心肾上下交通。全方合用，可使心肾共济，肝阳平息。

（3）痰湿内盛，痰热上扰证：痰浊中阻，风痰上旋，阻蔽清窍，发为头重眩晕，痰浊中阻，积而生热，痰热扰心致心烦失眠。多见头重眩晕，心烦口苦，痰多胸闷，恶心吞酸，纳呆，苔腻而黄，脉滑数。治拟息风化痰，健脾燥湿。方用半夏白术天麻汤合黄连温胆汤加减。

半夏白术天麻汤健脾燥湿，化痰息风，主治痰饮上逆、痰多心悸、眩晕头痛等症，是治疗内生风痰之名方。痰因湿生，故用白术燥湿化痰；晕由于风，以天麻平息内风；脾为生痰之源，故兼用半夏、茯苓、橘红、甘草补脾益气，化湿和中。并用生姜、大枣调和营卫。黄连温胆汤则清热燥湿，理气化痰，由黄连、竹茹、枳实、半夏、橘红、甘草、生姜、茯苓等组成，在健脾燥湿的基础上，更有清热之效，对痰热内蕴、郁而化热之症有良效。

第三节　方药心悟

一、经典方

（一）天麻钩藤饮

【出处】《杂病证治新义》。

【组成】天麻9g，钩藤（后下）12g，生石决明（先煎）18g，山栀、黄芩各9g，川牛膝12g，杜仲、益母草、桑寄生、夜交藤、朱茯神各9g。

【功能】平肝息风，清热活血，补益肝肾。

【辨证要点】头痛，眩晕，失眠，舌红，苔黄，脉弦。

【临床心悟】本方是中医平肝息风、清热活血、补益肝肾的基本方药，临床上高血压病初起多见肝经有热、肝阳偏亢，表现为头痛、头胀、耳鸣目眩、少寐多梦、舌红苔黄、脉弦数，可用此方对症治疗。本方也是我临床常用的处方之一。如果患者尿酸高，用珍珠母替换石决明。方中天麻、钩藤、石决明平肝息风为君药，山栀、黄芩清肝泻火是为臣药；配以益母草活血利水，牛膝引血下行，杜仲、桑寄生补益肝肾，夜交藤、朱茯神养心安神，俱为佐使，共达清热平肝、潜阳息风之效。近代药理和临床研究表明该方中所有药都有不同程度的降压作用。如天麻具有降血压，减慢心率，舒张外周血管，增加血、脑血流的作用，钩藤能使血压明显下降，石决明含有大量钙质，而低钙是高血压病的病因之一。黄芩中所含黄芩苷及黄芩苷元能直接扩张血管，使血压下降。现代研究证实影响一氧化氮水平变化可能是天麻钩藤饮降低血压的作用机制之一。一般在本方基础上我常加罗布麻叶，可以增强降压效果。近代地方本草也有记载，罗布麻叶甘、苦、凉，归肝经。具有平肝安神、清热利水的功效。高血压肝阳眩晕伴见心悸失眠、浮肿尿少者最为合拍。

（二）半夏白术天麻汤

【出处】《医学心悟·眩晕》。

【组成】半夏 9g，天麻、茯苓、橘红各 6g，白术 18g，甘草 3g，生姜一片，大枣二枚。

【功能】化痰息风，健脾祛湿。

【辨证要点】痰厥头痛，胸膈多痰，动则眩晕，舌苔白腻，脉弦滑。

【临床心悟】本方临床多用于高血压风痰上扰之眩晕，也可用于内耳性眩晕、颈源性眩晕因风痰上扰所致者。关于本方，原文记载："眩，谓眼黑；晕者，头旋也，古称头旋眼花是也……有湿痰壅遏者，书云'头旋眼花，非天麻、半夏不除'是也，半夏白术天麻汤主之。"在《医学心悟》中，把湿痰壅遏，头眩眼花作为应用本方的关键指征，为本方运用于高血压病提供了临床依据。

方中半夏燥湿化痰、降逆止呕；天麻平肝息风而止头眩，两者合用，为治风痰眩晕头痛之要药。李东垣在《脾胃论》中说："足太阴痰厥头痛，非半夏不能疗；眼黑头眩，风虚内作，非天麻不能除。"故以两味为君药。以白术、茯苓为臣，健脾祛湿，能治生痰之源。佐以橘红理气化痰，脾气顺则痰消。使以甘草和中调药；煎加姜、枣调和脾胃，生姜兼制半夏之毒。可用于脾失运化，肝失疏泄，痰浊内阻而见上述症状的高脂血症合并高血压者。

君药天麻中所含天麻素还具有镇静、安神、促进受损脑组织恢复、缓解神经性头痛等作用。笔者临床体会本方最适用于"黄胖"类型的患者，即体型肥胖，肤色偏黄，平常体力活动较少，肌肉松软无力，容易水肿的中老年人群，尤以老年女性为多。其方证特征为头晕头痛头沉，如有物裹，容易胸闷心悸，胃脘痞闷，恶心呕吐，下肢酸软无力，或下肢轻度水肿，按之凹陷，小便不利，大便溏薄，其中头晕、便溏、舌苔白腻为主症。笔者认为本方的治疗奥秘，不在于直接抑制血压，而在于通过健脾祛湿，平肝息风，恢复机体阴阳平衡。但其只宜施于脾虚风痰上扰型高血压，阴虚肝阳上亢者则不宜用。

（三）六味地黄丸

【出处】《小儿药证直诀》。

【组成】熟地黄24g，山萸肉、山药各12g，牡丹皮、茯苓、泽泻各9g。

【功能】滋阴补肾。

【辨证要点】头晕耳鸣，腰膝酸软，舌红少苔，脉细数等。

【临床心悟】六味地黄丸是补肾名方，亦是治疗高血压病的常用经典方剂。由《金匮要略》金匮肾气丸减味变化而来，原治小儿肾虚、发育不良、囟开不合、五迟五软、神气不足等症，被誉为"补阴方药之祖"。笔者临床多用于高血压见腰酸、舌红少苔的肾阴虚患者，并常加上枸杞子、杭白菊、桑寄生、怀牛膝、杜仲以增加补肾降压作用。本方对于痰湿较盛、实热内蕴者不宜。

研究发现，六味地黄丸具有直接降压作用，不仅能够增强钙离子拮抗剂的降压作用，而且还能明显改善血管内皮功能，增加血清 NO 的水平，还可以通过抑制 RAAS 系统达到降压目的。能降低高血压患者心肌耗氧指数，逆转心肌肥厚，改善左心室功能，保护血管内皮，防止动脉硬化，对高血压所致心脏损害有明显保护作用。对六味地黄丸的研究还发现，本药可改善胰岛素抵抗，减轻炎性反应，改善脂代谢异常，对高血压的靶器官具有良好的保护功能。

临床医家以六味地黄丸为基础治疗心血管病多有研究，如杞菊地黄丸治疗高血压病、麦味地黄丸治疗冠心病、知柏地黄丸治疗室性早搏、都气丸治疗脑梗死、八味地黄丸治疗心功能不全等。

值得一提的是临证治疗肥厚性心肌病，辨证属肾阴虚、肝肾阴虚者，长期服用六味地黄丸，心功能及临床症状可获改善。

（四）龙胆泻肝汤

【出处】《医方集解》。

【组成】 龙胆草（酒炒）6g，栀子（酒炒）9g，黄芩（炒）9g，木通 6g，泽泻 12g，车前子 9g，柴胡 6g，甘草 6g，当归（酒洗）3g，生地黄（酒炒）9g。

【功能】 泻肝胆实火，清肝经湿热。

【辨证要点】 头痛目赤，胁痛，口苦，耳聋，舌红苔黄，脉弦细有力。

【临床心悟】 龙胆泻肝汤具有泻肝胆实火，清肝经湿热作用。龙胆草泻肝经实火，除肝经湿热，为君；黄芩、栀子苦寒泻火，清肝之湿热为臣；泽泻、木通、车前子助龙胆草清热利湿、引火从小便出，为佐；肝热则伤阴血，故用当归、生地黄养血滋阴，邪去而不伤阴血，亦为佐药。柴胡舒畅肝经之气，引诸药归肝经；甘草调和诸药，共为佐使。该方泻中有补，清中有养。适用于胁痛、目赤、耳鸣、耳聋、口苦、心胸烦热、尿赤痛、阴痒肿痛、舌苔黄或黄腻、脉滑数等症。

笔者多用于高血压肝火上炎或肝经湿热的患者。因龙胆草过于苦寒，口味不佳，患者依从性差，故临床上龙胆草用量较小，一般3~5g，可加菊花、桑叶、夏枯草加强清肝之力。

（五）温胆汤

【出处】《三因极一病证方论》。

【组成】半夏（汤洗七次）、枳实（麸炒，去穰）、竹茹各6g，陈皮9g，甘草（炙）3g，茯苓4.5g，生姜五片，大枣一枚。

【功能】理气化痰，和胃利胆。

【辨证要点】胆怯易惊，眩晕心悸，心烦不眠，苔白腻，脉弦滑。

【临床心悟】临床常用于胆郁痰扰、痰湿壅盛型高血压。以头痛、眩晕为主症，伴胸闷或头如裹、纳呆、心悸、失眠、口淡、舌胖苔腻、脉滑。脾失健运、痰浊内生为本方使用的病机关键。方中半夏燥湿化痰，茯苓健脾燥湿，治生痰之源，竹茹清热止呕、涤痰开郁，陈皮、枳实理气化痰，生姜、大枣、甘草调和胃气。温胆汤组方严谨，配伍精当，温凉并用，清热而不寒，化痰而不燥。全方具有燥湿化痰、清热除烦之功效。无论是有形之痰，还是无形之痰，只要辨证准确，灵活掌握，随症加减化裁，用之得当，都能得心应手。

（六）三甲复脉汤

【出处】《温病条辨》。

【组成】炙甘草、干地黄、生白芍各18g，麦冬（不去心）、生牡蛎各15g，麻仁、阿胶各9g，生鳖甲24g，生龟板30g。

【功能】滋阴清热，潜阳息风。

【辨证要点】头摇，肢颤，舌红绛少津，脉细数。

【临床心悟】本方原治下焦温病，热深厥甚，脉细促，心中憺憺大动，甚则心中痛者。症见手足蠕动、心悸、抽搐、口干舌燥、脉细数者。我临床常用于肾阴亏虚引起的老年高血压患者。本病病位在肝，根源在肾。肝肾阴虚为本，风阳上潜为标，以三甲复脉汤为主方，取大队滋阴养液药，配以介类潜阳之品，寓息风于滋养之中，使真阴得复，浮阳得潜，则虚风自息。方中龟板、鳖甲滋肝肾阴，白芍、生地黄、麦冬、阿胶敛肝阴，滋阴以制阳，麻仁养阴润燥，与甘草合用又可酸甘化阴。可辅以黄连、栀子清热解毒，缓解心烦、躁热、舌质红苔黄等阳亢症状。值得注意的是方中阿胶，我基本弃之不用，恐其有增加血液黏度之弊。

（七）镇肝息风汤

【出处】《医学衷中参西录》。

【组成】怀牛膝、生赭石（轧细）各30g，生龙骨（捣碎）、生龟甲（捣碎）、生牡蛎（捣碎）、玄参、生杭芍、天冬各15g，川楝子（捣碎）、生麦芽、茵陈各6g，甘草4.5g。

【功能】镇肝息风，滋阴潜阳。

【辨证要点】头晕目眩，耳鸣目胀，烦躁失眠，脉弦长而硬。

【临床心悟】临床研究发现其有镇静、抑制心脏功能、降压等作用。我主要用于肝肾阴虚、肝阳上亢、气血逆乱所致头晕诸症。阴虚阳亢，风阳上扰，故见头目眩晕，目胀耳鸣，脑中热痛，心中烦热，面色如醉，或时常噫气，此为类中风的先兆症状。若肝阳上升太过，气血逆乱，遂致卒中。轻者中经络，则肢体渐觉不利，口眼渐显㖞斜；重者中脏腑，眩晕甚至颠仆，昏不识人，移时始醒，醒后不能复原，脉弦长有力，为肝阳上亢、肝风内动之征。方中怀牛膝归肝肾经，入血分，性善下行，故重用以引血下行，补益肝肾为君。代赭石之质重沉降，镇肝降逆，合牛膝以引气血下行，急治其标；龙骨、牡蛎、龟板、白芍益阴潜阳，镇肝息风，共为臣药。玄参、天冬下走肾经，滋阴清热，合龟板、白芍滋水以涵木，滋阴以柔肝；肝为刚脏，性喜条达而恶抑郁，过用重镇之品，势必影响其条达之性，故又以茵陈、川楝子、生麦芽清泄肝热，疏肝理气，以遂其性，以上俱为佐药。甘草调和诸药，合生麦芽能和胃安中，以防金石、介类药物碍胃，为使。因此，常用于患者由于肝藏血功能下降，肾精亏虚，肝肾不足，引起脏腑功能失调，气血、津液运行、代谢发生障碍，导致痰浊内生，痰瘀互结所导致的高脂血症合并中风者。

二、经验方

（一）平肝益肾涤痰饮

【出处】自拟经验方。

【组成】天麻（先煎）12g，钩藤（后下）15g，桑寄生 15g，杜仲 15g，怀牛膝 15g，白术 12g，制半夏 12g，泽泻 12g，海藻 15g，决明子 15g，广地龙 12g，夏枯草 15g，罗布麻 15g。

【功能】平肝益肾，健脾利湿，涤痰活血。

【辨证要点】高血压合并肥胖，舌苔腻，脉弦滑。

【临床心悟】临证所见高血压合并肥胖患者，多为肝肾亏虚，伴有湿浊内停，气滞血瘀，而见形体肥胖、头晕头痛、耳鸣耳聋、夜尿频数、肢体麻木、性功能减退等。笔者认为对本病的治疗一要抓住调肝益肾运脾；二要抓住涤痰利湿去瘀，促使机体津液周流，气血通利，达到浊去脂消，阴阳平衡的目的。所拟平肝益肾涤痰饮是在天麻钩藤饮合半夏天麻白术汤基础上化裁而来。天麻、钩藤平肝息风为君，桑寄生、牛膝、杜仲益肾降逆，半夏、白术健脾祛痰为臣，相关实验研究证明它们不仅能有效改善单纯性肥胖患者的体脂参数，也能改善胰岛素抵抗，预防高血压、糖尿病等相关疾病。配合罗布麻、夏枯草、海藻、决明子、广地龙、泽泻清热平肝，涤痰利湿。全方切中病机，标本同治，可起到平肝益肾、健脾利湿、涤痰活血之功效。其中健脾利湿实为治疗高血压肥胖的重要方法，脾居中焦，为气机升降之枢纽，脾健则水液周流，气化布津，有助于减肥。国内对单纯性肥

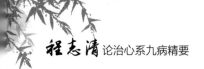

胖的治疗大多从脾从湿着手，已达成共识。对高血压肥胖患者，尽管病机更为复杂，但痰湿内居毋庸置疑，因此在调肝益肾的同时，予以运脾利湿涤痰，常可收到较好的效果。

（二）加味交泰汤

【出处】 自拟经验方。

【组成】 黄连（隔水炖）3g，肉桂（隔水与黄连同炖）1g，龟甲15g，生地黄15g，百合15g，牡蛎（先煎）30g，丹参15g，郁金12g，夜交藤30g，炒枣仁15g，茯神15g。

【功能】 滋阴降火，交通心肾。

【辨证要点】 高血压失眠。

【临床心悟】 本方黄连苦寒，入少阴心经，清心泻火为君，肉桂辛热，入少阴肾经，少佐肉桂以引火归原，与黄连同用以交通心肾。臣以龟甲、生地黄滋肾阴以降心火，百合甘寒质润，善养阴润燥，入心经，养心阴，益心气，清心热而安心神，与生地黄同用，可治虚烦心悸、失眠多梦。牡蛎味咸涩，性微寒，归肝、心、肾经，质重镇降，可散可收，具有平肝潜阳、镇惊安神、软坚散结、收敛固涩的功效，两者共用以镇惊潜降、安神定悸。丹参苦微寒，归心、肝经，可清心除烦、养血安神，与黄连共用以清心火、安神定悸。夜交藤甘微苦，性平，养心安神，通络祛风；酸枣仁性平，味甘、酸，归心、肝经，有养心安神敛汗作用；茯神性平，味甘淡，归心、脾经，可宁心安神，健脾利水，三药相伍以养心安神。郁金味辛、苦，性寒，归肝、心、肺经，可行气化瘀，清心解郁，与茯神合用，起到疏肝健脾、调畅气机作用，以利心肾上下交通。全方合用，可使心肾共济，肝阳平息。

三、常用药

抗高血压中药具有多途径、多环节、多靶点作用的特点，不仅可改善头晕、头胀、脚步轻浮、脾气暴躁等临床症状，也可以看到实实在在的血压下降，对改善高血压并发症也有一定疗效。笔者认为目前对部分具有降压作用的中药的药理研究已经比较透彻，是方便临床应用的一大优势，但也要防止把中药当作西药用，不根据患者的具体辨证，只是将有降压作用的药物进行简单的叠加。

（一）天麻

【来源】 兰科植物天麻的根茎。

【性味归经】 甘，平，入肝经。

【功效】 平肝息风，止痉定惊。

【临床应用】 天麻，无论寒热均可以配伍使用。肝阳上亢之高血压患者，常与罗布麻、钩藤、黄芩清热平肝之品配伍，风痰上扰之眩晕（高血压），多与半夏、白术、茯苓、僵蚕等息风涤痰之品配伍，兼血瘀头痛者，与全蝎、川芎息风活络之品配伍。天麻钩藤汤、半夏天麻白术汤以及自拟平肝益肾涤痰饮都以天麻为君。

张元素："治风虚眩晕头痛。"《本草汇言》："主头风，头痛，头晕虚旋，癫痫强痉，四肢挛急，语言不顺，一切中风、风痰。"近代研究显示天麻具有降血压、镇静、抗惊厥、抗炎、镇痛、抗衰老、改善学习记忆、增加机体免疫等功能，其降压作用与促进内源性舒血管物质的生成及抑制、内源性缩血管物质的释放，最终恢复二者拮抗效应的平衡有关。另外天麻可使心率减慢，心排血量减少，从而使动脉血流量降低，血压下降。

（二）钩藤

【来源】 茜草科植物钩藤、大叶钩藤等的干燥带钩茎枝。

【性味归经】 甘，凉，归肝、心包经。

【功效】 息风定惊，清热平肝。

【临床应用】 钩藤具有较好的息风止痉功效，是治疗高血压的常用中药，现代药理证实其具有良好的抗高血压作用。与天麻、石决明配伍治疗肝阳上亢引起的高血压头痛、头胀，与羚羊角、菊花配伍用于高血压热盛动风者，与龙胆草、夏枯草、黄芩配伍用于肝火上炎的高血压眩晕头痛。

因此在临床应用时，对既有血压增高，又有肝阳上亢，或有肝风内动的患者施以钩藤，可起到息风平肝、降压止眩的作用。

现代研究提示钩藤碱通过 Ca^{2+} 通道的阻滞作用引起血管扩张，使外周阻力降低，此作用与经典的钙离子拮抗剂相似，故推测钩藤碱也是一种钙离子拮抗剂。

（三）葛根

【来源】 豆科植物野葛的干燥根，习称野葛。

【性味归经】 甘、辛，凉，归肺、胃经。

【功效】 解肌清热，生津止渴，升阳止泻。

【临床应用】 在经典医著中早有运用葛根的记载。《伤寒论》："太阳病，项背强几几，无汗，恶风者，葛根汤主之。"《伤寒论》："太阳与阳明合病，必自下利，葛根汤主之。"《金匮要略》："太阳病，无汗而小便反少，气上冲胸，口噤不得语，欲作刚痉，葛根汤主之。"葛根是用来治疗太阳经脉被寒邪所伤，经脉气血不利所致的"项背强几几，无汗，恶风"等证。现今葛根已广泛应用于心血管系统疾病，如高血压、心绞痛等。临床实践证实，葛根对高血压患者的"项背紧痛"症状疗效不错，其主要有效成分有葛根素、葛根素木糖苷、大豆黄酮、大豆黄酮苷等。近代研究提示葛根素具有增强心肌收缩力、保护心肌细胞、扩张脑血管、增加脑血流量、改善大脑氧供的作用，对正常和高血压动物都有一定的降压作用，其降压机制是通过 β 肾上腺素受体阻滞作用而完成的。

临床中许多高血压、冠心病患者出现的胸闷、胸痛及高血压症状与交感神经兴奋性升高有一定关系，而颈椎病就是引起交感神经兴奋的一个常见因素。颈椎病变累及 C4~C7 椎体时，会引起平滑肌痉挛，压迫交感神经，从而出现血压异常、心律异常、胸闷气促、心前区疼痛等症状。而葛根味辛可走而发散，善于疏解经气的壅滞，以缓解外邪阻滞、经气不利所致的颈背强痛。

（四）决明子

【来源】豆科植物决明或小决明的干燥成熟种子。

【性味归经】苦、甘、咸，微寒，入肝、肾、大肠经。

【功效】清肝明目，润肠通便。

【临床应用】决明子清肝明目，祛风散热之力较强，多用于实证目疾，炒用可以减缓其寒性与滑利之性。临床多用于治疗便秘及高血脂、高血压。治疗高脂血症，我多与绞股蓝、枸杞子、荷叶、泽泻、白术配伍；治疗高血压多与罗布麻、天麻、钩藤、三七花、怀牛膝、桑寄生、杜仲配伍；治疗肥胖多与苍术、荷叶、厚朴配伍。现代药理研究也证实决明子的水浸液、醇水浸液和乙醇浸出液对麻醉狗、猫、兔有降低血压及利尿作用，可使自发性遗传性高血压大鼠收缩压及舒张压明显降低，其降压作用强度及持续时间强于利血平。决明子中蛋白质、低聚糖及蒽醌苷有降压作用。决明子的蒽醌类物质的利尿作用可能是决明子起降压作用的原因之一。

（五）杜仲

【来源】杜仲科植物杜仲的干燥树皮。

【性味归经】甘，温，入肝、肾、肺经。

【功效】补益肝肾，强筋壮骨，固经安胎。

【临床应用】杜仲补肝肾，强筋骨，在《神农本草经》中被列为上品。可治疗肾阳虚引起的腰腿痛或酸软无力。尤其适用于肾虚肝旺眩晕型高血压者。杜仲的主要降压成分为松脂醇二葡萄糖苷。现代研究提示杜仲水提取物对低密度脂蛋白氧化修饰具有抑制作用，以及降压作用，且降压疗效平稳、无毒、无不良反应，主要通过直接扩张血管和抑制血管运动中枢而使血压下降。对临床有腰膝酸软、小便频数等肾虚之象者适宜，阴虚火旺者慎服。

（六）桑寄生

【来源】桑寄生科植物桑寄生的枝叶。

【性味归经】甘，平，归肝、肾经。

【功效】补肝肾，强筋骨，祛风湿。

【临床应用】用于腰膝酸痛、风寒湿痹、胎漏血崩等症。我常用于治疗肝肾亏虚的高血压患者，多与杜仲、怀牛膝配伍应用。现代研究表明对麻醉兔、犬静脉注射桑寄生新鲜叶的提取物，血压明显下降。桑寄生通过调节血清激素水平、血管活性物质的释放及碱性成纤维细胞生长因子的含量，达到保护中小动脉内皮细胞、逆转平滑肌细胞增殖、对抗动脉粥样硬化的效果。

（七）罗布麻

【来源】夹竹桃科植物罗布麻的干燥叶。

【性味归经】甘、苦，凉，归肝经。

【功效】平肝安神，清热利水。

【临床应用】我常用于高血压肝阳眩晕，并常与天麻、钩藤、牛膝、杜仲配伍使用。其降血压机制，有认为罗布麻叶是改善了肾脏功能。罗布麻叶提取液引起的血管舒张作用是由内皮依赖性超极化因子（EDHF）介导，这种舒张作用涉及 K^+ 通道活动，高浓度的罗布麻叶提取液有助于 NO 释放，引起血管松弛。

（八）绞股蓝

【来源】葫芦科植物绞股蓝的干燥地上部分。

【性味归经】微甘、苦，凉，归肺、脾、肾经。

【功效】益气健脾，化痰止咳，清热解毒。

【临床应用】笔者临床多用于高血压、高血脂脾虚痰阻者，治疗高血压多与天麻、钩藤、炒白术、法半夏配伍，治疗高血脂多与无柄赤芝、三七花、炒白术、泽泻配伍。近代药理研究发现绞股蓝含有绞股蓝总皂苷、糖类、黄酮类、氨基酸、蛋白质、无机物等多种成分，绞股蓝总皂苷是绞股蓝最主要的药效成分，具有多种药理活性，其中部分成分与人参皂苷完全相同。绞股蓝具有较强的抗动脉粥样硬化、降血脂作用，已开发的新药多有此功效。临床研究认为绞股蓝的降压疗效与传统抗高血压药 β 受体阻断剂相近，另外还可能与其抗胰岛素抵抗，抑制血管紧张素 II 生成及抑制动脉粥样硬化斑块形成的功能有关。现代研究发现绞股蓝降血压作用，可能与其含人参皂苷成分有关，通过调节机体的免疫机能降低血液的黏稠度，改善微循环而起到降血压作用。

（九）夏枯草

【来源】唇形科植物夏枯草的干燥果穗。

【性味归经】苦、辛，寒，入肝、胆经。

【功效】清肝利尿，消肿散结。

【临床引用】《滇南本草》："祛肝风，行经络，治口眼㖞斜，行肝气，开肝郁，止筋骨疼痛，目珠痛。"夏枯草既能清肝泻火，又能清热散结。对高血压失眠因心肝火旺引起者多与黄连配伍应用。夏枯草平肝降压与降低血管紧张素 II 含量及拮抗多种原因引起的主动脉收缩有关。

第四节 医案精选

一、凉肝息风法治疗肝风头痛案

斯某，男，58 岁。1978 年 9 月 16 日初诊。

主诉：头晕、头痛如劈、行走飘浮反复不愈一月余。

患者住院前有高血压病史，长服降压药，三周前因工作繁忙，头晕、头痛剧烈，测血压 210/120mmHg 而入院治疗，现经西药治疗血压略有下降而自觉症情未见好转，要求中医会诊。

刻诊：面红如醉，头痛剧烈，头重脚轻，头晕欲仆，肢麻颤抖，以致不能下床行走。舌红绛苔老黄糙，脉弦劲。BP170/100mmHg。

辨证：肝阳亢逆，风火相扇。

治法：凉肝息风。

处方：羚羊角（先煎）2g，钩藤（后下）15g，生地黄18g，白芍12g，川贝母6g，竹茹12g，滁菊12g，石决明（先煎）30g，广地龙12g，桑叶15g，川牛膝10g，决明子30g。三剂。

二诊：上方一剂后头痛顿减，三剂后，诸症悉减，血压降至150/90mmHg，原方再进七剂。

三诊：BP135/85mmHg，诸症悉瘥，舌红苔薄黄腻。上方去羚羊角，加赤白芍各12g，川芎6g，天麻（先煎）12g。带药出院，以资巩固。

按语：本案因高血压头痛剧烈而入院，症见头痛剧烈，面红目赤，头晕欲仆，舌红绛，苔黄糙，脉弦劲而数，风火相扇，亢逆于上，症状明显，故取《通俗伤寒论》羚羊钩藤汤化裁，以羚羊角凉肝息风为君，臣以钩藤、石决明、决明子增强凉肝息风作用，佐以白芍、生地黄酸甘化阴、滋阴柔肝，地龙、桑叶、滁菊清热平肝，竹茹、贝母清热化痰，诸药合用，可使热去阴复，痰消风息，全方共奏凉肝息风、涤痰清热之功。因药证合拍，故一剂后病势顿挫，头痛顿减，七剂后诸证悉有好转。如法调理两周后出院。

二、清肝泄热、涤痰化瘀法治疗眩晕头痛案

谢某，男，42岁。2003年3月1日初诊。

主诉：头晕，头胀，伴胸闷、胸痛、反复不愈两年，近月加剧。

面色晦暗，形体肥胖，头晕，头胀，伴胸闷、胸痛、善太息，口苦，大便黏滞气秽，舌红苔黄腻干，舌下瘀紫，脉弦细，体重87kg，身高1.80m，BP160/110mmHg，平时服用开博通。有原发性高血压

家族史。

辨证：肝郁化热，痰瘀痹阻。

治法：清肝泄热，涤痰化瘀舒痹。

处方：夏枯草 15g，炒黄芩 12g，龙胆草 5g，焦山栀 12g，柴胡 10g，薤白 9g，郁金 12g，瓜蒌皮 12g，竹沥半夏 12g，丹参 30g，赤芍 12g，川芎 6g，炒枳壳 12g，天麻（先煎）12g，钩藤（后下）15g。七剂。

二诊：2003 年 3 月 15 日。BP165/105mmHg，头晕头胀，大便黏滞，气秒显著好转，尚感胸闷，心悸，口苦，舌红苔中薄边黄腻，舌下瘀紫好转，脉弦。生化检查均在正常范围，心电图未见明显异常。

处方：泽泻 15g，生蒲黄 12g，炒决明子 15g，夏枯草 15g，炒黄芩 12g，龙胆草 5g，焦山栀 12g，柴胡 10g，薤白 9g，郁金 12g，瓜蒌皮 12g，竹沥半夏 12g，丹参 30g，赤芍 12g，川芎 6g，炒枳壳 12g，天麻（先煎）12g，钩藤（后下）15g。七剂。

三诊：2003 年 3 月 29 日。BP140/90mmHg，原发性高血压病，头晕头胀、胸闷胸痛好转，咽痒，咳嗽显减，口腻，舌红中薄边黄腻，脉弦，治拟原法。

3 月 22 日方生地黄改 12g，加制僵蚕 12g，车前子 12g。五剂。

按语：本案因肝郁气滞蕴久，生痰化热，以致气火上逆，痰瘀痹阻，而见头晕、头胀、胸闷、胸痛，故以龙肝泻肝汤清肝泄热，瓜蒌薤白半夏汤加丹参、赤芍、川芎，涤痰化瘀舒痹而见显效。

三、平肝降逆、通阳舒痹、涤痰活血法治疗眩晕胸痹案

赵某，女，60 岁。2002 年 10 月 18 日初诊。

主诉：头晕、头胀伴胸闷、心悸、心慌反复发作一年余，近两月加剧。

既往有高血压病史与冠心病心绞痛发作史，长期服用降压西药心痛定，每次 10mg，2 次/日。

诊查：BP145/75mmHg，心率 37~47 次/分，心律不齐，舌红苔薄黄腻，脉弦结，心电图提示心动过缓，ST-T 改变。

辨证：阳亢气逆，心脉瘀阻。

治法：平肝降逆，通阳舒痹，涤痰活血。

处方：天麻（先煎）12g，钩藤（后下）15g，怀牛膝 12g，葛根 15g，郁金 12g，炙甘草 9g，桑寄生 15g，丹参 10g，赤芍 12g，当归 10g，川芎 10g，甘松 12g，夏枯草 15g，石决明（先煎）30g，瓜蒌皮 12g，薤白 9g，制半夏 12g。七剂。

另心宝丸每次 2 粒，每天 2 次。

二诊：2002 年 10 月 25 日。BP145/75mmHg，心率提高到 56~60 次/分，头晕、头胀、胸闷、心悸、心慌减轻，原方再进七剂。

三诊：2002 年 11 月 8 日。头晕、心悸、胸闷显著好转，血压平稳，舌红苔薄，脉弦。再拟原法。

上方去制半夏，加玉竹、鲜石斛。

四诊：2002 年 11 月 15 日至 2003 年 1 月 10 日叠进益肾平肝降逆方剂，头晕、气急均瘥，自觉精神体力恢复正常，舌红苔薄脉弦。治拟原法，以资巩固。

五诊：2003 年 3 月 28 日。停中药近 3 月，至今证情稳定，精神体力俱佳，能从事一般家务劳动，头晕、心悸、胸闷均瘥，舌红苔薄，脉弦，心率 70 次/分，血压一直稳定在 120~130/70~80mmHg，因最近想到桂林旅游，特来咨询能否前往，嘱路途勿劳累，慎起居。心痛定 10mg，隔日 1 片，中成药心宝丸已停止服用。

按语：本案因肝阳亢逆日久以致气滞痰凝，心脉瘀阻，症见头痛头晕，胸闷胸痛，脉结，其治当平肝降逆与涤痰活血舒痹并举。初诊以天麻钩藤饮合瓜蒌薤白半夏汤化裁，以天麻、钩藤、石决明平肝潜阳；桑寄生、牛膝补肝益肾，引火下行；瓜蒌皮、薤白、制半夏通阳散结，行气祛痰；郁金、川芎行气散瘀；赤芍、当归、丹参养血活血化瘀。甘松甘温气香透窍，可行气、开痹、通瘀；与炙甘草合用辛甘化阳，行气通阳；与心宝丸（附子、肉桂、人参、鹿茸、麝香、洋金花、田七等温阳、益气、活血药物组成）合用有提高心率与纠正心律失常的作用。少佐夏枯草清肝泄热，以防心宝丸之温热而升动肝阳。值得一提的是，葛根甘辛平无毒，轻清升散，有解肌舒项背之效，现代研究证实葛根总黄酮及葛根素能直接扩张血管，使外周阻力下降，而有明显降压作用，并能增强冠脉血流量和脑血流量，减少心肌耗氧量，因此对高血压、冠心病兼有项背不适者甚为合拍。

四、温阳利水、化瘀通脉法治疗胸痹高血压案

陈某，女，74 岁。2003 年 2 月 22 日初诊。

主诉：胸闷、胸痛伴恶心、腹胀，下肢浮肿反复不愈一年余。

近半年已反复住院 4 次，诊断为原发性高血压、冠心病、房颤、心衰，心功能Ⅳ级，有脑血栓病史，近日出院而诸症未减。

诊查：精神萎靡，面部浮肿，下肢凹陷性浮肿，形体肥胖，行动气急，入夜不能平卧，舌体紫暗，苔白厚腻，脉弦结，BP146/90mmHg。

辨证：心肾阳虚，心脉瘀阻。

治法：温阳利水，化瘀通脉。

处方：生黄芪 15g，汉防己 12g，猪、茯苓各 15g，桂枝 3g，红花 5g，益母草 15g，大腹皮 12g，冬瓜子、皮各 30g，瓜蒌皮 12g，薤白 9g，法半夏 12g，丹参 30g，降香 9g，淡附片（先煎）3g，干姜 5g。三剂。

二诊：2003 年 2 月 27 日。胸闷胸痛恶心，腹胀减轻，颧红，入夜不能平卧，口舌干燥，苔腻，BP146/90mmHg，脉弦结，再拟原法化裁。去降香，加甘松 12g。三剂。

三诊：2003 年 3 月 6 日。BP150/85mmHg，全身浮肿，恶心，呕吐好转，近日外感咳嗽，头痛，目赤，舌暗红质胖，脉弦。治拟平肝息风，温阳宣痹。

处方：天麻（先煎）12g，钩藤（后下）15g，炒白术15g，猪、茯苓各15g，甘菊10g，桑白皮12g，炒赤芍12g，冬瓜皮、子各30g，生黄芪15g，汉防己12g，淡附片3g，干姜5g，益母草15g，制半夏12g，陈皮6g，广地龙12g。六剂。

四诊：2003年3月13日。浮肿已退，入夜已能平卧，目赤，胸闷已除，头痛未已，脚抽筋，舌暗红苔薄，BP151/75mmHg。心率62次/分。治拟原法化裁。去桑白皮，加夏枯草15g，全蝎（后下）5g。七剂。

五诊：2003年3月20日。BP124/64mmHg，心率86次/分，律齐，浮肿今退，偏头痛，有时右手臂及手指拘挛，舌红苔薄黄腻，脉弦。治拟平肝息风，通阳利水。2003年3月20日方去全蝎、淡附片，加当归12g，川芎10g，生牡蛎（先煎）30g，甘菊10g。七剂。

按语：本案初诊以胸闷、胸痛伴恶心腹胀、下肢浮肿为主症，伴见面浮气急，入夜不能平卧，乃属心肾阳虚、心脉瘀阻之证，以真武汤温阳利水，瓜蒌薤白半夏汤加桂枝、红花、益母草、丹参，通阳涤痰化瘀，三剂后胸闷胸痛好转；二诊加甘松以增强行气、开痹、通瘀之功；三诊诸症悉见好转，唯外感后引动风阳上升而见头痛、目赤，加天麻、钩藤、地龙平肝息风；四诊浮肿已退，入夜已能平卧，目赤、胸闷已除，头痛未已，脚抽筋加夏枯草、全蝎以增平肝通络之力；五诊心肾阳气已见恢复，仍有偏头痛，有时右手臂及手指拘挛，此乃血虚肝失濡养之象，去附片加当归、川芎、生牡蛎、甘菊养血柔肝。

五、平肝益肾、涤痰化瘀法治疗眩晕案

颜某，女，44岁。2002年11月16日初诊。

主诉：头晕头胀，左侧偏头痛，胸闷，心慌、气急、乏力一年余，近半月诸症加重。

患者自觉感冒后咽部不适，咳嗽，痰难咯出，恶心脘胀，少寐肢

麻，腰酸膝软，口干喜温饮，便秘，手足心热，皮肤烘热，有高血压家族史。

诊查：形体肥胖，心电图提示 ST-T 轻度压低，T 波 V3、V4 倒置；舌暗红，苔薄黄，脉沉细；BP142/85mmHg；B 超示颈椎肥大；BMI（体重指数）29。

辨证：风阳上逆，肺失宣降。

治法：清肺化痰，宽胸理气，佐以平肝降逆。

处方：天麻（先煎）12g，钩藤（后下）12g，桑叶 15g，决明子 15g，瓜蒌皮、仁各 12g，薤白 9g，法半夏 9g，广木香 12g，桔梗 6g，陈皮 6g，金银花 12g，连翘 12g，杭菊 12g，鱼腥草（后下）30g，丹参 20g，炒枳壳 9g，黄芩 10g，板蓝根 15g，牛蒡子 10g。五剂。

二诊：2003 年 2 月 22 日。上方服后外感咳嗽已愈，头痛、头胀诸症均有好转，停药一月，头胀、头痛又现，指抖，伴面部轻浮，颈项板滞，腰酸，大便秘结，舌暗红，苔薄腻脉沉弦，BP140/90mmHg。治拟平肝益肾，涤痰化瘀。

处方：天麻（先煎）12g，钩藤（后下）15g，决明子 30g，丹参 30g，全瓜蒌 15g，薤白 9g，制半夏 12g，炒枳实 12g，怀牛膝 12g，桑寄生 30g，佛手 6g，炒黄芩 12g，夏枯草 15g，茺蔚子 10g。十四剂。

三诊：2003 年 3 月 20 日。前予平肝降逆，涤痰化瘀，大便泻下甚多，头胀、头痛，胸闷减轻，咽喉疼痛，左侧肢体疼痛，痔疮出血，舌红边有齿痕，苔薄腻色黄，脉弦滑，BP136/86mmHg。治拟平肝降逆，化瘀涤痰清热。上方去黄芩、夏枯草、茺蔚子，加玄参、野荞麦根 30g，生槐米 30g。七剂。

四诊：2003 年 4 月 3 日。BP138/86mmHg，咽喉疼痛，头胀、头痛、腰酸、烘热均有好转，大便两日一解，舌暗红，苔薄微腻，脉沉弦细。治拟原法。3 月 20 日方，加生地黄 12g，赤芍 12g。五剂。

五诊：2003 年 4 月 17 日。BP130/80mmHg，头胀、头痛显减，腰酸、烘热均有好转，惟经行前脘腹胀满，舌红，苔薄腻，脉沉弦

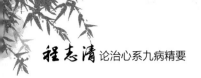

细。治拟原法。原方减生地黄、玄参，加茯苓。七剂。

按语：本案高血压本在肝肾阴虚，标在阳亢痰浊血瘀，因兼夹外感，引动风阳上逆，故拟清肺化痰、宽胸理气为主，佐以平肝降逆。二诊外感愈，转拟平肝益肾，涤痰化瘀，头胀、头痛、腰酸、烘热均有好转，血压渐趋正常。三诊因咽喉疼痛、痔血去苦寒之夏枯草、黄芩，加玄参、野荞麦根清咽利喉，槐米凉血平肝，既有降压作用又可疗痔止血，一箭双雕。四诊加赤芍、生地黄以助育阴。五诊血压恢复正常，头胀、头痛显减，腰酸烘热均有好转，因脘腹胀满去阴腻碍胃之生地黄、玄参，加茯苓配半夏健脾化痰，如法调理，至今证情稳定，血压正常。

六、育阴潜阳、涤痰化瘀、宁心舒痹法治疗眩晕胸痹案

项某，男，57岁。2003年3月14日初诊。

主诉：急性脑梗塞后伴阵发性房颤、心悸怔忡两月，近1周加剧。

患者2003年1月17日上午突发急性脑梗塞，左侧肢体活动受限，经住院治疗后虽肢体活动恢复，期间又发现房颤，服用倍他乐克、乙胺碘呋酮片后消失，但于3月7日房颤又复发，服用以上药物无效。有高血压病史4年，最高血压150/105mmHg，平时服用络活喜与开博通。

诊查：BP140/90mmHg，神情紧张，心慌心悸，失眠，畏寒，口干，时有哈欠，舌红绛苔薄黄，脉弦促。

辨证：阴虚阳亢，痰瘀阻络，心脉痹阻。

治法：育阴潜阳，涤痰化瘀，宁心舒痹。

处方：生地黄15g，当归10g，赤芍12g，川芎10g，天麻（先煎）12g，珍珠母（先煎）30g，太子参30g，麦冬15g，五味子5g，郁金12g，丹参30g，灵芝10g，夜交藤30g，炒枣仁15g，炙远志6g，生山楂15g，葛根15g。七剂。

二诊：2003 年 3 月 21 日。服上方，心悸、心慌、畏寒、口干好转，房颤消失，齿痛，舌红苔薄黄，脉弦。治疗拟原法。去当归、川芎、灵芝、葛根，加玄参 12g，蒲公英 30g，鸡内金 12g，生石膏（先煎）24g，细辛 2g。七剂。

三至五诊：2003 年 3 月 28 日、4 月 4 日、4 月 11 日。治以益气养阴，涤痰化瘀定悸。房颤未发，齿痛、胸闷、夜寐好转，夜尿减少，纳食增加，舌红苔薄脉弦，治拟原法。去生石膏（先煎）24g，细辛 2g，加川芎 10g，桑寄生 20g，葛根 15g。七剂。

六诊：2003 年 4 月 18 日。心悸、胸闷、畏寒、哈欠消失，夜寐安，纳食增，舌红苔薄黄，脉弦，BP110/80mmHg，治疗拟原法，去玄参、远志，加佛手 6g。

按语：本案因高血压突发急性脑梗塞，住院治疗，虽肢体活动恢复，但房颤、心慌心悸未已，伴有神情紧张，失眠，畏寒，口干，时有哈欠，舌红绛苔薄黄，脉弦促，证由阴虚阳亢痰瘀阻络以致心胸阳气失于舒展，脉气不相衔接，发为心慌心悸、脉促，心失所养，心神不宁，而见失眠，畏寒哈欠此乃阳气不展之象。故以生地黄、当归、赤芍、川芎、天麻、珍珠母育阴潜阳，太子参、麦冬、五味子益气生脉以振心阳，郁金、丹参、生山楂、葛根、炙远志化瘀涤痰舒痹，灵芝、夜交藤、炒枣仁宁心安神。二诊心悸、心慌、畏寒、口干好转，房颤消失，因齿痛去当归、川芎、灵芝、葛根之辛温升散，加蒲公英、生石膏清胃泻火，细辛配石膏以增通络止痛之功。三诊至五诊，房颤未发，诸症悉有好转，据症加减。六诊时已恢复日常工作。

七、平肝息风、涤痰活血法治疗高血压头晕案

董某，女，65 岁。2014 年 8 月 22 日初诊。

主诉：头晕反复不愈 3 年，加重 1 月。

高血压病 3 年余，血压最高 180/78mmHg，现服厄贝沙坦片，血压一般控制在正常范围，有时偏高，血压高时头痛、头晕、胸闷。既

往有骨质疏松史。

刻诊：头晕、神疲、乏力、面红，自诉缺乏耐心，易发脾气，大便干，夜寐差，难入睡。BP120/72mmHg，心肺腹部无殊。舌红苔薄脉细弦。

辨证：肝肾阴虚，阳亢风动。

治法：平肝息风，涤痰活血。

处方：天麻钩藤饮化裁。天麻（先煎）9g，钩藤（后下）15g，法半夏12g，茯苓15g，川朴9g，赤芍12g，丹参15g，生薏苡仁30g，夏枯草15g，金银花15g，枳壳12g，桔梗5g，炒决明子（包煎）30g，生山楂15g，怀牛膝15g。七剂。

二诊：2014年8月29日。药后头晕好转，神疲乏力未已，有时心悸、口干，舌红苔薄脉细弦，治拟前法。前方去川朴、夏枯草、金银花、枳壳、桔梗、生薏苡仁，加降香9g，杜仲15g，桑叶15g，生黄芪15g，生牡蛎（先煎）30g，葛根15g，生地黄12g，当归10g，川芎6g，铁皮石斛（先煎）12g。继服七剂。

三诊：2014年9月4日。高血压病，药后头晕显减，神疲乏力、口干较前好转，舌红苔薄，脉细弦，治拟前法，前方加太子参30g。继服七剂。

按语：《素问·至真要大论》曰："诸风掉眩，皆属于肝。"眩晕从肝论治较多，但需辨清虚实。本例高血压患者，初诊时考虑为肝阳上亢，用天麻钩藤饮化裁平肝息风清热，加用部分活血药物。复诊时症状缓解不显，据证分析，患者阳亢之征虽已减轻，但阴血亏虚显现，因此复诊时减去部分清热行气之品，加用四物汤及铁皮石斛等养血柔肝，并用川芎、葛根引药上行头面，牡蛎滋阴潜阳，终于见功。

八、平肝息风、清心宁神治疗高血压失眠案

张某，男，65岁。2014年6月20日初诊。

主诉：头胀、失眠伴高血压7月余。

头胀，太阳穴尤甚，寐差，难入眠，易醒，多梦，偶有噩梦，背肩酸胀，右胁胀痛有针刺感，纳谷不馨，无饥饿感，打嗝频，腹鸣便溏，日解1~2次，晨起口干口苦，口气秽，近年手易颤抖，下肢肌肉易眴动，偶有耳鸣轰隆，性情焦虑，善太息，曾服黛力新三月余，思诺思三周。因惧怕副作用，现均已停服，转求中医治疗，未服用降压西药。

辅助检查：动态心电图：窦性心律，偶发房早。普通心电图：正常。CT：左肾上腺可疑结节灶，建议再进一步检查。今日测BP150/100mmHg。

辨证：肝郁化火，风阳升动。

治法：平肝息风，清心宁神。

处方：石决明（先煎）30g，天麻（先煎）9g，柴胡12g，炒赤芍12g，炒枳壳12g，郁金12g，黄连3g，夏枯草15g，炒白术15g，法半夏12g，茯苓15g，薏苡仁30g，秫米（包煎）30g，生牡蛎（先煎）30g，无柄赤芝（先煎）12g，炒麦芽12g，炒谷芽12g，广木香9g，蚕沙（包煎）30g，炙桂枝3g。七剂。

二诊：2014年6月27日。BP140/94mmHg，药后夜寐好转，肠鸣、腹胀消失，便溏，日解2~4次，两太阳穴胀，右手抖，右腿行走不利，颅脑CT无殊，舌红苔薄，脉细弦，治拟原法。上方加淮小麦30g，怀牛膝15g。七剂。

三诊：2014年7月4日。头晕头胀好转，两太阳穴胀痛、跳动减少，右手臂抖动，24小时动态血压收缩压>120mmHg，占12.5%；舒张压>80mmHg，占25%。舌红苔薄，脉细弦。治拟原法。上方加丹参15g，红景天12g，生姜3片。另服羚羊角胶囊0.3g，3次/日。

患者经中药治疗，睡眠已经较前明显好转，入睡后已能进入深睡眠，睡眠质量较好，血压基本控制在130/80mmHg左右，目前在继续治疗巩固中。

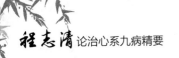

按语：本案高血压失眠因心肝火旺扰动心神所致，以黄连清心火，夏枯草清肝火，心肝之火平息则心神自得安宁；头晕头胀乃风扬升动之象，以石决明、生牡蛎介类潜阳息风。

九、滋阴降火、交通心肾治疗高血压失眠案

蒋某，女，45 岁。2014 年 8 月 15 日初诊。

主诉：睡眠差半年。

高血压病史 6 年，平时服用珍菊降压片，血压控制尚可。

刻诊：BP135/70mmHg。今年 1 月起，因女儿高考，压力较大，感头晕耳鸣，咽干，心烦失眠，每晚只睡 2 小时，服用舒乐安定片后睡 4 小时，纳呆，伴腰酸，舌红苔薄，脉细弦。

辨证：肝肾阴亏，心肾失交。

治法：滋阴降火，交通心肾。

处方：加味交泰汤。生地黄 12g，百合 15g，黄连 3g，肉桂 3g，郁金 12g，丹参 25g，夜交藤 30g，炒枣仁 30g，生牡蛎（先煎）30g，远志 6g，怀牛膝 15g，野生无柄赤芝（先煎）10g，炒二芽（炒麦芽、炒谷芽）各 12g。七剂。

二诊：2014 年 8 月 22 日。心情转好，胃纳转佳，咽干消失，失眠有所改善，但仍感头晕耳鸣，近感便秘，舌脉同前。于上方去牡蛎，加天麻（先煎）9g，决明子 30g。再进七剂。

三诊：2014 年 8 月 29 日。睡眠较前明显好转，头晕耳鸣缓解，大便已顺，仍用上方加减调理。

治疗 2 个月后，停舒乐安定片，夜寐 6~7 小时。

按语：本案高血压失眠因肾阴亏虚，心火上炎，心肾不交所致。治用经验方加味交泰汤交通心肾。

十、息风化痰、清心宁神治疗高血压失眠案

赵某，男，51 岁。2010 年 1 月 16 日初诊。

主诉：入睡困难 3 个月余。

有高血压病史 4 年，服用安博维降压，舒张压偏高。刻诊 BP140/95mmHg。诉头痛昏沉，喉中有痰，腰酸背痛，大便溏薄，2~3 次/日，舌红苔根黄腻，脉细弦。有脂肪肝病史，嗜烟，1 包/天，已持续 20 年。

辨证：肝郁脾虚，痰火扰心。

治法：息风化痰，清心宁神。

处方：天麻白术半夏汤合黄连温胆汤加减。川连 5g，天麻（先煎）9g，炒白术 15g，法半夏 12g，茯苓 30g，北秫米（包煎）30g，夜交藤 30g，炒枣仁 30g，茯神 30g，石菖蒲 12g，夏枯草 15g，郁金 12g，川、怀牛膝各 15g。七剂。

二诊：2010 年 1 月 23 日。入睡较易，睡眠有所改善，头痛昏沉减而未已，苔腻好转，脉同前。于上方加胆南星 12g，生牡蛎（先煎）30g，再进七剂。

三诊：2010 年 1 月 30 日。睡眠较前明显好转，头痛已瘥。上方加减调理治疗 3 月，血压控制在正常范围，夜寐基本正常。

按语：本案高血压失眠因肝郁脾虚生痰化火，扰乱心神所致，失眠以不易入睡，入眠浅为特点，心肝火旺之征，黄连清心火，夏枯草清肝火，实则泻其子也；天麻白术半夏汤合黄连温胆汤意在息风化痰健脾助运，以杜绝生痰之源，枣仁、夜交藤以增养心安神之力。

第二章

高脂血症

改善脏腑气化固其本，
化痰祛湿活血清其源。

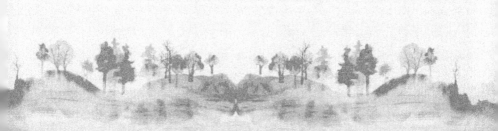

高脂血症是指血液中的脂质成分，如低密度脂蛋白（LDL-C）、甘油三酯（TG）、胆固醇（TC）、高密度脂蛋白（HDL-C）等，一种或几种脂质高于正常的代谢性疾病，表现为高胆固醇血症、高甘油三酯血症或两者兼有的混合型血脂异常。血脂异常主要由遗传因素或与环境因素相互作用所致者均称为原发性高脂血症。凡由已知疾病引起的血脂异常则称为继发性高脂血症。血脂高和饮食结构、运动、情绪波动、不良的生活习惯都有关系，是脑卒中、冠心病、心肌梗死的危险因素。

中医虽无"高脂血症"这一病名，但其概念和症状涉及"痰饮""痰浊""痰证""眩晕""消渴""肥人""瘀血"等病证，尤其与"膏脂"密切相关。

"膏脂"在《内经》中即有论述，常脂、膏并称，或以膏概脂。如《灵枢·五癃津液别》云："五谷之津液和合而为膏者，内渗入于骨空，补益脑髓，而下流于阴股。"《类经》进而论述曰："膏，脂膏也。精液和合为膏，以填补于骨空之中，则为脑为髓，为精为血。故上至巅顶，得以充实；下流阴股，得以交通也。"说明人食五谷，化生津液，再变成膏，可化入血，是滋养人体的重要物质。说明膏脂的生成源于水谷，并能化入血中，是人体营养物质。清·张志聪《黄帝内经素问集注》："中焦之气，蒸津液化其精微，溢于外则皮肉膏肥，余于内则膏肓丰满。"亦指出膏脂是人体的组成部分，并随津液输布于全身各处，明确提出膏脂外溢则"皮肉膏肥"。由此看出，膏脂源于水谷，属于津液，存于血中，与血互为化生，除了构成人体和维持人体生命活动所需外，多余的则可化为肥脂存于人体的皮下等处。

从生理学角度，中医学的膏脂与现代医学所谓血脂在含义上颇相一致。脏腑功能失调导致脾失健运，水谷精微不归正化，则膏脂在体内的转输排泄发生异常，即成为病理性的脂浊痰湿，积蓄停留于血脉即可引发血脂异常。临床表现为总胆固醇、甘油三酯、低密度脂蛋白胆固醇升高，高密度脂蛋白胆固醇降低等。

第一节　病因病机

高脂血症的发病与遗传因素密切相关，同时膳食变化，如摄入量和饮食结构与高脂血症有着直接的关系，而其他诸如不规律的作息习惯、不良的情绪、工作强度高或缺乏运动等，均可影响血脂代谢。在传统理论中，肾为先天之本，脾胃为后天之本，脾胃化生气血，运化水谷精微，与膏脂代谢密切相关。

一、脾失健运，痰瘀阻滞

脾为后天之本，人体水谷精微的运化输布，均有赖于脾气的传输作用，"膏脂"的生成及传输也有赖于脾气的正常生理功能，若脾失健运，水谷精微输布失常，形成病理产物，如"痰浊""水湿"，聚于体内，不仅阻碍脾运化水湿，而且直接浸淫血脉而致病，由此可见脾失健运是高脂血症的重要病机。脾胃传输失职，津液不归正化，形体常趋肥胖，表现出"肥人多脂""肥人多痰"的病理变化。日久浸淫脉道、痹阻血络，终致痰阻络瘀。心脉痹阻则为胸痹、心痛；经络、脑脉痹阻则肢体麻木不遂，甚至发为中风。

过食肥甘厚味，损伤脾胃，脾失健运，清阳不升，浊阴不降，水谷不能化为精微，故聚化为痰为浊，日久聚成"膏脂"，壅塞阻于血脉则血脉不畅；肥甘又能滋生湿热，蕴酿成痰，痰浊膏脂瘀积，致使形体肥胖，血脂升高。"膏脂"即"血中痰浊"，"痰浊"即为本病病理产物之要。《景岳全书》言："痰涎本皆气血，水谷津液化得其正则为津血，化失其正，则为痰浊。"

二、肝脾不和，痰瘀阻滞

肝气舒畅，则脾升胃降功能正常，促进水谷精微的受纳和运化。唐容川《血证论·脏腑病机论》云："木之性主于疏泄，食气入胃，全赖肝木之气疏泄之，而水谷乃化。"随着现代社会生活工作节奏不断加快，人们的身体、精神压力也不断变大，过度的情绪波动常引起肝气郁结。肝气郁结日久致使肝失疏泄，《素问·宝命全形论》曰："土得木而达。"木不疏土或木旺克土均可导致脾失健运；或熬夜劳累、思虑过度，内耗心肝阴血，可致脾运失司，水谷精微运化失常，不能散精上归于肺，而生痰化浊，疏泄不及，滞留血道，日久凝痰成瘀而成本病。

三、肾气亏虚，痰瘀阻滞

肾主藏精，为先天之本。肾主气化，对津液的存储、分布、利用及津液、精、血之间的转化起主导作用。脾之健运，化生精微，须借助肾阳的温煦及肾阴的滋养；而肾中精气亦有赖于后天水谷精微的培育和充养，才能不断充盈和成熟。先天禀赋不足，后天失养，年老体虚、久病耗损的患者，均可致肾虚气化失司，虚火内炽，灼津为痰，发为本病；或肾气虚弱，不能温运脾阳，水谷不化精微，生湿成痰，而导致痰湿内停，痰从浊化，酿成膏脂。

四、三焦气化失常酿生痰瘀

膏脂与津血同源，由水谷化生。水谷的代谢是五脏六腑协同完成的复杂生理过程，因此膏脂的代谢与人体各脏腑气化功能密切相关。

三焦通过气化与五脏六腑相连，通过气化运送营养物质到达机体各处。《灵枢·五味》载："谷始入于胃，其精微者，先出于胃之两焦，以溉五脏，别出两行，营卫之道。"即精微物质在中焦腐熟成形以生营气，上升至上焦成宗气，聚于肺中；卫气、精微之气在中焦汇合，其糟粕和未吸收的精微之气下行，随二便排出。如此周而复始，如环无端。三焦如《灵枢·营卫生会》所形容："上焦如雾，中焦如沤，下焦如渎。"上焦升腾蒸化，像雾露一样弥漫、灌溉全身；中焦腐熟运化饮食，吸收精微，营养全身；下焦排泄，如沟渎一样把水液糟粕排出体外。三焦功能是在气的推动中完成的。气化功能正常，则三焦受纳、腐熟水谷，排出二便的功能正常，机体处于阴平阳秘的状态。

三焦气化失司则气道不畅，水道不通，五脏六腑生理功能受损，精微营养物质不能布达周身濡养机体，气血津液升降出入的通道不畅，从而内生风、火、湿、热诸邪及痰、瘀、浊毒等病理产物，终致膏脂代谢异常而脂浊痰湿产生，血脂升高。

五、痰瘀互结

膏脂是人体正常代谢的产物，是生命活动的物质基础之一。在脏腑气化失常等多种因素作用下，膏脂精微失其正常代谢途径，成为影响气血运行、损伤血脉的病理因素，甚则导致脏腑功能失调加重，进而形成痰、瘀等病理产物。因此，膏脂异常在脏腑气化功能失常之初即可出现，是各种疾病的早期。而痰湿、瘀血则是脏腑功能失常产生的病理产物，也是致病因素。痰瘀的出现一方面会形成更严重的膏脂代谢异常，另一方面膏脂输化障碍，形成食郁、痰郁、湿郁，日久表现为湿热、痰热、痰火等证，继之湿热痰火蕴蒸合化，气血运行失畅，血郁而致瘀血内生，最终演变成胸痹、中风诸病。

第二节　辨治特点

一、中医辨证分型

根据《高脂血症中医诊疗指南（2008）》，将高脂血症分为 6 种证型。分别为湿热蕴结证、痰湿内阻证、痰瘀互结证、脾虚湿盛证、脾肾阳虚证、肝肾阴虚证。

1. 湿热蕴结证

可见头晕，口干口苦，肥胖，疲乏，烦热，便干尿赤，舌红，苔黄腻，脉弦滑。

2. 痰湿内阻证

可见胸脘满闷，胃纳呆滞，头晕身重，大便不畅，舌苔白腻，脉濡滑。

3. 痰瘀互结证

见头晕身重，胸闷胁胀，肢体麻木，口干纳呆，大便不爽，舌质暗红或紫暗，有瘀斑，脉弦滑或细涩。

4. 脾虚湿盛证

可见倦怠乏力，腹胀纳呆，头晕身重，大便溏薄，舌质淡胖，边有齿痕，脉濡缓。

5. 脾肾阳虚证

可见腰膝酸软，畏寒肢冷，脘痞腹胀，夜尿频多，大便不实，舌质淡，苔薄白，脉沉迟。

6. 肝肾阴虚证

可见腰膝酸软，口燥咽干，头晕耳鸣，右胁隐痛，手足心热，舌质红，少苔，脉弦细。

在临床中，笔者从肝、脾、肾、心，痰、瘀、湿、热两方面，将本病细分为肝郁脾虚，肝胆湿热，肝血亏虚，肝阳上亢，脾虚湿盛、湿热互结（或痰瘀互结）、肾阴亏虚（或肾阳亏虚）、痰瘀阻滞，心气（或心阳）亏虚、血瘀痰凝等证型。

二、辨治思路

（一）高脂血症的辨治主要从清源和固本两大方面着手

一是清源，即清除体内过多的脂浊，保持代谢产物，即体内的气滞、痰浊、瘀血及时运转。常用的清源法有疏肝理气、活血化瘀、化痰祛湿等药物疗法，以及控制饮食、适度运动等非药物方法。

二是固本，改善脏腑气化功能。高脂血症多由于脏腑气化失常，如脾虚气弱，失其健运，津液不布，则水湿停聚而成痰。《景岳全书》曰："凡非风之多痰，悉由中虚而然。"明·王伦《明医杂著·风症》说："盖即津液之在周身，津液生于脾，水谷所乘，浊者为痰，故痰生于脾也。"肾阳可促进气的产生，加强脾胃的消化吸收功能。肾阳虚则气推动血、津液无力，痰浊瘀血内生，也可致脾阳失于温煦，运化失调，升清降浊无力，痰浊内生。肾阴不足，阴不制阳，灼津为痰；肾阴虚则水不涵木，肝失所养，气行不畅，运血无力，而致血瘀、痰瘀，凝聚为膏脂。张景岳言："痰之化无不在脾，痰之本无不在肾。"因此，高脂血症之本多在肝脾肾之虚。

因此，疏肝理气、健脾化湿、益肾泄浊、益气活血等是固本、改善脏腑气化功能的主要治法。还需配合控制饮食、加强运动、调节情绪、规律作息等方面综合治疗。

一部分高脂血症患者可无明显不适表现，只存在血脂指标异常。对于此类血液检查异常而无明显临床表现的患者，主要根据患者体质，了解饮食嗜好、性格特点，观察舌苔脉象来明确病机，如青中年患者，平时喜食膏粱厚味而形体肥胖，头面油污明显，舌质胖，苔薄

白或薄腻，往往多脾虚痰湿为主，治当以健脾化湿。如平素气急易
怒，喜饮冷水，舌红少苔或苔薄且黄，多属肝郁气滞化火，治以清热
疏肝理气。若年老体虚而见血脂升高者，多见肾气衰惫，肾阳虚不能
温煦脾土而衍生痰饮，阻塞脉络，或肾阴虚，虚火上炎，炼液为痰，
痰滞瘀积，阻塞脉道，多以补肾为主。同时需注意瘀、痰、热、湿、
食等病理产物，治当标本兼顾，气血痰热湿食同调。

（二）对高脂血症并发症，须辨清病因、病机、病位

高脂血症常伴见于各种慢性疾病之中，如高脂血症合并高血压或
中风者，多为肝脾郁滞日久。一方面气机阻滞可致膏脂痰浊积聚，气
不行血，渐而形成痰瘀互生，最终导致膏脂痰浊，气滞血瘀，清阳不
升，浊阴难降；另一方面，郁久化火，火邪伤阴，而终致阳亢，可见
头晕、头痛等症。故高脂血症合并高血压者，仍以肝脾郁滞为先，痰
瘀内阻及阴虚阳亢互见。应在疏肝健脾的基础上，或平肝息风，或祛
痰化瘀以降脂。

高脂血症合并冠心病或颈部斑块者，多由于膏脂代谢失常日久，
痰浊瘀血痹阻于心脉。其病位在心及血脉，而成因在肝脾。肝藏血，
主疏泄，脾为气血生化之源，主统血。肝主疏泄的功能失常，则气血
运行失常，气机郁滞则可导致膏脂代谢失常，引起痰浊瘀血阻滞心
脉，导致胸痹的发作。脾主化生，运化气血，脾虚则膏脂失常，水湿
停滞，聚湿生痰，进而影响气血运行，出现胸痹心痛。另一方面，久
病及肾，高脂血症合并冠心病患者由于病程较久，肾中精气减退，对
于体内津液输布、排泄、维持体内津液代谢平衡的作用日渐衰弱，从
而出现膏脂代谢失常，同时津液凝聚则痰湿内生，继而遏气阻血，脉
络不通，不通则痛，发为胸痹。随着肝脾肾功能失调，痰浊、瘀血等
病理产物痹阻胸阳，影响心脉运行，心气亏损无力，温煦推动血脉运
行的功能减弱，血行不畅则可致心脉瘀滞；同时心气不运，或心阳不
振，寒邪易于客犯，造成心脉挛急；心之阳气不足，则津失其化而聚

津为痰，可致痰瘀互结更甚。此时多从心肝脾肾入手，疏肝健脾益肾、涤痰化瘀、益心阳、滋心阴。

三、治则治法

（一）治则

1. 饮食控制、适度运动、戒烟限酒为治疗基础

食物对血液中脂肪的影响是非常明显的。已有大量动物实验表明，饲以高胆固醇和高脂肪饲料，可以引起多种动物血脂升高。对于高脂血症患者，必须限制饮食，忌食高脂肪食物，特别要控制动物脂肪、内脏、禽蛋之类，以减少胆固醇和饱和脂肪酸的摄入。饱和脂肪酸可使胆固醇升高，而不饱和脂肪酸可使胆固醇下降。

增加体力活动是高脂血症治疗中极其重要的一个方面，通过健身运动不仅促进胆固醇水平下降，而且会带来其他益处，如降低甘油三酯，升高高密度脂蛋白，降低血压，减少糖尿病发生的危险。

中等强度运动是指运动应达到个体最大心率的79%~85%，运动以有节奏、等张性及重复性活动为宜，如步行、慢跑、游泳、跳绳、骑自行车等。达上述心率要求后维持20~30分钟。注意运动开始前应做5~10分钟的预备动作，使心率缓慢上升，运动结束前也应有5~10分钟的减速期，使血液从四肢逐渐返回心脏，避免出现心脏缺血或自主神经功能紊乱等症状。

根据患者年龄、职业等不同，可选择不同的运动方式。对少年儿童高脂血症患者，应采用安全系数较高的运动，如跑步、跳绳、做游戏、踢足球、打篮球和乒乓球等。对青壮年高脂血症患者，运动以快节奏、重复性、轻中强度活动为宜，如步行、慢跑、游泳、跳绳及骑自行车等。对老年高脂血症患者，多选择打太极拳、慢跑、散步、游泳等，运动时不要带有竞技性质。女性运动降脂时，运动强度不要大，但运动量要尽量大，可供选择的运动项目有慢跑、游泳和跳舞

等。传统的太极拳有很好的身心调整作用，所以也可配合练习。笔者认为快走慢跑的运动方式简便易行，可收到较好的改善血脂异常的作用。快走慢跑属于低强度耐力运动，此时脂肪组织和肌肉中的脂肪酸会游离出来，以满足机体的能量需求，达到降脂作用。

吸烟者，尤其是吸烟量>20 支/天者，血浆总胆固醇和甘油三酯水平均可升高，高密度脂蛋白胆固醇水平降低，这在合并饮酒者中更为明显。体力活动多，则血浆总胆固醇、总甘油三酯及低密度脂蛋白水平均下降，高密度脂蛋白水平上升，活动量越大越明显。肥胖者，尤其是向心性肥胖者往往合并脂质代谢异常。肥胖者常常摄取过多热量，蓄积脂肪，在体重增加的同时，血浆胆固醇也常增加。

2. 重视疏肝，理气才能化痰瘀

情绪变化首先导致气机失调，肝失疏泄，影响脾胃受纳、消化吸收和升清降浊，水谷精微不能升清输布而转化痰浊，继而痰瘀丛生。清除"痰瘀"病理产物务求"通顺"，必先调气，气畅则气不滞，痰从何生？气通血亦活，故治痰瘀必兼理气，可使气血流畅，痰瘀不结。

3. 病证结合，重视并发疾病的治疗

本病的病位在血脉，而兼及其他脏腑。同时他病也可影响膏脂代谢而成高脂血症。高脂血症是高血压、冠状动脉粥样硬化性心脏病、脑梗塞、糖尿病等常见慢性病的明确危险因素和常见伴发疾病。高血压等疾病也同时影响脂质代谢，导致体内脂质异常。因此在治疗高脂血症的过程中，绝对不能忽视对血压、血糖等的控制，这样更有利于血脂的调节。

（二）治法

1. 从肝辨治

情绪波动、情志不畅，肝之气化失常者，在高脂血症的患者中最为常见。

　　肝气郁结，横逆犯脾，则脾失健运，痰湿内生；或肝气郁而化火伤阴，阴虚不能制约阳气而致肝阳上亢，这是高脂血症肝气犯脾、肝风内动型的基本病机。若因痰湿内困，酿湿生热，影响肝的疏泄功能，则表现出肝胆湿热型的高脂血症。亦可因肝血不足，肝失所养，因虚致瘀。临床治疗思路是疏肝理气以使气机通利、血行通畅；平肝息风以柔肝体，潜肝阳；活血化瘀，以利血行；疏肝养血以使肝体得养，疏泄正常，瘀无从生。清肝化湿以利肝气疏泄，痰湿清除。

　　（1）疏肝健脾法

　　适用证型：肝郁脾虚证。

　　症状：胸闷气短，胁胀，乏力，肢体麻木，舌质淡或暗，有瘀点，苔白腻，脉弦滑，多与情绪波动有关。

　　方剂：逍遥散或柴胡疏肝散加减。

　　（2）清肝化湿法

　　适用证型：肝胆湿热证。

　　症状：胸胁胀闷，善太息，还可见口苦，咽干，大便不畅，小便色黄等，舌红苔黄腻，脉弦。

　　方剂：龙胆泻肝汤加减。

　　（3）疏肝养血法

　　适用证型：肝血亏虚证。

　　症状：头晕，气短心悸，乏力，肢体麻木，目糊或干涩，舌质红少津，苔少，脉细弦数。

　　方剂：当归芍药散加减。

　　（4）平肝息风，活血化瘀法

　　适用证型：肝阳上亢证。

　　症状：头痛头胀，眩晕，目胀耳鸣，肢麻，舌质红少津，苔少，脉细弦数。

　　方剂：镇肝息风汤加丹参、当归、红花、地龙、降香、生山楂、泽泻等。

2. 从脾辨治

脾为后天之本，气血生化之源，脾之气化失常则水谷精微运化失常，从而化湿成痰。临床上对于饮食不节、嗜食肥甘，伤于脾胃或脾虚生痰生湿，导致血脂升高者从脾论治之。这类病人临床可无明显不适，或见形体肥胖、头晕、倦怠、纳少便溏、食后腹胀、舌胖大或苔白腻等症。

脾虚与湿盛互为因果，相互影响，故健脾与化湿必须兼顾，可根据临床表现或以健脾为主，或以化湿为主，多以参苓白术散为基础方加减化裁。

（1）健脾化湿法

适用证型：脾虚湿盛证。

症状：眩晕头重，嗜睡乏力，周身困重，口中黏腻，腹满腹胀，食少纳呆呕恶，大便不实或泄泻，舌质淡或有齿痕，舌苔白腻，脉濡细。

方剂：参苓白术散或胃苓汤加减。

（2）清热燥湿法

适用证型：湿热互结证。

症状：形体肥胖，胸闷心烦，口干欲饮，溲少色黄，大便黏滞，舌胖质红，苔黄腻，脉弦滑。

方剂：平胃散加减。

（3）祛痰活血

适用证型：痰瘀互结证。

症状：眩晕头痛或头重如裹，面色晦暗，胸闷呕恶，胸部隐痛或刺痛，入夜尤甚，心悸气憋，胁腹胀满，失眠纳呆，四肢困重，甚则麻木，舌质暗红，或有瘀斑瘀点，舌淡苔白浊腻或苔厚黏腻，脉弦涩或结代。

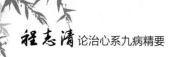

方剂：二陈汤合失笑散或瓜蒌薤白半夏汤化裁。

3. 从肾辨治

肾内藏元阴元阳，为人体一身阴阳之根本，肾阴肾阳不足均会导致代谢障碍，浊脂积留。张景岳言："痰之化无不在脾，痰之本无不在肾。"一些老年高脂血症患者或高脂血症后期，不同程度夹有肾虚症状，滋肾阴、温肾阳能从不同角度振奋肾的机能，从而达到降血脂目的。

（1）滋阴补肾，泄浊化瘀

适用证型：肾阴亏虚，痰瘀内阻证。

症状：头晕耳鸣，腰膝酸软，五心烦热，或有遗泄，舌暗红少津，脉细。

方剂：六味地黄丸加枸杞、首乌、鬼箭羽、泽兰、泽泻、生山楂等。

（2）温补肾阳，泄浊化瘀

适用证型：肾阳亏虚，痰瘀阻滞证。

症状：面色㿠白，腰酸怕冷，或有阳痿早泄、夜尿频多，面浮肢肿，舌淡胖，脉沉细。

方剂：金匮肾气丸加减。

4. 从心辨治

心主血脉，心气推动血液在脉管内运行。心气不足，心阳亏虚可致血行迟滞，心脉瘀阻，同时心阳不振，津失其化，聚津为痰，导致血脂异常。

（1）益气活血法

适用证型：心气亏虚，血瘀痰凝证。

症状：头晕神疲乏力，面色淡白或萎黄，少气懒言，动则汗出，心胸刺痛，肢软无力，舌淡或紫暗，脉细涩。

方剂：生脉饮加海藻、生山楂、丹参、川芎、蒲黄、石菖蒲等。

（2）通阳泄浊化瘀法

适用证型：心阳不足，痰瘀痹阻证。

症状：形体肥胖，胸痞胀闷，呕吐痰涎，肢麻，苔腻，脉细滑。

方剂：瓜蒌薤白半夏汤加生山楂、红花、泽泻、海藻、车前子等。

第三节　方药心悟

一、经典方

（一）参苓白术散

【出处】《太平惠民和剂局方》。

【组成】人参（去芦）9g，薏苡仁9g，缩砂仁6g，桔梗（炒令深黄色）6g，白扁豆（姜汁浸，去皮，微炒）12g，白茯苓15g，莲子肉（去皮）9g，甘草（炙）10g，白术（土炒）15g，山药15g。

【功能】益气健脾，渗湿止泻。

【辨证要点】饮食不化，胸脘痞闷，肠鸣泄泻，四肢乏力，形体消瘦，面色萎黄，舌淡苔白腻，脉虚缓。

【临床心悟】本方适用于脾虚兼湿阻气滞证者。胃喜甘而恶苦，喜香而恶秽，喜燥而恶湿，喜利而恶滞。方中人参、白术、茯苓益气健脾渗湿，为君。配伍山药、莲子肉助君药以健脾益气，兼能止泻；并用白扁豆、薏苡仁助白术、茯苓健脾渗湿，均为臣药。更用砂仁醒脾和胃，行气化滞，是为佐药。桔梗宣肺利气，通调水道，又能载药上行，培土生金；炙甘草健脾和中，调和诸药，共为佐使。常可用于高脂血症因饮食不节，过食肥甘厚味，少劳过逸，脏腑功能失调，津聚为湿，湿聚为痰，痰浊成脂，而浊脂留滞于血脉者。其中土炒白术、煨山药、炒薏苡仁，加强健脾、胜湿、止泻的作用。

（二）二陈汤

【出处】《太平惠民和剂局方》。

【组成】半夏（汤洗七次）、橘红各 15g，白茯苓 9g，甘草（炙）4.5g。

【功能】燥湿化痰，理气和中。

【辨证要点】咳嗽痰多，胸膈痞闷，肢体困重，舌苔白滑或腻，脉滑。

【临床心悟】主要用于痰郁证，其中半夏辛温性燥，善燥湿化痰，且又和胃降逆，为君药。陈皮为臣，既可理气行滞，又能燥湿化痰。佐以茯苓健脾渗湿，渗湿以助化痰之力，健脾以杜生痰之源。以甘草为佐使，健脾和中，调和诸药。常可用于脾虚不能布散水谷精微及运化水湿，继而聚湿成痰，痰湿内蕴，气机运行不畅则气滞痰阻而成为高脂血症者。

（三）泽泻汤

【出处】《金匮要略》。

【组成】泽泻 15g，白术 6g。

【功能】健脾利水，燥湿除饮。

【辨证要点】眩晕、昏沉、小便不利等。

【临床心悟】常用于美尼埃综合征、颈椎病、椎基底动脉供血不足、高血压等病，症见视物旋转，恶心欲呕或呕吐，舌胖大，质淡，苔滑或白腻等。方中白术健脾燥湿，则痰不生，泽泻渗湿，引水气下行，则水不蓄积。可用于脾虚水停、痰浊瘀阻为主的高脂血症患者。

（四）逍遥散

【出处】《太平惠民和剂局方》。

【组成】甘草（炙微赤）4.5g，当归（去苗，锉，微炒）、茯苓（去皮，白者）、白芍、白术、柴胡（去苗）各 9g，烧生姜 3 片，薄荷 6g。

【功能】调和肝脾，疏肝解郁，养血健脾。

【辨证要点】两胁作痛，神疲食少，脉弦而虚。

【临床心悟】本方既补肝体，又助肝用，气血兼顾，肝脾同治，使肝体得畅，血虚得养，脾虚得补，诸症自愈。方中柴胡疏肝解郁，使肝气调达，为君药；当归甘辛苦温，养血和血；白芍酸苦微寒，养血敛阴，柔肝缓急，为臣药。白术、茯苓健脾去湿，使运化有权，气血有源，炙甘草益气补中，缓肝之急，为佐药。加入薄荷少许，疏散郁遏之气，透达肝经郁热；生姜温胃和中，为使药。可用于肝郁气结痰凝所致的高脂血症。

（五）柴胡疏肝散

【出处】《景岳全书》。

【组成】陈皮（醋炒）、柴胡各 6g，川芎、枳壳（麸炒）、芍药各 4.5g，炙甘草 1.5g，香附 4.5g。

【功能】疏肝理气，活血止痛。

【辨证要点】胁肋胀痛，脉弦。

【临床心悟】本方可用于肝郁气滞、瘀血阻滞的各种疾患，尤其伴情绪导致的功能性疾病，中医属郁证范畴者。方中柴胡善疏肝解郁，用以为君。香附理气疏肝而止痛，川芎活血行气以止痛，二药相合，助柴胡解肝经之郁滞，并增行气活血止痛之效，共为臣药。陈皮、枳壳理气行滞，芍药、甘草养血柔肝，缓急止痛，均为佐药。甘草调和诸药，为使药。可用于因气郁不畅所致气滞血瘀型高脂血症。

（六）当归芍药散

【出处】《金匮要略》。

【组成】当归 9g，芍药 48g，茯苓 12g，白术 12g，泽泻 24g，川芎 24g。

【功能】疏肝健脾，活血化瘀，健脾利湿。

【辨证要点】右胁不适，便溏，食后腹胀，舌淡红，脉细弦。

【临床心悟】临床主要用于肝虚气郁，脾虚血少，肝脾不和之证。重用芍药以敛肝止痛，白术、茯苓健脾益气，合泽泻淡渗利湿，佐当归、川芎调肝养血。诸药合用，共奏肝脾两调，补虚渗湿之功。可用于因肝失疏泄所致痰瘀互结型高脂血症。

（七）金匮肾气丸

【出处】《金匮要略》。

【组成】干地黄24g，薯蓣、山茱萸各12g，泽泻、茯苓、牡丹皮各9g，桂枝、附子（炮）各3g。

【功能】温补肾阳，化气行水。

【辨证要点】腰痛脚软，身半以下常有冷感，少腹拘急，小便不利，或小便反多，入夜尤甚，阳痿早泄，舌淡而胖，脉虚弱，尺部沉细。

【临床心悟】金匮肾气丸是为肾阴阳两虚、肾阳虚偏重者而设。肾阳虚者得之，可收"阴中求阳之效"，肾阴阳两虚者得之，则有阴阳并补之功。肾气丸中用六味地黄丸滋补肝肾之阴，用附子、肉桂壮肾中之阳。

本方配伍特点有二：一是补阳之中配伍滋阴之品，阴中求阳，使阳有所化；二是少量补阳药与大队滋阴药为伍，旨在微微生火，少火生气，而不为速壮肾阳。由于本方功用主要在于温补肾气，且做丸内服，故名"肾气丸"。现代药理研究表明本方具有抗衰老、增强免疫、改善微循环作用，对糖、蛋白质、脂肪代谢有改善作用。临床亦可用汤剂，灵活加减。现多用金匮肾气丸加减治疗糖尿病、甲状腺功能低下、肾上腺皮质功能减退、慢性支气管哮喘、慢性肺心病、肥厚性心肌病，证属阴阳两虚，气化失司者。

（八）血脂康

血脂康是我国开发研制的具有他汀类降脂作用的中药，是以大米为原料，用现代科技手段模拟古代红曲生产工艺得到的特制红曲提取物，富含羟甲基戊二酰辅酶 A（HMG-CoA）还原酶抑制剂（洛伐他汀）、多种不饱和脂肪酸和人体必需氨基酸，以及甾醇和少量黄酮等多种有效成分，是一种有效成分明确，作用机制清楚，疗效稳定，安全有效，毒副作用小的纯天然中药。

现代实验研究显示，血脂康具有明显调整脂代谢及抑制实验家兔动脉粥样硬化形成的作用。也可以抑制脂质在肝脏的沉积，能明显降低血清 ApoB 和 L（pa）及升高血清 ApoA；显著改变红细胞变形能力；能显著降低患者全血黏度，改善微循环，具有保护高胆固醇饮食家兔血管内皮细胞功能的作用。因此其可用于高脂血症及动脉粥样硬化引起的心脑血管疾病。

二、常用药

（一）山楂

【来源】蔷薇科植物山里红的干燥成熟果实。

【性味归经】酸、甘，微温。入脾、胃、肝经。

【功效】消食健脾，行气散瘀，化浊降脂，为消化油腻肉食积滞之要药。

【临床应用】山楂属于药食两用之品。临床多用于肉食积滞、胃脘胀满、瘀血经闭、产后瘀阻、心腹刺痛、胸痹心痛、高脂血症等。

现代研究提示其具有促进消化、降压、改善冠脉血流量、抗氧化等作用；有很强的降血脂功能，其降血脂有效成分为山楂总黄酮和山楂总三萜酸。对于高血压同时伴有高脂血症、有瘀血之象的患者尤为适宜。

（二）荷叶

【来源】睡莲科植物莲的干燥叶。

【性味归经】苦，平。归肝、脾、胃经。

【功效】清热解暑，升发清阳，凉血止血。

【临床应用】用于暑热烦渴，暑湿泄泻，脾虚泄泻，血热吐衄，便血崩漏。临床取其升发清阳的作用，用于脾虚湿滞型肥胖及高血脂患者，与苍术、厚朴配伍，降脂减肥作用加强。荷叶以鲜品力胜。

（三）绞股蓝

参见第一章高血压病。

（四）何首乌

【来源】蓼科植物何首乌的干燥块根，其藤茎称"夜交藤"。

【性味归经】苦、涩、温。归肝、心、肾经。

【功效】补肝肾、益精血、乌须发、强筋骨、润便、解毒、养心安神、祛风湿。

【临床应用】治肝肾阴亏，须发早白，血虚头晕，腰膝软弱，筋骨酸痛，遗精，崩漏带下，久疟，久痢，痈肿，瘰疬，肠风，痔疾等。现代研究表明，何首乌主要含有蒽醌、二苯乙烯苷、磷脂等成分，具有降血脂、延缓动脉粥样硬化、抗衰老、提高免疫力、益智等作用，能显著降低血清 TC 和 TG 水平。

何首乌在临床应用中，需注意其不良反应，尤以肝损伤最为常见，早期可见如乏力、纳差、尿色加深、黄疸和肝功能异常。其相关生化指标也有明显变化，如转氨酶和总胆红素。其中还有一些患者伴有恶心、呕吐和腹泻、腹胀等症状。若患者感觉不适，应立即停用，给予护肝药，患者临床症状大多能较快恢复，预后良好。

（五）海藻

【来源】马尾藻科植物海蒿子或羊栖菜的干燥藻体。前者习称"大叶海藻"，后者习称"小叶海藻"。

【性味归经】咸，寒。归肝、肾经。

【功效】消痰软坚，利水消肿。

【临床应用】海藻具有软坚消痰与利水消肿作用。临床常用于瘰疬、瘿瘤、积聚、水肿、脚气、睾丸肿痛等。其富含褐藻酸，研究表明能显著降低小鼠血清中 TC、TG 和 LDL-C 水平，升高 HDL-C 水平；褐藻多糖硫酸具有显著降低血脂、血糖的功效。临床应用中，海藻与昆布均咸、寒，常相须为用。两者皆有调节血脂作用。

（六）昆布

【来源】海带科植物海带或翅藻科植物昆布（鹅掌菜）的干燥叶状体。

【性味归经】寒，咸。归肝、肾经。

【功效】消痰软坚，利水退肿。

【临床应用】本品气味、性能与海藻类似，性咸寒，对脾胃虚寒者慎用。临床主要用于瘰疬、瘿瘤、噎膈、疝气水肿等，《本草经疏》："昆布，咸能软坚，其性润下，寒能除热散结，故主十二种水肿、瘿瘤、聚结气、瘘疮。"东垣云："瘿坚如石者，非此不除，正咸能软坚之功也。"

因其含有褐藻酸、昆布多糖等成分，具有一定的减肥降脂作用，能降低 TG 和 TC，改善血清 HDL-C 水平。多与海藻相须为用。

（七）薤白

【来源】百合科植物小根蒜或薤的干燥鳞茎。

【性味归经】辛、苦，温。归心、肺、胃、大肠经。

【功效】通阳散结，行气导滞。

【临床应用】可用于胸痹心痛、脘腹痞满胀痛、泻痢后重等。有抗血小板聚集、降压利尿和抗癌作用。《本草纲目》："治少阴病厥逆、泄痢，及胸痹刺痛，下气，散血，安胎。"据文献记载不宜与蜜同食，忌牛肉。

近代研究证明长梗薤白的提取物（有效成分为 MATS）可以显著降低高脂血症大鼠血清中 TC 和 LDL-C 含量，明显降低 TG 含量，明显升高血清 HDL-C 水平，同时能显著降低 LPO 含量。其对于痰浊为患，心阳阻遏之高脂血症有较好的疗效。

（八）大黄

【来源】 蓼科植物掌叶大黄、唐古特大黄或药用大黄的根茎。

【性味归经】 苦，寒。归肝、脾、胃、大肠、心包经。

【功效】 泄热通肠，凉血解毒，逐瘀通经。

【临床应用】 临床治疗实热便秘、谵语发狂、食积痞满、痢疾初起、里急后重、瘀停经闭、癥瘕积聚、时行热疫、暴眼赤痛、吐血、衄血、阳黄、水肿、淋浊、痈疡肿毒、疔疮、烫伤等症。年老体弱者不宜久用或大剂量服用。

大黄含有多种降低血脂的有效成分，如蒽醌类、苷类、儿茶素类化合物，其中的活性物质白藜芦醇，能抑制胆固醇吸收，儿茶素能降低毛细血管通透性，增强内皮致密性，限制有害脂质进入，从而降低血液黏滞度，可以减少胆固醇沉积而调节脂质代谢。其泻下作用能使肠蠕动增加，促使胆固醇排泄，减少吸收，故具有调节血脂的作用。

（九）泽泻

【来源】 泽泻科植物泽泻的块茎。

【性味归经】 甘、淡，寒。归肾、膀胱经。

【功效】 利水渗湿，泄热通淋。

【临床应用】 泽泻泄肾经之火，渗膀胱之湿，为通利小便，祛湿泄热之品。临床多用于小便不利、水肿胀满、呕吐、泻痢、痰饮、脚气、淋病、尿血。其有轻度降压、利尿、保护肝脏作用。

泽泻调脂效应物质为泽泻醇类化合物 23-乙酸泽泻醇 B、24-乙酸泽泻醇 A，可通过提高卵磷脂胆固醇酰基转移酶（LCAT）活性，降低 TG、TC 水平，升高 HDL-C 水平，起到调节血脂作用。在临床中，常可用于痰浊内蕴型高脂血症，可与生山楂、白术、决明子、何首乌、丹参、郁金等药配伍使用。

（十）茵陈

【来源】 菊科植物滨蒿或茵陈蒿的干燥地上部分。春季采收的习称"绵茵陈",秋季采割的称"茵陈蒿"。

【性味归经】微苦、微辛,微寒。归肝、胆、脾、胃、膀胱经。

【功效】清热利湿,利胆退黄。

【临床应用】临床多用于黄疸尿少、湿疮瘙痒、传染性黄疸型肝炎等。香豆素类化合物是茵陈蒿的重要成分,可使血管内皮细胞释放一氧化氮和前列环素,具有扩张血管、促降血脂、防止氧自由基的生成、抗凝血等作用。实验表明,茵陈蒿具有减轻高胆固醇症家兔动脉粥样硬化、减少内脏脂肪沉积作用,进一步观察证实,能够使家兔主动脉粥样硬化及冠状动脉病灶消退。

(十一) 柴胡

【来源】伞形科植物柴胡或狭叶柴胡的干燥根。按性状不同,分别习称"北柴胡"及"南柴胡"。

【性味归经】苦、辛,微寒。归肝、胆经。

【功效】解表退热,疏肝解郁,升阳举陷。

【临床应用】临床多用于治疗寒热往来,胸满胁痛,口苦耳聋,头痛目眩,疟疾,下利脱肛,月经不调,子宫下垂。其除有解热、镇痛、镇静、抗菌消炎等作用外,还能引起血压轻度下降,心率减慢。

柴胡所含有的柴胡皂苷有降低高脂血症动物血清胆固醇作用,对甘油三酯的降低作用更为显著,也可使 HDL-C、ApoA-II 明显上升,LDL-C 和 ApoB 明显下降。在临床应用中,以柴胡为主的方剂常用来调节血脂,如小柴胡汤,具有开郁作用,对于肝胆气郁所致血脂异常疗效显著。

(十二) 虎杖

【来源】蓼科植物虎杖的干燥根茎和根。

【性味归经】苦、酸,微寒。归肝、胆经。

【功效】有活血散瘀,祛风通络,清热利湿,解毒散结,化痰止

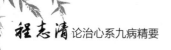

咳作用。

【临床应用】可用于关节痹痛，湿热黄疸，经闭，癥瘕，水火烫伤，跌扑损伤，痈肿疮毒，咳嗽痰多。在降脂方面作用值得关注。虎杖所含的二苯乙烯类化合物虎杖苷，对实验性仓鼠和家兔高血脂模型均有明显降血脂作用。因此，虎杖苷是虎杖降血脂药效的主要活性物质基础。动物实验显示，其能明显降低 TG、TC、LDL-C 含量。

（十三）姜黄

【来源】姜科植物姜黄的干燥根茎。

【性味归经】辛、苦，温。归肝、脾经。

【功效】活血行气，通经止痛。

【临床应用】治心腹痞满胀痛，臂痛，癥瘕，妇女血瘀经闭，产后瘀停腹痛，跌扑损伤，痈肿。现代药理研究显示，其有抗肿瘤、消炎、抗氧化等作用。在调节血脂方面，姜黄素能降低高脂血症患者血中 TC、TG 水平，提高 ApoA 水平，促进肝和肾上腺对 LDL 和 LP（a）的代谢，增加胆囊对 LDL 排泄，抑制脾对 LDL 的摄取，使血中 LDL 和 LP（a）的含量降低。

（十四）郁金

【来源】姜科植物温郁金姜黄、广西莪术或蓬莪术的干燥块根。前两者分别习称"温郁金"和"黄丝郁金"，其余按性状不同习称"桂郁金"或"绿丝郁金"。

【性味归经】辛、苦，寒。归肝、胆、心经。

【功效】活血，行气，止痛，解郁，清心，利胆退黄。

【临床应用】用于经闭痛经，胸腹胀痛、刺痛，热病神昏，癫痫发狂，黄疸，尿赤。现代药理研究显示，其有保护肝细胞，抗菌、改善血黏度，促进胃酸分泌等作用。郁金也含有姜黄素，对大鼠血清、主动脉、肝脏中的胆固醇和甘油三酯含量升高有明显抑制作用。

（十五）枸杞

【来源】茄科植物宁夏枸杞的干燥成熟果实。

【性味归经】甘，平。归肝、肾、肺经。

【功效】养肝滋肾，明目，润肺止渴。

【临床应用】用于虚劳精亏，腰膝酸痛，眩晕耳鸣，内热消渴，血虚萎黄，目昏不明。有减轻脂肪肝、降压、呼吸兴奋等作用，其主要成分为枸杞多糖（LBP），可以降低大鼠血中血清总胆固醇、甘油三酯、低密度脂蛋白的含量。

（十六）黄精

【来源】百合科植物滇黄精、黄精或多花黄精的干燥根茎。

【性味归经】甘，平。归脾、肺、肾经。

【功效】养阴润肺，补脾益气，滋肾填精。

【临床应用】用于脾胃虚弱，体倦乏力，口干食少，肺虚燥咳，精血不足，内热消渴。黄精的重要成分黄精多糖能有效降低高脂血症实验兔血清中总胆固醇、甘油三酯、低密度脂蛋白和脂蛋白（a）的含量，具有明显的降血脂功能，还能显著降低主动脉内膜泡沫细胞形成的发生率，具有抗实验性动物粥样硬化形成的作用。

三、食疗法

（一）降脂茶

1. 山楂益母茶

组成：山楂 30g，益母草 10g，茶叶 5g。

功效：清热化痰，活血降脂。

用法：用沸水冲泡，代茶饮，每日服用。

2. 菊花山楂茶

组成：菊花 10g，山楂 30g，茶叶 5g。

功效：清热化痰，消食健胃。

用法：用沸水冲泡，代茶饮，每日服用。

3. 荷叶茶

组成：干荷叶 9g，茶叶 9g。

功效：降脂消肿。

用法：将干荷叶搓碎或切碎，煎水代茶饮。

4. 枸杞茶

组成：枸杞子 60g，红茶 30g。

功效：养肝补血，清热明目，延缓衰老。

用法：将红茶与枸杞子和匀，每次取 10g，用沸水冲泡饮用，或将之和菜油 90g 入炼，再加水搅成膏滋状，并加入少许食盐，煎熟后取汁饮用。

5. 灵芝茶

组成：灵芝草 10g，茶叶 5g。

功效：益气补精，延年益寿。

用法：将灵芝切成薄片，与茶叶一起用沸水冲泡后饮用。也可将灵芝、茶叶稍加煎煮后饮用。

6. 三宝茶

组成：生普洱茶、菊花、罗汉果各等份。

功效：降压，降脂。

用法：共研粗末，用纱布袋分装，每袋 20g，沸水冲泡。

（二）降脂粥

1. 玉米粉粥

组成：玉米粉 60g，粳米 100g。

功效：调中开胃，降脂利水。

用法：玉米粉加适量冷水调和，粳米煮沸后加入玉米糊，同煮为粥。

2. 胡萝卜粥

组成：胡萝卜150g，粳米100g。

功效：健脾化滞，降脂润肠。

用法：新鲜胡萝卜切丁，同粳米煮粥。

3. 桃仁粥

组成：桃仁10~15g，粳米30~60g。

功效：活血化瘀，润燥滑肠。

用法：将桃仁捣烂成泥，加水研汁去渣，以汁煮粳米为稀粥。

4. 薏苡仁粥

组成：薏苡仁30~60g，粳米100g。

功效：健脾和胃，利湿消肿。

用法：将薏苡仁和粳米淘洗后，置入锅内，先用武火烧沸，改文火煮至薏苡仁开花熟烂即可。

5. 鲤鱼汁粥

组成：鲜鲤鱼1~2条，糯米100g。

功效：利水消肿，下气通乳。

用法：将鲜鲤鱼去鳞，剖除内脏，煮汤，鱼熟后，捞起鱼，用鱼汤与糯米煮为粥，食鱼喝粥。

6. 绿豆粥

组成：绿豆适量，粳米100g。

功效：清热解毒，消肿降脂。

用法：先将绿豆洗净，后以温水浸泡2小时，再与粳米同入砂锅内，加水1000mL，煮至豆烂、米开、汤稠。

（三） 降脂汤

1. 芹菜大枣汤

    组成：鲜芹菜（下段茎）60g，大枣30g。

    功效：清热平肝，健脾利湿，降脂降压。

    用法：加水煎服。

2. 山楂决明汤

    组成：山楂30g，决明子60g。

    功效：健胃消食，降脂降压。

    用法：加水煎汤服。

3. 桑菊银楂汤

    组成：菊花15g，金银花15g，山楂15g，桑叶10g。

    功效：清热平肝，活血通脉。

    用法：加水煎服。

4. 荷叶二皮饮

    组成：荷叶30g，冬瓜皮30g，老南瓜皮30g。

    功效：健脾利水，降脂减脂。

    用法：水煎服，每日2~3次。

（四） 食疗

1. 痰湿壅盛

    症状：形体丰满，头昏胸闷，脘痞胀满，恶心呕吐，身重乏力，肢麻沉重，舌质淡，苔腻，脉弦滑。

    治法：豁痰化湿调脂。

    （1）苡仁桃仁粥

    组成：薏苡仁30g，桃仁10g，大米100g，陈皮3g。

    用法：文火煮，薏苡仁开花、大米烂熟即可食用。

（2）荷叶冰糖粥

组成：鲜荷叶一大张，粳米 100g，冰糖适量。

用法：水煮成粥。

（3）冬瓜薏仁兔肉汤

组成：兔肉 250g，冬瓜 500g，生薏苡仁 30g，生姜 4 片。

用法：食肉喝汤。

（4）降脂减肥茶

组成：干荷叶 60g，生山楂、生薏苡仁各 10g，花生叶 15g，橘皮 5g，茶叶 60g。

用法：煎水代茶饮。

2. 气滞血瘀

症状：面色晦暗，心烦胸闷，胸胁胀痛或刺痛，肌肤甲错，肢端麻木，舌质暗或紫暗，有瘀点瘀斑，苔薄，脉弦或涩。

治法：化瘀理气调脂。

（1）冬青山楂茶

组成：毛冬青 25g，山楂 30g。

用法：水煎，每日分两次服用。

（2）桃仁粥

组成：桃仁 10~15g，粳米 30~60g。

用法：水煎，每日分两次服用。

（3）灵芝田七瘦肉汤

组成：猪瘦肉 250g，龙眼肉 15g，田七 6g，生姜 4 片。

用法：水煎，每日分两次服用。

（4）三鲜汤

组成：鲜山楂 60g，鲜白萝卜 100g，鲜橘皮 15g。

用法：水煎，每日分两次服用。

3. 肝肾不足

症状：头晕耳鸣，目眩口苦，腰酸肢软，足膝无力，须发早白，精神萎靡，行动迟钝，舌质淡红少苔，脉沉细而弱。

治法：滋肾养肝调脂。

（1）枸杞粥

组成：枸杞子30g，粳米100g。

用法：煮粥服用。

（2）杞精膏

组成：枸杞子、黄精各等份。

用法：加水，经小火多次煎熬，去渣浓缩后，加蜂蜜适量混匀，煎沸，待冷备用。

4. 气血虚弱

症状：头晕目眩，少气懒言，倦怠乏力，自汗，面色苍白或萎黄，唇甲色淡，心悸失眠，手足发麻，舌质淡，脉细无力。

治法：益气补血降脂。

（1）鸡血藤黄芪大枣汤

组成：鸡血藤30g，黄芪15g，大枣5枚。

用法：水煎，每日分两次服用。

（2）蓬蒿蛋白饮

组成：鲜蓬蒿（即茼蒿）250g，鸡蛋清3只，香油、精盐、味精适量。

用法：鲜蓬蒿洗净，放清水中煎煮，将要熟时加入鸡蛋清再煮片刻，加香油、精盐、味精适量即可。

第四节　医案精选

一、疏肝利胆法治疗高脂血症伴黄疸案

许某，男，37岁。2015年9月17日初诊。

主诉：发现血脂升高 5 年。

患者 2010 年因患胰腺炎发现血脂偏高，开始服用力平之，但仍偏高，最高时 TG8.0mmol/L。2015 年 9 月 16 日查 TG5.89mmol/L，TC7.73mmol/L，总胆红素 51.2μmol/L，直接胆红素 51.2μmol/L，间接胆红素 36.5μmol/L。

诊查：巩膜偏黄，自感无明显不适，寐可，二便调，纳可，舌红苔少，脉细涩。

辨证：肝胆湿热壅滞。

治法：疏肝利胆，清热化湿，活血化瘀。

处方：柴胡 10g，赤芍 12g，枳壳 12g，茵陈 24g，焦山栀 12g，制大黄（后下）5g，郁金 12g，虎杖 15g，生薏苡仁 30g，蒲公英 15g，生山楂 5g，绞股蓝 30g，决明子 20g，丹参 15g。七剂。

二诊：2015 年 9 月 24 日。目黄好转，体重减轻 2kg，二便调，舌红苔薄，脉细。治拟原法。

三诊：2015 年 10 月 8 日。药后半月（9 月 30 日）复查血脂，TC 减为 5.61mmol/L，TG 减为 3.39mmol/L，总胆红素减为 76.8μmol/L。

按语：患者以 TG 高为主，既往有胰腺炎以及溶血性黄疸病史，胆红素高，症见巩膜偏黄，舌红苔少，脉细涩。西药效不佳，辨证以肝胆湿热壅滞为主，柴胡、赤芍、枳壳、茵陈、郁金疏肝利胆，焦山栀、制大黄、虎杖、生薏苡仁、蒲公英清热化湿，配以生山楂、丹参、绞股蓝、决明子清热活血，同时具有降血脂作用。

二、疏肝和胃法治疗高脂血症合并肝功能损伤案

马某，女，50 岁。2016 年 2 月 14 日初诊。

主诉：体检发现血脂偏高一年余。

平素喜食海鲜、鱼虾，服用立普妥后出现肝功能异常，加服护肝片，于 2016 年 2 月 4 日复查血生化示总胆固醇 9.76mmol/L，甘油三酯 1.48mmol/L，低密度脂蛋白 5.63mmol/L，空腹血糖 7.27mmol/L。

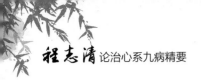

目前在服立普妥、护肝片。

诊查：胃脘不适，晨起头晕，手麻，性情急躁。大便日解一次，成形，夜寐欠佳，入睡困难，胃纳可，舌质红，苔薄白微腻，脉细。

辨证：肝郁气滞，脾胃升降失调，痰火扰心。

治法：疏肝清热，健脾化湿，清心安神。

处方：柴胡 10g，川黄连 3g，夏枯草 15g，郁金 12g，赤芍 12g，炒枳壳 12g，法半夏 9g，茯苓 15g，陈皮 9g，天麻（先煎）9g，生山楂 15g，炒决明子 15g，丹参 15g，夜交藤 30g，炒枣仁 15g，生牡蛎（先煎）30g，广木香 9g，垂盆草 30g。七剂。

枣仁安神胶囊配合治疗。

二诊：2016 年 2 月 24 日。证情稳定，仍夜寐欠安，舌红苔薄，脉细弦，治拟原法。上方去陈皮，加水飞蓟 15g，秫米 30g，绞股蓝 15g。七剂。

立普妥减半量。

三诊：2016 年 3 月 2 日。证情稳定，夜寐好转，舌红苔薄，脉细弦。继拟原法化裁。十四剂。

四诊：2016 年 3 月 16 日。复查总胆固醇下降至 5.05mmol/L，低密度脂蛋白下降至 2.02mmol/L，肝功能恢复正常。空腹血糖下降至 5.97mmol/L。性情急躁，夜寐较前正常。舌红苔薄，脉细弦。治拟原法。

五诊：2016 年 3 月 30 日。唇舌干燥，唇红，舌红苔薄，脉细弦。治拟疏肝清热，健脾助运。

处方：柴胡 10g，炒赤芍 12g，枳壳 12g，郁金 12g，丹参 15g，红景天 12g，绞股蓝 15g，决明子 25g，生地黄 15g，玄参 12g，珠儿参 9g，金银花 15g，垂盆草 30g，蒲公英 15g，虎杖 15g，夜交藤 30g。七剂。

血脂康 4 盒。

其后守原法坚持治疗，复查总胆固醇和低密度脂蛋白已近正常，一般情况尚可。

按语：患者以单纯性血脂升高为主，服调脂西药导致肝功能异常，伴见胃脘不适，晨起头晕，手麻，性情急躁，夜寐欠佳，入睡困难，胃纳可，舌质红，苔薄白微腻，脉细。证属肝郁气滞，脾胃失调。肝郁横逆乘脾犯胃，脾胃升降失调，痰湿运行不利，则胃脘不适，痰浊蒙蔽清窍，阻于肢体经络，则见头晕、手麻。肝郁气滞生痰化火，痰火扰心，则见入睡困难。舌红，苔薄略腻，脉细，均为肝郁脾湿、痰火郁于体内所致。故应治以疏肝清热，健脾化湿，清心安神。方中川黄连、夏枯草为我自拟连夏饮，专清心肝之火，宁心安神，配以丹参、夜交藤、炒枣仁、生牡蛎以增清心安神之力；柴胡、郁金、赤芍、炒枳壳疏肝清热，佐以二陈汤化湿健脾，木香、生山楂理气消积和胃，恢复脾胃升降之职，天麻、炒决明子等平肝清肝降脂，垂盆草清肝解毒，3个月后复查血脂下降，诸症悉减，遂减少降脂西药用量，继续服药巩固。

三、滋阴平肝法治疗高脂血症合并高血压案

程某，女，66岁。2015年5月16日初诊。

主诉：患有高脂血症5年，合并高血压病。

有高脂血症病史5年，于2015年4月29日查甘油三酯2.96mmol/L，总胆固醇6.02mmol/L，谷氨酰转肽酶153U/L。因服降脂西药引起肝功能异常，转求中医治疗。

诊查：血压控制不佳，血压高时面色潮红，伴寐差，畏寒，潮热，食后胃腹胀，纳可，小便偏多，每晚3~4次，乏力。舌暗红，苔薄，舌下络脉瘀紫，脉弦涩。

辨证：肝阳上亢，阴虚血瘀。

治法：平肝潜阳，滋阴活血。

处方：天麻（先煎）9g，钩藤（后下）15g，炒白术15g，生地黄15g，泽泻15g，茯苓15g，炒怀山药30g，炒丹皮12g，地骨皮

12g，杜仲15g，怀牛膝15g，红景天12g，郁金12g，丹参15g，降香9g，柴胡12g，炒赤芍12g，枳壳12g，垂盆草30g，水飞蓟15g。七剂。

二诊：上方服用至2015年7月23日。药后头晕头胀显减，人觉轻松，血压平稳，夜寐较前好转，唯胃脘不适，隐隐作痛，矢气便溏，舌红苔薄，脉细弦，舌下络脉瘀紫。

今日复查：谷氨酰转肽酶110U/L，总胆汁酸22.5μmol/L，TG2.35mmol/L，TC5.82mmol/L，HDL-C1.8mmol/L。

上方去生地黄、水飞蓟，加佛手9g，广金钱草20g，鸡内金12g。七剂。

三诊：2015年7月30日。血压已平稳，头晕头胀显减，唯肝内胆管多发性结石，肝功能不正常，左胁、胃脘隐痛，泛酸，大便带不消化物，舌红苔薄，脉细弦。治拟疏肝利胆和胃，软坚散结。

处方：柴胡10g，赤芍12g，枳壳12g，郁金12g，丹参15g，降香9g，川黄连3g，广木香9g，炮山甲粉（另包）1.5g，制延胡索15g，蒲公英15g，虎杖15g，鸡内金12g，川楝子9g，广金钱草30g，炒黄芩12g。七剂。

按语：该患者高血压合并高脂血症。初诊以血压高时面色潮红，伴寐差为主症，属于肝阳上亢、心神不宁所致；同时伴见食后胃腹胀及畏寒，夜尿多等肾气内虚之症，故初诊予平肝潜阳、滋阴活血为主。因患者服调节血脂类药物易引起肝功能异常，故予柴胡、垂盆草、水飞蓟等疏肝清热降酶。上方连续服用两个月后来我处复诊，诉头晕头胀显减，人觉轻松，血压平稳，夜寐较前好转，肝功能复查已有好转。现代药理实验证明，垂盆草苷具有较好的降低谷丙转氨酶的活性，对肝细胞具有保护作用。水飞蓟素可以对多种肝毒性物质造成的肝损伤起保护作用，同时具有调整和促进脂蛋白代谢的作用，降低高血脂大鼠肝脏和血浆中的胆固醇水平。三诊以肝胆气滞、脾虚失调证为主，遂以疏肝利胆、健脾和胃以调理气机升降收功。

四、疏利肝胆、清心化痰法治疗高脂血症合并高血压脑梗案

虞某，女，65岁。2015年7月17日初诊。

主诉：心下痞闷半年。

患者有高脂血症，甘油三酯3.9mmol/L，总胆固醇正常，有高血压、腔隙性脑梗病史。心下痞闷，多走路则益甚，左侧偏头痛，失眠，不易入睡，口苦。舌红苔黄腻，脉细滑。

辨证：肝胆气滞，生痰化火，痰火扰心，瘀阻脑络。

治法：疏肝利胆，清心涤痰，活血通络。

处方：柴胡10g，赤芍12g，炒枳壳12g，当归10g，川芎10g，法半夏9g，川黄连3g，夏枯草15g，黄芩15g，郁金12g，丹参15g，石菖蒲12g，炙远志9g，生牡蛎（先煎）30g，川厚朴12g，怀牛膝15g，夜交藤30g，淡竹叶15g。十四剂。

另服丹参片5盒。

二诊：2015年8月7日。药后偏头痛显减，夜寐好转，唯上楼梯时出现心下憋闷。舌红，苔薄黄根腻，脉细，再拟原法。

7月17日方加瓜蒌皮12g，红景天12g。十四剂。

三诊：2015年10月9日。患者复查血脂下降，TG由3.9mmol/L降至2.9mmol/L，胸闷显减，唯耳后有时疼痛，胃脘胀满，口苦而干，失眠，不易入睡，舌红，苔黄根腻，脉细弦。治拟疏肝利胆，清热和胃。

处方：柴胡12g，郁金12g，法半夏9g，黄芩12g，川黄连3g，炒枳壳12g，赤芍12g，广木香9g，炒决明子15g，夏枯草15g，怀牛膝15g，丹参15g，瓜蒌皮12g，薤白9g，红景天12g，夜交藤30g，降香9g，焦六神曲9g。十四剂。

按语：肝胆失疏、气机壅滞而见心下痞闷；瘀阻脑络，而见偏头痛，气郁化火，热扰心神，故而失眠，不易入睡。治拟疏肝清热，清心涤痰，活血通络。方中柴胡、黄芩、夏枯草、郁金疏肝清热，法半

夏、川厚朴、炒枳壳、石菖蒲行气化痰；川黄连、夏枯草为连夏饮，清心肝之火以安神，配以炙远志、生牡蛎、夜交藤、淡竹叶以增清心安神之力；赤芍、当归、川芎、怀牛膝、丹参活血通络。

五、益肾养肝法治疗高脂血症合并心律失常案

翁某，女，56岁。2016年7月9日初诊。

主诉：发现血脂升高5年，心律失常（房早）30年。

脱发、白发，腰酸，牵及两髂脊，怕冷，易头汗出，眼睑胀，胸闷不适，善饥，反酸，大便偏干，小便如常，睡眠无殊。舌红苔薄，脉弦细。

辨证：肝肾亏虚，肝郁脾虚。

治法：益肾养肝，疏肝健脾。

处方：生地黄15g，山药30g，丹皮10g，茯苓15g，泽泻15g，山萸肉12g，枸杞子15g，甘菊10g，柴胡10g，赤芍12g，枳壳12g，郁金12g，红景天12g，绞股蓝15g，决明子15g，川黄连3g，淡吴茱萸1g，蒲公英15g。七剂。

二诊：2016年7月16日。患者仍感胸闷，腰酸，畏寒，易头汗出，上眼睑胀，舌淡红，苔白润，舌下络瘀紫，脉弦。治拟原法加减。

7月9日方，去蒲公英，加瓜蒌皮12g，薤白9g，川芎9g。七剂。

三诊：2016年7月23日。患者胸闷，腰酸缓解，上眼睑胀减轻。拟原法继服。

四诊：2016年8月13日。复查血脂，TC由6.31mmol/L下降至4.36mmol/L，TG由3.04mmol/L降到2.38mmol/L，LDL-C由3.95mmol/L下降至2.38mmol/L。胸闷、腰酸明显好转，带下清稀，潮热未已，舌红苔薄，脉细弦滑。再拟疏肝健脾，益肾养肝。

处方：柴胡10g，茯苓15g，炒白术15g，当归10g，炒白芍12g，山药30g，泽泻15g，瓜蒌皮12g，薤白9g，丹参15g，降香9g，红景

天 12g, 片姜黄 15g, 生地黄 15g, 地骨皮 12g, 枸杞子 15g, 绞股蓝 15g, 炒决明子 15g。七剂。

按语: 该患者冠心病心律失常伴血脂升高 5 年。因服用西药降脂有肝损现象, 遂求中医诊治。初诊见脱发、白发, 腰酸, 牵及两髂脊等肝肾亏虚之症, 以及眼睑胀、胸闷不适、畏寒、怕冷, 头汗出等, 属肝郁脾虚, 痰浊瘀血痹阻心阳之证, 肝郁火旺则善饥、反酸、大便偏干。故初诊以杞菊地黄丸益肾养肝, 逍遥散疏肝健脾, 瓜蒌、薤白涤痰化瘀。二诊肝郁脾虚症状明显, 治以疏肝健脾为主, 兼以益肾养肝。

第三章

冠状动脉粥样硬化性心脏病

扶正不离阴阳气血，
祛邪不忘涤痰化瘀。

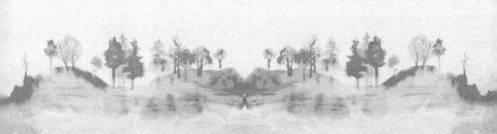

冠状动脉粥样硬化性心脏病，简称冠心病（CHD），是在冠状动脉粥样硬化基础上，心肌相对或绝对缺血缺氧等引起的一系列组织病理和功能损害。主要表现为胸骨后或心前区疼痛，常放射至左臂内侧或咽喉、颈项，兼见胸闷、呼吸不畅、汗出等症。多由劳累、饱餐、寒冷及情绪激动而诱发，亦可无明显诱因或安静时发病。

冠心病相当于中医学"胸痹""心痛"范畴。"心痛"病名最早见于马王堆汉墓出土的《五十二病方》。"胸痹"病名最早见于《内经》，对本病的病因、一般症状及真心痛的表现均有记载。《素问·脏气法时论》："心病者，胸中痛，胁支满，胁下痛，膺背肩胛间痛，两臂内痛。"《灵枢·厥病》："真心痛，手足青至节，心痛甚，旦发夕死，夕发旦死。"《金匮要略·胸痹心痛短气病脉证治》认为心痛是胸痹的表现，"胸痹缓急"，即心痛时发时缓为其特点，其病机以阳微阴弦为主，以辛温通阳或温补阳气为治疗大法，代表方剂如瓜蒌薤白半夏汤、瓜蒌薤白白酒汤及人参汤等。汉代张仲景在《金匮要略》中首创胸痹辨证论治，提出胸痹病的纲脉："夫脉当取太过不及，阳微阴弦，即胸痹而痛，所以然者，责其极虚也。今阳虚知在上焦，所以胸痹、心痛者，以其阴弦故也。"至隋·巢元方所撰《诸病源候论》，认为胸痹病因为"风冷邪气乘于心也"。宋金元时期李东垣《医学发明》："通则不痛，痛则不通。"张元素《医学启源》："心虚则恐悸多惊，忧思不乐，胸腹中苦痛。"明清时代，一些医家认为胸中为清阳所居之位，清阳被浊扰，升降失常则引发胸痹心痛。

现代医学中，冠心病分为慢性稳定性冠心病、急性冠脉综合征

（ACS）。其中前者包括慢性稳定性劳累型心绞痛，也包括既往有冠心病、休息时发生心绞痛但经治疗后症状消失、需定期随访的稳定型患者（包括低危不稳定性心绞痛、变异型心绞痛、微血管性心绞痛），以及可疑的无症状缺血性心脏病患者。而 ACS 患者中，包括非 ST 段抬高型心肌梗死（NSTEAMI）和 ST 段抬高型心肌梗死（STEAMI）。前者应根据患者心绞痛的症状、体征、心电图变化和心肌损伤标志物进行危险分级，并根据危险分级选择药物治疗和冠状动脉血运重建策略，缓解心肌缺血症状，降低并发症和死亡率。而对于后者，应尽早开通血管，行球囊扩张术或溶栓治疗或经皮冠状动脉介入治疗（PCI）术。

冠状动脉内支架植入术（CASI）是在球囊扩张术的基础上发展起来的一项技术，目前已成为冠心病介入治疗的主要手段之一。经 CASI 治疗后，虽然能使局部血脉瘀消络通，临床症状缓解，但是由于脏腑虚损的本质并未解决，痰瘀等病理产物难免随着脏腑气化功能的逐渐衰退而不断产生，加上手术中血脉受到机械损伤，导致冠脉术后再狭窄的发生率甚高。仍会有心慌、心悸、胸闷、胸痛等不适，仍属"胸痹""心痛"范畴。本节论述包括现代医学中的慢性稳定性冠心病及部分急性冠脉综合征中的非 ST 段抬高型心肌梗死患者。

第一节　病因病机

冠心病多为本虚标实之候，本虚多为心、脾、肝、肾亏虚，标实多为痰瘀、寒凝、气滞。尽管冠心病的病位在心，但仍与其他四脏功能，如肺之治节、肝之疏泄、脾之运化、肾之温煦密切相关。诸脏之虚，皆可累及心与血脉，使心阳不足、络脉受损，而致胸痹心痛。如《难经·六十难》关于"其五脏气相干，名厥心痛"之说深刻地阐明了胸痹的发病关键。《灵枢·厥病》所载肝心痛、肾心痛、肺心痛、

脾心痛等病名，精确地反映出心痛证虽然病位在心，但往往由于其他
脏腑功能失调，故临证时常依据脏腑相关理论，通过调整其他脏腑功
能而达到治疗目的。同时，脏气亏虚，气化功能失调，则气血津液失
于正常的运行，可停积为痰为瘀；如痰浊内生，久则上犯于胸，可致
胸阳痹阻而为胸痹。尤在泾《金匮要略心典》认为"阳痹之处，必
有痰浊阻其间耳"。瘀血内停，阻滞脉络，心脉不通，则可成为胸痹
心痛的直接原因，正如《素问·痹论》所云："心痹者，脉不通。"
可见痰浊与瘀血是构成冠心病的两个重要致病因素。

一、饮食失节，烟酒失度，痰瘀内阻

恣食肥甘厚味或经常饥饱失常，以及烟酒等火毒炽盛之品，日久
损伤脾胃，运化失司，酿湿生痰，上犯心胸，清阳不展，气机不畅，
心脉痹阻，遂成本病；或痰郁化火，火热又可炼液为痰，灼血为瘀，
痰瘀交阻，痹阻心脉而成心痛。

二、情志失调，气滞脉阻

忧思伤脾，脾虚气结，运化失司，津液输布不行，聚而为痰，痰
阻气机，气血运行不畅；或郁怒伤肝，肝之疏泄功能失调，肝郁气
滞，郁久化火，灼津成痰，气滞痰浊痹阻心脉，而成胸痹。沈金鳌
《杂病源流犀烛·心病源流》认为"七情除喜之气能散外，余皆足令
心气郁结而为痛也"。由于肝气通于心气，肝气滞则心气涩，所以情
绪失调是引发本病的常见原因。

三、年老久病，肾之气化失常

年老体虚或久病及肾，肾气内衰。肾阳虚则不能鼓动五脏之阳，
引起心气不足或心阳不振，则气血运行滞涩不畅，发为心痛，若阳虚
气化失司，水液内停可伴见面浮下肢水肿；若肾阴虚，则不能滋养五
脏之阴，阴亏火旺，灼津为痰，痰热上犯于心，心脉痹阻，则为心痛

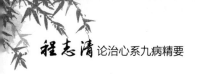

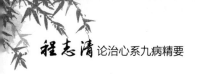

失眠。

　　本病病位在心，涉及五脏。本虚标实，虚实错杂，本虚主要有心气虚、心阳虚、心阴虚、心血虚，若阴损及阳，阳损及阴，又可表现为气阴两虚、气血两亏、阴阳两虚，甚至阳微阴竭；标实为气滞、寒凝、痰浊、血瘀，且又可相互为病，如气滞血瘀、寒凝气滞、痰瘀交阻等。

第二节　辨治特点

一、中医辨证分型

　　根据中华中医药学会发布的《胸痹心痛中医诊疗指南》将胸痹心痛病分为实证：痰阻心脉证、气滞心胸证、心血瘀阻证、寒凝心脉证；虚证：心气亏虚证、心阴不足证、心肾阳虚证。

1. 痰阻心脉证

　　胸闷重而心痛轻，伴有身重困倦，脘痞纳呆，口黏恶心，咯吐痰涎，苔白腻或白滑，脉滑。

2. 气滞心胸证

　　胸痛时作，痛无定处，时欲太息，情志抑郁可诱发或加重，或兼有脘腹胀闷，得嗳气或矢气则舒，苔薄或薄腻，脉弦。

3. 心血瘀阻证

　　心胸疼痛，心痛如刺，痛处固定，入夜尤甚，唇舌紫黯，舌有瘀斑，苔薄，脉涩或结代。

4. 寒凝心脉证

　　心痛彻背，背痛彻心，感寒痛甚，形寒肢冷，面色苍白，苔薄白，脉沉紧。

5. 心气亏虚证

心胸隐痛，气短心悸，动则益甚，神疲懒言，舌质淡，苔薄白，脉细弱。

6. 心阴不足证

心胸隐痛，五心烦热，心悸怔忡，头晕耳鸣，口燥咽干，舌红少津，苔少或花剥，脉细数。

7. 心肾阳虚

胸闷心痛，心悸怔忡，神倦怯寒，面色㿠白，四肢不温，舌质淡胖，苔薄白，脉沉细迟。

二、辨治思路

（一）辨痛与不痛

胸痹一病，多表现为"胸背痛""短气"等症，需常规排除脾胃、肝胆、肺等相关疾病，即便明确是心病，也须进一步排除其他非冠脉病变所致的胸痛。因此首诊或病情有明显变化的患者，在详细四诊的基础上，应配合心电图、心肌损伤标记物、心脏血管CT造影，以及心超等辅助检查手段，以获得更多客观诊断依据。如遇"真心痛"，不能排除急性心梗者，需尽快排查心肌酶谱、肌钙蛋白或行冠脉造影术以明确诊断，进行溶栓或行球囊扩张术、冠脉支架术等相应处理。

一般来讲，痛时有规律，持续时间不长，闷痛感觉不甚者病较轻；发作较前频繁，诱因等规律失常，持续不解者重。①闷重而痛，若闷重痛轻而无定处，兼胸胁胀痛者多属气滞；若多唾涎沫，阴天易作，苔腻者属痰浊为患。②心前区刺痛，痛如针刺，固定不移，或伴有舌下脉络瘀紫，舌色青紫而黯、瘀斑，多为瘀血内阻。③心前区绞痛，疼痛如绞，遇寒易发或加重，多伴畏寒肢冷，为寒凝血脉所致。

如若胸痹症状不明显，多处于缓解期，需调治本虚。本虚可为气虚、阳虚、阴虚、血虚等，且可阴损及阳，阳损及阴，而表现出阴阳两虚、气阴两虚等证候。在调治本虚基础上，不可忘兼治血瘀、痰浊、肝郁、寒邪等，以补为主，通补兼用。

（二）辨气血

冠心病心绞痛病本多虚，涉及气血阴阳不足。叶天士云："夫痛则不通，通字须究气血阴阳，便是诊看要旨矣……络虚则痛。"在缓解期患者胸痛症状少发或不明显，而机体虚损证候常常显现，责之心之气血阴阳不足，其中气虚尤为关键，体现出气生血、行血、统血的气血一体理论。

如见胸脘痞、闷、胀、憋气，七情不遂常加剧病情，舌质暗，苔薄白，脉弦多为气滞。如有气短乏力，不耐劳作，倦息嗜卧，常自汗出，易受风寒，舌质淡，脉沉细无力，则为气虚。若心气虚为主，兼心悸不宁；肺气虚者，呼吸气短不足以息；脾气虚者，纳谷不馨、食入难化；肾气虚者，动则气喘，夜尿频频。若至气阴两虚证，除有气虚象外，更见口舌干燥，或舌红少津，脉虚数无力，或时觉烦热。

心胸反复发作绞榨性疼痛，痛有定处，舌质暗红或紫滞，舌下脉络瘀紫，脉多涩或结代，即为血瘀。

（三）辨痰之寒热

"气主煦之"，气不足则寒，而血遇寒则凝，脉道滞涩不通，不通而痛。心胸冷痛尤甚，遇寒而发，常肢冷畏寒，脉多弦紧，舌白滑多津，舌质青紫，多为寒凝。胸脘胀闷憋气，舌苔厚腻，常兼有呕恶、痰涎及背心冷，肢体麻木等多为有痰，寒痰者舌苔白滑腻多津，热痰者舌苔黄厚腻少津，痰盛者喉中常有痰鸣，喘息者多为痰浊。

（四）辨虚实

王清任云："元气既虚，必不能达于血管，血管无气，血液在血管中运行势必迟缓乃至瘀阻。"心阳虚者常心悸，但欲寐，畏寒肢冷，精神倦怠，舌质青紫或胖嫩有津、边有齿痕，脉沉迟弱。心阴虚为主者兼见心悸健忘，少寐多梦，心神不宁；肝肾阴虚为主者兼见头昏头胀，目眩，腰膝酸软，耳鸣。阴虚阳亢者，除阴血虚见症外，尚有肝阳上亢或心火上炎之象者，表现为咽干夜渴，时时面赤烘热，眩晕头痛，肢体阵麻，舌质红，脉弦或弦细数。心火旺盛则兼见烦躁不得眠，肝火旺者兼见烦躁易怒，情激不宁，常合并血压升高。

三、治则治法

（一）治则

1. 急则治标，缓则治本

本病本虚标实，虚实夹杂，发作期以标实为主，标实以气滞、寒凝、痰浊、瘀血多见，且又可相互为病，如气滞血瘀、寒凝气滞、痰瘀交阻等，多以胸闷胸痛为主症，其治当以涤痰化瘀、宽胸舒痹为主。

（1）在胸痹心痛，尤其是真心痛，一旦发现脱证之先兆，如疼痛剧烈，持续不解，四肢厥冷，自汗淋漓，神萎或烦躁，气短喘促，脉或速，或迟，或结，或代，或脉微欲绝等必须尽早中西医结合救治。

（2）缓解期以本虚为主，主要有心、脾、肾之气血阴阳亏虚，其治应遵"虚则补之、实则泻之"原则，补其不足，泻其有余，标本兼顾。针对气滞、寒凝、痰浊、血瘀的轻重缓急，分别予以理气、温通、化痰、活血，其中尤重疏肝理气，使气机升降出入畅达无阻，三焦气化正常，气血津液运行通利，则痰瘀得以消解。本虚宜补，权衡心之气血阴阳之不足，有无兼见肝、脾、肾脏之亏虚，调阴阳补气血，调整脏腑之偏衰，尤应重视补心气、温心阳。补虚与祛邪的目的都在于使心脉气血流通，通则不痛，故活血通络法在不同的证型中可视病情，随证配合。

（3）冠状动脉内支架植入术后，脉络受损，元气大伤。若饮食失节，劳逸不当，情志不遂，寒温失调，失治误治等均可致脏腑功能失调，以致胸阳不振，痰浊内生，痰瘀痹阻心脉，导致支架术后再狭窄。临床表现可见心绞痛再次发作，出现心胸闷痛，舌暗或脉涩的心脉瘀阻征象；因此，气滞血瘀与心脉闭阻是冠脉术后再狭窄的主要病理机转，活血化瘀是冠脉术后再狭窄的主要治疗大法。也有部分支架术后患者未出现相关症状，此时应以预防冠脉支架再狭窄，改善患者生活质量为目的。在辨治时注意本虚的治疗，从整体上调理阴阳平衡，改善脏腑功能。根据病证以益气养阴、疏肝解郁、理气活血、温阳化痰为主，结合患者的具体临床情况进行随症化裁。

2. 扶正不离气血阴阳，祛邪不忘涤痰活血

胸痹心痛患者大多为中老年，常见脏器虚损。故治疗应以扶正培本为主，恢复脏腑阴阳气血的平衡，逐步消除冠心病的内在病因，以巩固疗效。无论是正虚导致的痰凝瘀血，或是外邪、情志诱发的胸痛，都通过疏肝理气、调和气血、活血化瘀、涤痰通脉等配合温通药物，促进大小血管及微循环障碍的恢复，达到血管新生，疏通冠脉血管的目的。

3. 疏理气机，肝气通则心气和

胸痹病虽在心，然母子相连，肝气往往不得疏泄，肝郁气滞则会进一步阻碍"心主血脉"，最终形成恶性循环。明代《薛氏医案》云："凡心脏得病，必先调其肝。肝气通则心气和，肝气滞则心气乏。"临证时发现该类人群常伴随抑郁或（和）焦虑，在接诊患者时，我必先进行心理疏导，然后才遣方用药，并将疏肝解郁作为中医治疗冠心病的重要方法，强调"疏肝气，通胸阳"。处方用药之时，多加用疏肝理气之品，如柴胡、赤芍、炒枳壳，取"四逆散"之意，并将枳实换作枳壳，因枳壳性缓而治高，高者主气，治在胸膈，而枳实性速而治下，下者主血，治在心腹。若肝阳上亢，则加用天麻、钩藤、石决明及珍珠母之类镇潜肝阳；若肝阳化火，则多配以黄芩、夏

枯草清泻肝火，川牛膝、茺蔚子引火下行。

（二）治法

冠心病的发病与人体气机升降失调、脏腑气化失司、痰瘀互结等病理因素密切相关，治疗的着眼点是恢复五脏的气化功能，使气血津液运行趋归正常。

常用治法：益气、养阴、涤痰、活血、化瘀、理气、温阳等法。

常用药物：益气多用生晒参、黄芪等；养阴多选麦冬、生地黄等；涤痰多用瓜蒌、薤白、法半夏、胆南星、川贝等；活血选用丹参、赤芍、降香、郁金、当归、川芎等；化瘀多选红花、桃仁、全蝎、蒲黄、五灵脂等；理气多用柴胡、炒枳壳、檀香等；温阳选用桂枝、淡附片、干姜等。

常用方剂：黄芪生脉饮、补阳还五汤、血府逐瘀汤、瓜蒌薤白桂枝汤、瓜蒌薤白半夏汤、黄芪防己汤、真武汤、苓桂术甘汤、黄连温胆汤、柴胡疏肝散等加减。

临床病例多为虚实错杂，治疗时需综合考虑，虚实兼顾。针对冠心病痰瘀痹阻心脉的主要病机，从气化理论分析痰瘀形成的病机，追本溯源，在辨治时，根据脏腑在气化中的作用制定出合理的治则，灵活运用相应的方药辨治，才能收效显著。

1. 益气活血，化瘀通络法

适用证型：心气亏虚证。

症状：心气虚是冠心病的发病基础，心主血脉，心气虚则无力推动血运，以致血行缓慢，甚则瘀滞，发为本病。其证候特点是胸闷气短，心悸胸痛，自汗乏力，舌质淡或暗，苔薄白润，脉沉细或结代。兼肺气虚者，可见体虚易感，喘咳声低；兼脾气虚者，可见食少便溏，浮肿；兼肾气虚者，可见腰膝酸软等。

方剂：自拟方陆氏舒心宝化裁。

2. 益气生脉，回阳救逆法

适用证型：心阳虚衰证。

症状：本型多属危候，常见于严重心绞痛、心律失常、心肌梗死、休克与心衰患者。多因心阳虚衰，鼓动无力，血行瘀滞而致心脉不通，心阳失煦。临床可见心前区剧痛，频频发作，伴胸闷气短、面色苍白或发青，汗出神疲，形寒肢冷，舌淡或紫暗，苔白滑，脉微弱或沉迟或结代。

方剂：麝香保心丸合四逆汤化裁，药用熟附子、干姜、肉桂、人参、细辛等，并据情加入丹参、红景天、川芎等活血化瘀之品。

3. 滋阴清热，养心安神法

适用证型：心阴不足证。

症状：冠心病阴虚证多因素体阴虚，心火无制，耗灼心阴。常见症状为心悸心烦，胸中灼痛，手足心热，失眠，盗汗，舌质红或绛，少苔，脉细数。兼肝阴不足者，伴有眩晕头痛，心烦易怒，脉弦细；兼肾阴不足者，伴有腰酸腿软，耳鸣耳聋，脉细数尺弱等。

方剂：天王补心丹加减。兼肝肾虚者合一贯煎化裁。倘阴竭阳越，上扰神明，面赤烦热，突然昏迷，气息奄奄，血压骤降，脉微细数者，则应以摄纳真阴，固护元气为急务，可用三甲复脉汤或大剂参麦注射液静脉滴注。

4. 宣痹通阳，涤痰化浊

适用证型：痰阻心脉证。

症状：本证多为上焦胸阳不振，心肺阳气不足，脾胃升降失常，津液布化失司而致痰浊内生，闭阻胸中，停伏心脉为患。症见胸脘痞满，心前区闷痛，眼睑虚浮，头晕，心悸气短，恶心纳呆，腹胀，倦怠乏力。甚者喘咳痰黏，舌质淡或紫暗，舌苔白腻，脉沉滑或滑数。尤以肥胖痰湿体质多见。

方剂：瓜蒌薤白半夏汤（瓜蒌、薤白、半夏、白酒）加减。胸闷痛甚者加石菖蒲、郁金、延胡索、川芎、枳壳、陈皮。若见痰热壅盛者可用小陷胸汤。湿浊中阻者可加白豆蔻、苍术、炒薏苡仁、厚朴、茯苓利湿化浊。瘀血重者，加丹参、降香以行气化瘀，瘀血重且胸痛不适者，加用三七、延胡索、毛冬青及鬼见羽等活血化瘀。治疗时，常配红景天健脾宣肺以舒展胸阳。

5. 温经散寒，缓急止痛法

适用证型：寒凝心脉证。

症状：心阳亏虚，阴寒内生，或心气内虚，又外感阴寒之邪，寒主收引，脉络拘急，血液凝瘀，心脉涩而不行，发为本证。症见胸中拘急而痛，遇寒加重或诱发，心悸气短，唇舌青紫，畏寒肢冷，或兼咳喘、水肿等症，苔白滑，脉沉紧或沉细。是自发性心绞痛和恶化型劳累性心绞痛的主要证型，疼痛较剧，常需应用硝酸甘油，易演变为心肌梗死。

方剂：当归四逆汤合乌头赤石脂丸。当归四逆汤中桂枝、细辛以温阳散寒止痛，当归、芍药伍甘草以养血活血，缓急止痛。方中木通苦寒，有碍温通，可弃之不用。取《金匮》乌头赤石脂丸中"乌头、附子、椒、姜振阳气，逐寒邪，赤石脂安心气"（《王旭高医书六种》）。笔者临证多用附子代乌头，细辛代花椒，加干姜、生甘草、桂枝、当归、芍药、庆余救心丸，多能取效。若见咳喘水肿者加薏苡仁，取《金匮》薏苡附子散方义。

6. 疏肝行气，活血舒痹

适用证型：气滞心胸、心血瘀阻证。

症状：肝郁气滞，血行不畅，瘀阻心脉是本证的主要病理机制。临床表现气滞明显者，症见胸中胀痛或胀闷憋气，两胁胀满或疼痛，常因情志因素而加重，苔白，脉弦；血瘀偏重者，胸中刺痛或痛掣肩背，痛处固定，舌质青紫，或有瘀点瘀斑，脉弦涩滞或结代。

方剂：柴胡疏肝散合丹参饮加减。血瘀偏重的，用血府逐瘀汤合失笑散（当归、生地黄、桃仁、红花、赤芍、枳壳、柴胡、牛膝、桔梗、五灵脂、生蒲黄）化裁。

7. 益气养阴，涤痰化瘀法

适用证型：气阴两虚、痰瘀互结证。

症状：患者常有不同程度的胸闷、胸中不适，甚至胸痛、心悸、心慌，可伴气急、自汗、倦怠无力，气候变化、劳累、情绪不稳定时可诱发或加剧。舌淡或淡红，苔白腻或黄腻，舌下静脉瘀紫。脉沉细，沉弦或结代。

方剂：生脉饮合瓜蒌薤白半夏汤加减。

8. 温阳利水，宽胸舒痹

适用证型：心肾阳虚、水饮上犯证。

症状：患者表现为胸闷、气急加重，甚至不能平卧，心悸心慌，倦怠乏力，畏寒怕冷，尿少肢肿，重则一身悉肿，舌淡胖，脉沉细或滑。"久病及肾""肾主水"，此证一般为本病发展到后期的表现。现代医学的右心衰多属本证型。

方剂：真武汤合黄芪防己汤化裁。咳逆上气可加葶苈大枣泻肺汤、沉香曲纳气平喘和胃。详见心力衰竭篇。待水肿消退，改金匮肾气丸合丹参饮温肾化气、活血舒痹以固根本。

第三节　方药心悟

一、经典方

（一）黄芪生脉饮

【出处】元代名医李东垣《内外伤辨惑论》生脉散变化而来。

【组成】黄芪 15g，太子参 9g，麦冬 9g，五味子 6g。

【功能】益气滋阴，养心补肺。

【辨证要点】冠心病气阴两虚，心悸气短。以胸痛隐隐，气短，乏力，汗出为主。

【临床心悟】本方黄芪甘温，补气固表；太子参甘微寒，补心阴振元气，益气复脉安神。麦冬甘寒，具有滋阴益精、养阴益气、清心除烦的功效，为臣。五味子酸温，敛肺止汗，生津止渴，兼敛耗散之气，收先天天癸之原。人过四十阴气自半，人体的气阴在中年后逐渐走衰，气血运行不畅，不荣则痛而发病。可见胸痛隐隐，气短，乏力，汗出，兼有神疲头晕，口干，失眠多梦，颧红，头晕耳鸣，五心烦热，舌淡苔薄少津，脉细数或沉细等。太子参、麦冬、五味子三药相合，补、清、敛相得，而收益气、清热、敛阴之效。现代药理研究表明，生脉饮有显著扩张冠状动脉、增加冠状动脉血流量的作用。

（二）庆余救心丸（神香苏合丸）

【组成】人工麝香 50g，冰片 50g，水牛角浓缩粉 500g，乳香（制）100g，安息香 100g，白术 200g，香附 200g，木香 200g，沉香 200g，丁香 200g，苏合香 200g。碎成细末，混匀，每 1700g 粉末加入淀粉 13.4g，混匀，制微丸。

【功能】温通宣痹，行气化浊。

【辨证要点】用于胸闷、气憋、心绞痛以及气厥、心腹疼痛等症。以心前区疼痛、固定不移为要点。

【临床心悟】庆余救心丸具有芳香温通、益气强心之效，可直接解除冠脉痉挛，增加冠脉内径和改善冠脉血流。方中麝香、苏合香芳香辛散，温通化浊，宣痹止痛，共为君药；冰片化浊醒神，木香、香附、沉香行气止痛，共为臣药；安息香、乳香活血化瘀，助君药温通止痛；水牛角浓缩粉凉血解毒，白术补益脾气，防辛香太过，耗伤正气；丁香降逆和中，共为佐使。诸药合用，共奏温通宣痹、行气化浊之功。

（三）四逆汤

【出处】《伤寒论》。

【组成】炙甘草6g，干姜6g，附子（生用，去皮，破八片）15g。

【功能】温中祛寒，回阳救逆。

【辨证要点】四肢厥逆，神疲欲寐，呕吐不渴，腹痛下利，舌苔白滑，脉沉微细。

【临床心悟】本方是张仲景治疗心肾阳衰寒厥证的代表方剂，可用于阳虚欲脱，冷汗自出，四肢厥逆，下利清谷，脉微欲绝。对于感寒猝然发生的心痛、心悸、形寒肢冷、阴寒内盛、阳气不振、舌质青紫、舌苔发白、脉象较为沉迟且弦紧的寒凝心脉型的冠心病患者，有较好疗效。《本经疏证》："附子以走下，干姜以守中，有姜无附，难收斩将夺旗之功，有附无姜，难取坚壁不动之效。"附、姜同用，可温壮脾肾之阳，祛寒救逆。以炙甘草为佐，调和诸药，以制约附、姜大辛大热，劫伤阴液之弊。此外甘草配干姜又可温健脾阳。脾肾之阳得补，先后天相互资助，以建回阳救逆之功。

（四）瓜蒌薤白半夏汤

【出处】《金匮要略》。

【组成】瓜蒌实（捣）24g，薤白9g，半夏12g，白酒适量。

【功能】行气解郁，通阳散结，祛痰宽胸。

【辨证要点】胸痛彻背，感寒则痛甚，短气，或有痰多黏而白，舌质紫暗或有暗点，苔白或腻，脉迟。

【临床心悟】本方以瓜蒌清热化痰、宽胸通阳，黄连清热泻火，半夏降逆祛痰。可加胆南星、黄芩以增清热祛痰之力。湿浊中阻者可加白豆蔻、苍术、薏苡仁、厚朴、茯苓利湿化浊。胸闷痛甚者加石菖蒲、郁金、延胡索、川芎、枳壳；若见痰热壅盛者可用小陷胸汤。瘀血重者，加丹参、降香以行气化瘀，瘀血重且胸痛不适者，加用三七、延胡索、毛冬青等活血化瘀。

（五）瓜蒌薤白白酒汤

【出处】《金匮要略》。

【组成】瓜蒌实（捣）24g，薤白 12g，白酒适量。

【功能】通阳散结，行气祛痰。

【辨证要点】胸闷，胸背痛，短气或喘息者。

【临床心悟】方中瓜蒌实为君，理气宽胸、涤痰散结；薤白为臣，通阳散结，行气止痛。瓜蒌实配伍薤白，既祛痰结，又通阳气，相辅相成，为治疗胸痹的常用对药。佐以白酒，辛散温通，行气活血，既轻扬上行而助药势，又可加强薤白行气通阳之力。《王旭高医书六种·退思集类方歌注》："薤白滑利通阳，瓜蒌润下通阴，佐以白酒熟谷之气，上行药性，助其通经活络，而痹自开。胸中阳也，而反痹，则阳不用矣。阳不用则气上下不相顺接，其津液必凝滞而为痰，故喘息咳唾，胸背痛，短气等证见矣，脉紧沉迟为阳虚之验，故主以通阳。"瓜蒌，分为瓜蒌皮、瓜蒌仁，或者全瓜蒌，要根据具体情况选用。一般情况下用瓜蒌皮，瓜蒌仁偏寒滑肠，不利于病情。但如果大便黏腻、干结就可以用瓜蒌仁或全瓜蒌。

（六）当归四逆汤

【出处】《伤寒论》。

【组成】当归、桂枝（去皮）、芍药各 9g，细辛 3g，炙甘草、通草各 6g，大枣（擘）8 枚。

【功能】温经散寒，养血通脉。

【辨证要点】手足厥冷，或肢体关节疼痛，舌淡苔白，脉沉细。

【临床心悟】本方主治寒凝心脉型冠心病，气血不足，血液不能行达四肢末端，则手足厥逆，脉细欲绝。方中当归甘温，养血和血，既补营血之虚，又行血脉之滞；桂枝辛温，温经散寒，温通血脉，共为君药。芍药养血和营，助当归补血充脉；细辛温经散寒，助桂枝温通行血，共为臣药。通草（为现代之木通）通经脉，以畅血行；炙甘草、大枣健脾益气，以资生血之源，共为佐使药。可用于寒凝心脉之冠心病患者。其中桂枝、甘草合为桂枝甘草汤，用以辛甘化阳。芍

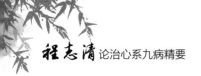

药、甘草合用，缓急止痛。当归、大枣合芍药甘草汤可养血柔筋。本方主要补血和通滞，补中有通，通中有补。对于冠心病中手足厥冷、脉细欲绝者尤为适用。

（七）血府逐瘀汤

【出处】《医林改错》。

【组成】桃仁 12g，红花、当归、生地黄、牛膝各 9g，川芎、桔梗各 4.5g，赤芍、枳壳、甘草各 6g，柴胡 3g。

【功能】活血化瘀，行气止痛。

【辨证要点】胸痛，头痛，痛有定处，舌暗红或有瘀斑，脉涩或弦紧。

【临床心悟】方中桃仁破血行滞而润燥，红花活血祛瘀以止痛，为君药。赤芍、川芎助君药活血祛瘀；牛膝活血通经，祛瘀止痛，引血下行，共为臣药。生地黄、当归养血益阴，清热活血；桔梗、枳壳，一升一降，宽胸行气；柴胡疏肝解郁，升达清阳，与桔梗、枳壳同用，尤善理气行滞，使气行则血行，以上均为佐药。桔梗并能载药上行，兼有使药之用；甘草调和诸药，亦为使药。合而用之，使血活瘀化气行，则诸症可愈，为治胸中血瘀证之良方。一是活血与行气相伍，既行血分瘀滞，又解气分郁结；二是祛瘀与养血同施，则活血而无耗血之虑，行气又无伤阴之弊；三为升降兼顾，既能升达清阳，又可降泄下行，使气血和调。合而用之，瘀祛气行。对于瘀血痹阻，气机失畅导致的胸闷胸痛尤为适用，是我临床常用的方剂。值得一提的是冠心病患者大多已在服用阿司匹林或泰嘉等抗凝药，中药活血化瘀需要把控好化瘀的尺度，我多以具有活血、止血双向调节作用的三七、红景天取代桃仁、红花。

（八）失笑散

【出处】《太平惠民和剂局方》。

【组成】五灵脂（酒研）、蒲黄（炒香）各6g。

【功能】活血祛瘀，散结止痛。

【辨证要点】心胸刺痛。

【临床心悟】方中五灵脂苦咸甘温，入肝经血分，功擅通利血脉，散瘀止痛；蒲黄甘平，行血消瘀，炒用并能止血，二者相须为用，为化瘀散结止痛的常用组合。若瘀血甚者，可酌加当归、赤芍、川芎、红景天、三七、丹参等以加强活血祛瘀之力；若兼见血虚者，可合四物汤；若兼心气虚者加黄芪。

（九）济生肾气丸

【出处】《张氏医通》。

【组成】白茯苓、泽泻、山茱萸（取肉）、山药（炒）、车前子（酒蒸）、牡丹皮（去木）各30g，官桂（不见火）、川牛膝（去芦，酒浸）、熟地黄各15g，附子（炮）15g。

【功能】温补肾阳，化气行水。

【辨证要点】小便不利，痰饮咳喘，腰膝酸软，下肢微肿，畏寒肢冷。

【临床心悟】本方妙在用少量附子、肉桂温五脏之阳，宣通十二经，纳五脏之气归于肾，化阴精为肾气，再布于周身，而成阴阳相济，气化氤氲之妙。牛膝酸甘性平，苦泄下行，善补肝肾、强腰膝、利尿。三药配伍，温阳化气利水，共为君药；臣以熟地黄滋肾填精，山茱萸养阴涩精，山药补脾固精，寓阴中求阳；佐以泽泻能清泻肾火，并能防止熟地黄之滋腻，牡丹皮能清泻肝火，并能制约山茱萸的温燥性，茯苓淡渗脾湿，能助山药健脾之功效，车前子甘寒清利，善清热利尿化痰。四药相合，与君臣药相辅相成。如水肿严重，本方温阳利水力所不及，需用真武汤合黄芪防己汤化裁。

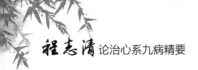

二、经验方

陆氏舒心宝

【出处】陆芷青教授经验方。

【组成】党参、丹参、降香各15g，麦冬、郁金、赤芍各12g，川芎6g，黄芪24g，五味子5g。

【功能】益气活血，涤痰舒痹。

【辨证要点】心胸隐痛，气短，心悸，苔白腻，舌下络脉瘀紫，脉沉细，沉弦或结代。

【功能】益气活血，涤痰舒痹。

【临床心悟】舒心宝为吾师治疗冠心病的经验方，适用于心气虚伴血瘀者，或气阴两虚兼痰瘀者。若夹有痰浊，可加瓜蒌皮、薤白、法半夏涤痰舒胸宣痹。临床和实验研究证明，本方具有改善心悸、胸闷、失眠等作用。该方可明显减少全身性氧耗，增强组织耐缺氧能力，增加冠脉流量及小鼠心肌血流量，提示其有改善心肌缺血缺氧作用。可降低血脂，调节心律。该方虽有益气升提的黄芪作为主药，但经临床及实验观察，并不会升高血压，故对心气虚伴高血压者同样适用。

三、常用药

（一）丹参

【来源】唇形科植物丹参的干燥根及根茎。

【性味归经】苦，微寒。归心、肝经。

【功效】活血祛瘀，清心除烦。

【临床应用】是目前用途最广的活血化瘀药，与降香、红景天、郁金配伍，行气活血化瘀之力增强，且久用不伤正气，为笔者治疗心病最常用的药物。常用于冠心病、脑卒中或外周血管病的治疗，也可用于月经不调、癥瘕积聚、瘀血腹痛、惊悸不眠等病。其活血化瘀作用温和，祛瘀生新而不伤正，且有清心、除烦、安神的作用。

现代药物研究提示丹参有效成分是丹参酮类，临床研究表明丹参酮能扩张冠脉，增加冠脉血流，清除氧自由基，调节细胞内钙离子负荷，改善心肌能量代谢，抑制血栓形成，能有效地阻断冠心病心肌缺氧再灌注损伤的病理过程。同时，冠心病患者因其病程长，症状易反复，经济压力大，多伴有一定的情绪波动。情志刺激会增加交感神经的张力，诱发冠状动脉的动力异常、冠状动脉痉挛而使心肌缺血加重，升高血压，加快心率，增加心肌氧耗，从而加重心肌缺血，导致心脏复极不稳定，增加冠心病患者 QT 离散度，使得原有心脏疾病加重或恶化，甚至引起尖端扭转性室性心动过速，导致心脏猝死。而丹参还因其味苦、性微寒而具备凉血清心除烦的作用。现代研究有降低心率、抗抑郁作用。其入血分，祛滞生新，活血行血，内达脏腑而化瘀滞，外利关节而通脉络。对于郁结日久化火扰乱心神而形成的精神类症状有一定改善作用。因此，其在冠心病治疗中应用广泛。

但应注意，现代药理研究证明丹参能促进肾脏对钾的排泄，如长期服用，可能引起尿钾增多，从而使得血钾降低，因此在服用丹参时须适当补充钾的摄入。

（二）红景天

【来源】 景天科红景天属植物红景天，以全草入药。

【性味归经】 甘、苦，平。归肺、心经。

【功效】 益气活血，通脉平喘。

【临床应用】 用于气虚血瘀，胸痹心痛，中风偏瘫，倦怠气喘诸证。

红景天亦为我临床治疗心血管病最常用的中药之一。在《神农本草经》《四部医典》《本草纲目》等古代医学巨著中，都把红景天列为上品。服用红景天能补肾，理气养血，主治周身乏力、胸闷等；

还具有活血止血、清肺止咳、解热、止带下的功效。红景天能够改善心绞痛发作次数、心肌梗死面积，而且能够扩张外周血管，减轻心脏前后负荷及心肌耗氧量，增强心肌收缩力，从而使冠心病患者心功能得到改善。因此其对冠心病伴心功能不全者尤为适用，同时由于其味甘、苦，性平，为极少数可强心而不助热的药物。

在药理学方面，现已证明红景天有中枢兴奋作用及"适应原样"效应，类似人参"扶正固本"作用，且无人参兴奋作用过强的不足。具有强心、补氧、镇静、降脂、降压，抗缺血、抗辐射、抗病毒；促进人体新陈代谢、提高人体免疫力；双向调节血糖、血压，改善睡眠作用。用于治疗脑血管疾病、老年心力衰竭、糖尿病、低血压等症，也用于病后体虚、年老体弱等。还可加强记忆力和注意力，使加快收缩频率的心脏恢复正常。

（三）瓜蒌

【来源】葫芦科植物栝楼或双边栝楼的干燥成熟果实。

【性味归经】甘、寒、微苦。归肺、胃、大肠经。

【功效】清热涤痰，宽胸散结，润燥滑肠。

【临床应用】用于治疗肺热咳嗽，痰浊黄稠，胸痹心痛，结胸痞满，乳痛，肺痈，肠痈，大便秘结。研究表明，瓜蒌对心绞痛、心肌梗死等类型的冠心病具有明显的治疗作用。

瓜蒌皮水煎液能显著缩小心肌缺血面积，降低血液中 5 项心肌酶活性，增强心肌组织超氧化物歧化酶活性，维护缺血心肌正常生理功能，对大鼠急性心肌缺血有明显保护作用，其基础机理可能与增强自由基清除能力有关。瓜蒌皮还具有一定的抗动脉粥样硬化、抗血小板聚集、保护血管内皮、舒张冠状动脉的作用。

《本草思辨录》中说："栝楼实之长，在导痰浊下行，故结胸胸痹，非此不治。"《本草纲目》："张仲景治胸痹痛引心背，咳唾喘息，及结胸满痛，皆用栝楼实，乃取其甘寒不犯胃气，能降上焦之火，使痰气下降也。"

（四）半夏

【来源】天南星科植物半夏的干燥块茎。

【性味归经】辛，温，有毒。归脾、胃、肺经。

【功效】燥湿化痰，降逆止呕，消痞散结。

【临床应用】主要用于痰多咳喘、痰饮眩悸、风痰眩晕、痰厥头痛、呕吐反胃、胸脘痞闷、梅核气。《神农本草经》："伤寒、寒热心下坚，下气，喉咽肿痛，头眩胸胀，咳逆肠鸣，止汗。"《本经疏证》："半夏之用惟心下满及呕吐为最多，然心下满而烦者不用，呕吐而渴者不用。"《药证》："半夏主治痰饮呕吐也。旁治心痛、逆满、咽中痛、咳悸、腹中雷鸣。"《别录》亦谓其"消心腹胸膈痰热满结，咳逆上气，心下急痛坚痞，时气呕逆，亦皆邪在上焦胸中之所致，故悉主之也"。

现代药理研究证实，半夏有一定的抗心律失常、抗凝作用，并能降低甘油三酯和低密度脂蛋白，可降低全血黏度、抑制红细胞聚集和提高红细胞的变形能力，同时还有一定的降压作用。在冠心病的应用中极为广泛，尤其用于夹有痰瘀的患者。如其配伍瓜蒌、薤白可有通阳散结、祛痰宽胸之功；配伍黄连、陈皮、竹茹治疗痰热扰心之顽固性失眠；配伍黄连、瓜蒌用于痰热互结之咳嗽有痰。

（五）太子参

【来源】石竹科植物孩儿参的干燥块根。

【性味归经】甘、微苦，平。归脾、肺经。

【功效】益气健脾，生津润肺。

【临床应用】用于脾虚体倦，食欲不振，病后虚弱，气阴不足，自汗口渴，肺燥干咳。

太子参体润性和，既能益气，又可养阴生津，且药力平和，为一味清补之品，适用于脾肺亏虚、气阴不足、气津不足诸证。《饮片新参》谓其可"补脾肺元气，止汗生津，定虚悸"。为我临床常用的补气中药。凡脾胃虚弱，症见疲倦乏力，食欲减退者，可与黄芪配伍，以增强补气之功；若兼胃阴不足，再加山药、玉竹，补脾益胃阴；若气阴两伤，症见气短、自汗、口渴者，宜与麦冬、五味子、黄芪同用，以增其益气生津之功；若气阴不足而致心悸失眠者，又当与五味、麦冬、酸枣仁、柏子仁等合用，以益气养阴安神。

现代药理研究，太子参多糖及皂苷具有抗应激、抗疲劳作用，所含多糖粗提物能明显提高人体免疫力，水提物具有抗氧化活性。对心肌损伤也具有一定的保护作用。

（六）毛冬青

【来源】冬青科冬青属植物毛冬青的根及叶。

【性味归经】甘、微苦，平，无毒。归心、肺经。

【功效】活血通脉，消肿止痛，清热解毒。

【临床应用】可用于冠心病、心绞痛、心肌梗死、扁桃体炎、咽喉炎、小儿肺炎等。

毛冬青中不仅含有多种人体必需氨基酸、维生素及锌、锰、铷等微量元素，还具有降血脂、增加冠状动脉血流量、增加心肌供血、抗动脉粥样硬化等作用，对心脑血管疾病患者的头晕、头痛、胸闷、乏力、失眠等症状均有较好的防治作用。

我在临床上常用于冠心病伴心律失常或伴高血压的患者。其病多虚实夹杂，虚为心之气、血、阴、阳亏损；实则多由血瘀、气滞、火热、痰浊、水饮等邪致心脉痹阻，脉道不利。毛冬青可活血通脉、利水消肿、清热解毒，又性寒味苦，苦味入心，可以化心脉之瘀阻，清解心经之热毒，逐体内之水饮。仅毛冬青一味即可化水、瘀、毒之邪，再根据患者情况辅以扶正益气养血之品，使心病得疗。

研究发现毛冬青甲素可提高实验鼠心梗后血压，稳定心律，保证心梗后冠状动脉血流灌注，提高麻醉鼠心肌耐缺氧能力，从而延长心肌梗死鼠的存活时间。毛冬青甲素也可促进缺血大鼠心肌细胞的钙离子内流，延长 ADP，但动作电位峰值变化不大。在临床上，对急性缺血性心脏病可能具有抗心律失常、加强心肌收缩力的作用。

（七）川芎

【来源】 伞形科植物川芎的干燥根茎。

【性味归经】 辛，温。归肝、胆、心包经。

【功效】 活血祛瘀，行气开郁，祛风止痛。

【临床应用】 用于月经不调，经闭痛经，癥瘕腹痛，胸胁刺痛，跌扑肿痛，头痛，风湿痹痛。《名医别录》："除脑中冷动，面上游风去来，目泪出，多涕唾，忽忽如醉，诸寒冷气，心腹坚痛，中恶，卒急肿痛，胁风痛，温中内寒。"

川芎对于治疗冠心病有很好的药用价值，其可抑制血小板聚集，预防心肌及冠状动脉出血损伤，改善心肌缺血，在治疗冠心病心绞痛中扮演重要角色。

（八）当归

【来源】 伞形科植物当归的干燥根。

【性味归经】 甘、辛，温。归肝、心、脾经。

【功效】 补血调经，活血止痛，润肠通便。

【临床应用】 主治血虚头晕，面色不华；跌打损伤，瘀血肿痛；血脉瘀滞，风湿痹痛；疮疡痈肿；月经不调，痛经闭经，崩漏及产后瘀滞腹痛等病证。《注解伤寒论》："脉者血之府，诸血皆属心，凡通脉者必先补心益血，故张仲景治手足厥寒，脉细欲绝者，用当归之苦温以助心血。"

当归有抑制血小板聚集，抗血栓、抗凝血，抗氧化，改变血液流变性和保护内皮细胞的作用。当归中含有的阿魏酸能增加小鼠心肌血流量，稳定缺氧心肌细胞膜，进而保护线粒体和溶酶体，增强抗缺氧能力，保护心肌细胞。可降低氯化钙诱发大鼠心律失常的死亡率，也可减少心律失常发生率，延迟心律失常出现的时间并缩短心律失常的持续时间。

当归既活血又养血，故可用于阳虚寒凝心脉型冠心病，也可用于心血亏虚、心阴不足患者；血不养肝、肝失疏泄者也可用之。各科病证，若有瘀血阻滞表现，则以当归配下瘀血汤；若兼见气滞症状，常与香附、枳壳等理气药同用；若有血虚或气血两虚时，可以当归与黄芪同用，如补血汤；若见痹证，可以当归配羌活、独活及秦艽等祛风湿药，如蠲痹汤；若是老人便秘，可以当归配肉苁蓉、火麻仁同用。

（九）附子

【来源】毛茛科乌头属植物乌头的子根加工品。

【性味归经】辛、甘，大热。归心、肾、脾经。

【功效】回阳救逆，散寒除湿。

【临床应用】①多用于心腹冷痛、阴寒水肿、风寒湿痹及一切沉寒痼冷之疾。《本草经读》言："附子味辛气温，火性迅发，无所不到，故为回阳救逆第一品药。"代表方剂仲景四逆汤、姜附汤。②用于喘脱、大吐大泻、大汗不止，元气暴脱，四肢逆冷，唇、舌、甲青紫，或喘息抬肩，或口开目闭，二便失禁，脉沉微迟弱或数急，生命垂危之证。用其性热散寒除湿，温阳利水。代表方剂真武汤。

研究显示，附子中的去甲乌药碱具有正性肌力作用，能增加冠状动脉血流量和心肌收缩力。附子提取物对大鼠心肌缺血和心律失常有显著对抗作用。附子有扩张外周血管的作用，其煎剂可明显扩张麻醉犬和猫的后肢血管，使血流增加。附子还可以抑制血管外基质胶原合成，可起到预防心肌肥厚的作用。

临床应用于急慢性心衰，有强心、温阳之功。灵活配伍可发挥更好疗效，附子配薏苡仁，功能温里散寒、除湿宣痹，《金匮要略》原文有"胸痹缓急者，薏苡附子散主之"；附子配干姜，"附子无干姜不热"，炮附子大辛大热，其性走而不守，而干姜气味俱厚，散而能守，二药相须为用，回阳救逆、温中祛寒作用大增；附子配人参，补阳第一是附子，补气第一是人参，两者合用回阳救逆，大补元气，散寒止痛。

（十）桂枝

【来源】 樟科植物肉桂树的嫩枝。

【性味归经】 辛、甘，温。入膀胱、心、肺经。

【功效】 散寒解表，温通经脉，通阳化气。

【临床应用】 临床主治风寒表证、寒湿痹痛、四肢厥冷、经闭痛经、癥瘕结块、胸痹、心悸、痰饮、小便不利。

《伤寒论》中凡是含有桂枝的方剂，大多可以治疗心动悸等病证。如桂枝甘草汤治疗"发汗过多，其人叉手自冒心，心下悸，欲得按者"；茯苓桂枝甘草大枣汤治"脐下悸者"；茯苓甘草汤治"伤寒，厥而心下悸"；炙甘草汤治疗"脉结代，心动悸"；小建中汤治"心中悸而烦者"。临床上配伍不同，主治也有区别，桂枝、甘草、茯苓配合治疗动悸，桂枝、甘草、龙骨、牡蛎配合治疗惊悸，桂枝、甘草、人参、麦冬配合治疗虚悸，桂枝、甘草、五味子配合治疗咳逆而悸。

桂枝、甘草配伍是平冲定悸的要药，桂枝、甘草辛甘化阳，多用于心阳不足、心气亏虚型心律失常。桂枝与生牡蛎配伍常能起到宁心定悸的作用，多用于心悸心慌，心中惕惕然，心中有恐惧感者，有一定疗效。

（十一）红花

【来源】 菊科植物红花的干燥花。

【性味归经】 辛，温。归心、肝经。

【功效】 活血化瘀，祛瘀止痛。

【临床应用】 红花多用于治疗痛经闭经、血脉闭塞、跌打损伤等。《本草纲目》载其："活血，润燥，止痛，散肿，通经。"近代研究证明红花活性成分具有明显的抗心肌损伤作用，还可以通过降血脂和抗氧化来干预动脉粥样硬化。常配伍桃仁、赤芍、川芎、制延胡索治疗胸痹心痛。

（十二）黄芪

【来源】 豆科黄芪植物蒙古黄芪和膜荚黄芪的根。

【性味归经】 甘，温。归肺、脾经。

【功效】 益气升阳，固表止汗，利水消肿，托毒生肌。主治一切气虚血亏之证。

【临床应用】 黄芪为补气圣药，在玉屏风散、防己黄芪汤、黄芪桂枝五物汤、补中益气汤等名方中广为应用。

黄芪药理作用研究中证实黄芪皂苷注射液具有增强心肌收缩力，改善心脏收缩和舒张功能，对心率有负性变时作用，对急性心衰有明显的治疗作用。对心肌细胞，尤其对线粒体有较好的保护作用，能改善心肌细胞的能量代谢，改善心衰心肌的机械收缩力学性能。心衰治疗研究发现，黄芪确能降低心肌氧耗量，降低心脏前、后负荷，增加心肌收缩力，提高心排出量，改善心功能。

心衰治疗中我多用生黄芪，取其益气固表、利水消肿之功，如常用的黄芪防己汤。心衰 EF 值低下患者用黄芪增强心肌收缩力，用量大，常用至 30~50g，扩心病患者有时可用至 80~100g，嘱其煎汤代茶饮。需注意，黄芪量大时容易上火，可适当佐以利尿清火之品，如淡竹叶、车前子等。

（十三）降香

【来源】 豆科植物降香檀树干和根的干燥心材。

【性味归经】 辛，温。归肝、脾经。

【功效】 行气活血，止痛止血。

【临床应用】 用于脘腹疼痛，肝郁胁痛，胸痹刺痛，跌扑损伤，外伤出血。《本经逢原》："降真香色赤，入血分而下降，故内服能行血破滞，外涂可止血定痛。又虚损吐红，色瘀味不鲜者宜加用之，其功与花蕊石散不殊。"研究显示降香可以明显提高冠脉血流量。降香中的异甘草素还具有血管舒张作用，也有抗血小板聚集作用。

（十四）蒲黄

【来源】 香蒲科植物水烛香蒲、东方香蒲或同属植物的干燥花粉。

【性味归经】 甘，平。归肝、心包经。

【功效】 止血，化瘀，通淋。

【临床应用】 多用于吐血、咯血、崩漏、外伤出血，经闭通经、胸腹刺痛、血淋涩痛等症。《本草纲目》："凉血，活血，止心腹诸痛。"因其活血散瘀、通经止痛作用明显而运用于冠心病心肌缺血、心绞痛发作，常获得较好的疗效。不过应注意的是二者皆须生用，且蒲黄的用量不宜过大，一般 6~10g 为宜。

蒲黄总黄酮具有明显增加冠状动脉血流量、降低心肌摄氧率和心肌耗氧量等药理作用。蒲黄与五灵脂常作为药对使用，出自宋《太平惠民和剂局方》之失笑散，原书所载："治产后恶露不行，瘀血停留，小腹急痛，或脐腹绞痛，胸膈满闷，恶寒发热，甚则眩晕，及妇人血崩而心痛甚者。"

（十五）五灵脂

【来源】 鼯鼠科动物橙足鼯鼠或飞鼠科动物小飞鼠的干燥粪便。

【性味归经】 苦、咸、甘，温，无毒。归肝经。

【功效】 活血止痛，化瘀止血，行血止血。

【临床应用】 本品与人参相畏。临床多用于心腹瘀血作痛，痛经，血瘀经闭，产后瘀血腹痛。五灵脂专走血分，具活血止痛、化瘀止血之功。《本草衍义补遗》谓其"治心腹冷气，妇人心痛，血气刺痛"。常与蒲黄相须而用，治血滞之痛，其效益彰。作为动物的粪便，五灵脂质地较轻，具有轻清走散的特性，其味苦则通泄，咸则能下、能软，善入血分，故能行血活血，使瘀滞消散、血脉通畅，而痹阻自除。可抑制血小板聚集，降低全血、血浆黏度，五灵脂水煎液能改善脑缺血，降低心肌细胞耗氧量，还能缓解平滑肌痉挛、改善微循环等。

（十六）三七

【来源】五加科植物三七的干燥根。

【性味归经】甘、微苦，温。归肝、胃经。

【功效】散瘀止血，消肿定痛。

【临床应用】本品研粉开水冲服胜于煎服。临床多用于咳血，吐血，便血，崩漏，外伤出血，胸腹刺痛，跌扑肿痛等。在冠心病的治疗中，祛瘀定痛作用较强。现代研究表明三七有降低心肌耗氧量、改善心肌缺血、抗心律失常、降血脂、防止动脉粥样硬化、改善心脏功能等作用。

（十七）水蛭

【来源】水蛭科动物蚂蟥、水蛭或柳叶蚂蟥的干燥体。

【性味归经】咸、苦，平，有小毒。归肝经。

【功效】破血逐瘀，通经消癥。

【临床应用】水蛭破血逐瘀，多用于冠心病瘀血阻滞胸痛、舌瘀明显者。传统多用于治疗蓄血、癥瘕积聚、妇女经闭、干血成痨、跌扑损伤、云翳。现代研究表明其具有抗凝、抗纤溶，抑制血小板聚集，降低血液黏稠度的作用，水蛭可使动脉粥样硬化斑块内胶原纤维增生，胆固醇结晶减少。因此，对痰瘀痹阻的冠心病，我多使用水蛭研粉与三七粉灌胶囊，对改善冠脉狭窄有一定的作用。

（十八）桃仁

【来源】蔷薇科植物桃或山桃的干燥成熟种子。

【性味归经】苦、甘，平。归心、肝、大肠经。

【功效】活血化瘀，润肠通便，止咳平喘。

【临床应用】治经闭，癥瘕，热病蓄血，风痹，疟疾，跌打损伤，瘀血肿痛，血燥便秘。《名医别录》："止咳逆上气，消心下坚，除卒暴击血，破癥瘕，通脉，止痛。"孟诜云其可"杀三虫，止心痛"。在心血管方面，桃仁可通过调节脂质代谢和抑制炎症而稳定斑块。桃仁水提物、苦杏仁苷、桃仁脂肪油对血小板聚集有不同程度的抑制作用。

第四节　医案精选

一、益气养阴法治疗胸闷案

谢某，男，64 岁。2009 年 6 月 11 日初诊。

主诉：胸闷心悸乏力反复不愈半年。

既往有冠心病、2 型糖尿病。冠状动脉 CT 三维成像显示：右侧冠状动脉近段、中段小软斑块，伴管腔轻度狭窄；左前降支近段、中段长软斑块，伴管腔重度狭窄；中段心肌桥；第一对角支近段混合斑块，伴管腔中度狭窄；回旋支局部小软斑块，伴管腔轻度狭窄。之前一直常规服用西药降脂、降糖、扩冠药物，症状虽有好转，但根据冠脉狭窄情况建议行冠脉造影与支架手术，患者拒绝，要求中医诊治。

诊查：胸闷、心悸、乏力，舌体瘦薄、色红，苔薄黄，脉细弦。

辨证：气阴两虚，痰瘀痹阻。

治法：益气养阴，涤痰活血。

处方：太子参 15g，麦冬 15g，五味子 5g，瓜蒌皮 12g，薤白 9g，郁金 12g，丹参 30g，生地黄 15g，铁皮石斛（先煎）12g，赤芍 12g，川芎 10g，怀牛膝 15g，粉葛根 15g，炒决明子 30g，制首乌 15g，黄连 3g，天花粉 30g，怀山药 30g。七剂。

二诊：两个月后再诊，未诉明显不适，继续原法调治。舌红、苔薄黄，脉细弦。治拟涤痰活血，益气养阴。

处方：瓜蒌皮 12g，薤白 9g，丹参 30g，降香 9g，郁金 12g，竹沥半夏 12g，黄连 5g，粉葛根 15g，太子参 30g，麦冬 15g，生晒参（另煎）9g，红景天 12g，天花粉 30g，赤芍 12g，炒枳壳 12g，铁皮石斛（另煎）12g，绞股蓝 15g，五味子 5g，黄芪 20g。

上方加减服用一年余，症情一直稳定。2010 年 7 月 29 日复查冠状动脉 CT 三维成像较前明显好转。

按语：本病例是典型的冠脉狭窄患者，根据本病痰瘀痹阻、气阴两虚病机，通过气化理论辨治，取得较好疗效。药用瓜蒌皮、薤白、半夏涤痰舒痹，丹参、郁金、赤芍等活血化瘀，枳壳、降香等疏肝理气，黄芪、生晒参、太子参、红景天、铁皮石斛、绞股蓝、五味子等益气养阴。现代药理证实葛根有明显扩张冠状血管作用，能使冠脉血流量增加，血管阻力降低，葛根素能对抗肾上腺素的升血糖作用，虽然葛根性升发，只要配伍得当，常能收取奇效。本病例持续治疗一年后复查冠脉 CT 三维成像显示好转。持续中药调养，第二、三年复查冠脉狭窄逐年见好。

二、阴阳双补法治疗下肢浮肿案

计某，男，87 岁。2010 年 5 月 13 日初诊。

主诉：患者下肢浮肿，动则气短，反复不愈近两年，加重半月。既往有高血压、冠心病、冠脉搭桥术史、肾功能不全。

诊查：气急，动则尤甚，下肢浮肿，食不知味，舌红苔薄，脉细弦。

辨证：心肾气阴两虚，气化失司，血瘀水停。

治法：益气养阴，活血舒痹。

处方：生黄芪 15g，太子参 15g，麦冬 15g，北五味子 5g，生地黄 12g，怀山药 15g，茯苓 15g，丹皮 10g，泽泻 12g，淡附片 3g，炙桂枝

3g，丹参 30g，降香 9g，炒赤芍 12g，红景天 12g，玉米须（另煎）30g，冬瓜子、皮各 15g，车前子（包煎）10g，怀牛膝 12g，生姜 5g，红枣 10g。七剂。

二诊：药后下肢浮肿、动则气短均有好转，效不更方，原方再进七剂。

按语：本例患者长期心肾功能不全，全身浮肿，心悸、胸闷、气急，应属心肾阳虚，气化失司，血瘀水停，平时常服西药利尿剂，损及阴津，以致阴阳两虚，变证迭起，病情反复。初诊时用济生肾气丸化裁，益肾化气，利水消肿；黄芪生脉饮益气养阴，宁心定悸；丹参、降香、红景天、赤芍活血通脉，冬瓜子皮、玉米须、茯苓等淡渗利水以助心脾肾气化功能恢复。药虽平淡，患者七剂后症情显有好转，再进七剂诸症基本消除。之后一直据证调理脏腑阴阳气血，服药至今，日常起居自理，患者还应邀出版了三本甲骨文词典，足见其体力已经恢复如常。

三、温阳利水法治疗冠心病支架术后心功能不全案

李某，男，70 岁。2006 年 6 月 28 日初诊。

主诉：行 CASI 后，胸闷、气急反复发作 3 年，加重 1 月，伴夜间不能平卧。

患者 3 年前，因反复头痛头晕 4 年，胸闷气促 2 年余，加重 4 日，于某医院诊断为"冠状动脉粥样硬化性心脏病，心律失常，心功能 3 级"。行右冠脉 CASI。

诊查：面部虚浮，形神疲惫，心悸，气急，视物不清，夜间突发性胸闷，端坐呼吸，不能平卧，咳喘，下肢凹陷性水肿。舌淡质胖、苔薄，脉弦细。

辨证：阳气虚衰，水气凌心，瘀阻心脉。

治法：益气温阳利水，涤痰活血舒痹。

处方：生黄芪、太子参、鱼腥草（后下）、生薏苡仁各 30g，红

景天、灯盏花、川芎各 10g，丹参 20g，赤芍、刺五加、郁金、汉防己各 12g，生山楂、炒白术、猪苓、茯苓、粉葛根各 15g，佛手、降香各 9g，淡附片、炙桂枝各 3g，干姜 5g。七剂。

二诊：入夜已能平卧，咳嗽止，下肢水肿消退，能独立行走。守上方加减，继续调理至今，病情稳定。

按语：患者年迈，肾气已虚，命门火衰，心脾肾失于温煦，气化失司，以致水气上凌心肺，而见胸闷、心悸、气急、咳喘、水肿。证属心肾阳虚，水饮凌心，治拟益气温阳利水，涤痰活血舒痹。方中淡附片、干姜、炙桂枝、刺五加、灯盏花温通心肾之阳以助气化；生黄芪、太子参补心气以助血运；丹参、赤芍、川芎、生山楂、郁金、降香、红景天、粉葛根活血祛瘀以通血脉；猪茯苓、炒白术、汉防己、生薏苡仁健脾利水渗湿以助气化；佛手理气和胃以利脾气之升清；鱼腥草辛寒清肺以助肺气之肃降，又可防辛温之品过于升散耗阴。本案主要以真武汤合黄芪防己汤化裁，根据支架术后的病变特征，加上常用的活血通脉药，取效显著。

四、益肾平肝法治疗冠心病支架术后心胸烦热案

冯某，男，69 岁。2005 年 4 月 14 日初诊。

主诉：冠心病支架术后 2 年，心胸烦热反复发作 1 月余。

患者于 2 年前因反复胸闷、胸痛 6 年，加重 3 年，晕厥 1 次，于某医院诊断为"冠状动脉粥样硬化性心脏病，心绞痛"。予 PTCA＋CASI，植入 3 根支架，并因髂动脉急性栓塞又左右各植入 1 根支架。

诊查：头晕，自觉心胸烦热，汗出，入夜口苦而干，腰膝酸软，不耐久立，多行则体力不支，脚步沉重。舌红、苔薄腻，脉弦滑。

辨证：肝阳上亢，痰瘀痹阻。

治法：平肝益肾，涤痰化瘀，宽胸舒痹。

处方：天麻（先煎）、薤白各 9g，夏枯草、钩藤（后下）各 15g，瓜蒌皮、郁金、炒枳壳、怀牛膝、炒黄芩各 12g，桑寄生、夜交

藤、茯神、炒决明子、丹参各 30g。七剂。

二诊：2005 年 7 月 14 日。连续以上法加减服药 3 个月后，精神逐渐好转，走路已感脚步轻松，心胸烦热，汗出已瘥，腰膝酸软减而未已，舌红、苔薄黄，脉沉弦。再拟益肾平肝，涤痰化瘀。

处方：生地黄、泽泻、生山楂、茯神、葛根各 15g，陈萸肉、丹皮、怀牛膝、车前子（包煎）各 12g，炒杜仲、枸杞子、甘菊各 10g，夜交藤、怀山药、丹参各 30g。

上方出入加减，加紫河车研粉装胶囊（1 粒含生药 0.5g）每次 2 粒，每天 2 次，调理 1 年，病情稳定，自觉症状显著好转，精神转佳，已能参加爬山活动。至今各项指标基本正常。

按语：本案乃肝肾阴亏，阴不制阳，加之术后元气大伤，正气日虚，心气不运，以致痰瘀痹阻心脉。故心胸烦热，入夜口苦而干，腰膝酸软，不耐久立。治拟平肝益肾，涤痰化瘀，宽胸舒痹。药以天麻、钩藤、决明子平肝潜阳；牛膝、桑寄生补肝益肾，引火下行；瓜蒌皮、薤白、丹参、郁金、炒枳壳宽胸理气，涤痰化瘀；茯神、夜交藤安神定志；夏枯草、黄芩清泄肝之气火。后以杞菊地黄丸加紫河车血肉有情之品调补。在标本同治的层次上，遣方用药有所侧重，先拟平肝益肾，宽胸舒痹，侧重治标；后以益肾平肝，加血肉有情之品，侧重治本。

五、双心疗法治疗冠脉支架术后心绞痛案

邵某，男，50 岁。2002 年 9 月 24 日初诊。

主诉：冠脉支架术后 1 年，反复胸闷 6 月余。

患者于 1 年前因胸闷气促 2 年，加重 1 天，于某医院诊断为"冠心病，不稳定型心绞痛，频发室早，心功能 3 级"。予 PTCA+CASI。

诊查：心胸憋闷，有时隐痛，头晕，视物不明，乏力，不寐，脘腹胀痛，心情抑郁，精神紧张，多思善虑。舌紫黯、苔黄腻，脉沉细弦。

辨证：气阴两虚，肝郁气滞，痰瘀痹阻。

治法：益气养阴，疏肝解郁，涤痰化瘀。

处方：太子参、丹参各 30g，麦冬、葛根各 15g，郁金、赤芍、胆南星、合欢皮、瓜蒌皮、制半夏各 12g，川芎 10g，薤白、佛手各 9g，炙远志 6g，绿梅花、五味子各 5g。七剂。并予以心理疏导，树立治疗信心。

二诊：2002 年 10 月 8 日。心悸早搏，有时胸痛，失眠，食少，舌暗红、苔薄黄腻，脉沉弦。加生山楂 15g 开胃消食，甘松 9g 醒脾解郁，再投七剂。

七剂后心悸、早搏消失。以原法继续调理 1 年，至今各项指标基本正常。

按语：患者行支架手术后 1 年，病痛以及经济的双重压力，使其心情抑郁，对治疗失去信心，素体肝肾阴虚，加之肝郁气滞致气机不畅，虚火灼津，痰瘀互结，痹阻心脉，故心胸憋闷隐痛反复不已；头晕、目糊乃肝肾亏损之征；肾水不能上济于心火，故不寐；肝气犯胃，故脘腹胀痛。治拟益气养阴，涤痰活血，疏肝和胃。药用太子参、麦冬、五味子益气养阴；郁金、丹参、赤芍、川芎、葛根活血化瘀；瓜蒌皮、薤白、制半夏、炙远志、胆南星宽胸豁痰；绿梅花、佛手、合欢皮疏肝解郁，调畅气机。我在疏肝解郁的同时，更注重心理疏导，鼓励患者积极面对疾病，面对生活，使治疗更有效果。

临证防治冠脉支架术后再狭窄，不仅仅着眼于痰和瘀。冠心病病位在心，其根本在肾，本虚标实，贯穿整个病的病理过程。情志不畅，肝失疏泄，往往是冠心病发病的诱因，治疗时更应顾及肝气之条达。肝木旺，脾土虚，脾失健运，痰浊留滞，久羁致瘀，痰瘀互结，痹阻心脉，使病情缠绵不愈，即使支架术后血脉暂时流通，但手术中血脉受损，患者元气大伤，精神抑郁在所难免，故立法遣方，注重标本同治。而本末主次，标本缓急，体现在方药配伍的层次上，选用药物更倾向以药性之四气五味、升降浮沉来调畅三焦之气化；对肝郁的治疗尤具特色，心理、药物，双管齐下，使肝气条达，气血运行输布全身。

第四章

病毒性心肌炎

急性期重在清心解毒，慢性期注意顾护气阴。

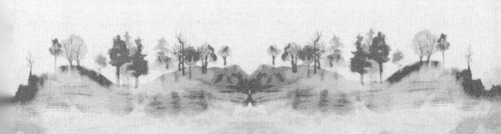

病毒性心肌炎是指由腺病毒、埃可病毒、柯萨奇病毒等引起的急性或慢性心肌炎症，是严重威胁人类生命健康的最常见的心血管疾病之一。患者以儿童和40岁以下的成年人居多。本病猝死率居心源性猝死的第三位，仅次于冠心病和高血压病。90%左右的患者以早搏等心律失常为主，可伴有心悸、胸闷、心前区隐痛、活动后气喘等，是影响人类健康的常见病。绝大多数患者经治疗可痊愈，但部分患者可迁延、发展成为心肌病。严重者出现心肌纤维化，心脏结构改变引起难治性心力衰竭，甚至危及生命。

尽管对心肌炎的研究已近200年，但病因、发病机制仍不甚明了，因而缺乏特异治疗措施。多数学者认为嗜心肌病毒-柯萨奇病毒、腺病毒是主要致病因素，人体感染上述病毒后与其受体（CAR）结合，病毒RNA进入胞质后指导病毒蛋白合成，对心肌细胞形成直接损伤，随后病毒在心肌组织中持续感染，造成机体免疫系统紊乱，尤其是与T淋巴细胞功能异常有关。

治疗从抗心肌炎病毒、调节免疫、心肌保护几方面进行。但从现有资料来看，目前心肌炎的治疗不尽如人意。

病毒性心肌炎通常以心悸、心慌、胸闷、心前区不适或疼痛、乏力等为主要临床表现，可归于"心悸""胸痹"范畴；若急性感染起病者，可按"温病"论治；危重者则属"心水""厥脱"。

第一节 病因病机

病毒性心肌炎多因先天禀赋不足，或过于劳累，耗伤正气，素体虚弱、感受温热或湿热毒邪，邪毒多先从皮毛、口鼻而入，侵袭肺卫，肺系不利，进而致肺气宣发、肃降失职，继则由表入里，留而不去，内舍于心。

饮食不节，损伤肠胃，饮食不洁，湿热邪毒侵犯胃肠，胃肠受纳、腐熟水谷及传导功能失调，如湿热毒邪浸淫血脉，内舍于心，或湿热毒邪随五谷精微流注于五脏经脉，侵犯于心。

日久迁延则耗损气阴，血脉、经络阻滞，气血不畅，或热邪炼液成痰，阻滞经络，则胸闷、心悸；热毒之邪日久不去，耗气伤阴，则气阴两虚；"穷必及肾"，出现心肾阳虚，致"心水""厥脱"等证，也即难治性心衰，临床治疗困难。

第二节 辨治特点

一、辨证分型

《中药新药临床研究指导手册》将病毒性心肌炎分为邪毒侵心证、邪伤心阴证、气阴两虚证、阴阳两虚证。笔者在临床实践中发现，邪毒犯肺证在初期比较常见，邪伤心阴在初期到慢性期多有存在，阴阳两虚在临床中相对少见。

二、辨治思路

人体感受温热、湿热毒邪之后是否发病，与感邪毒力大小、人体正气强弱密切相关，如外邪毒力较强，或正气虚弱，感邪之后极易发病。感邪之后，正邪交争，随着邪正消长，疾病可分为急性期、恢复期、慢性期（后遗症期）。病变部位在心，与心包络，与肺、脾、肾相关。

1. 急性期

（1）邪毒犯肺：多见于急性期或恢复期、慢性期夹有外感者。素体虚弱，禀赋不足，或因过于劳累，耗伤正气，感受温热、湿热毒邪，从口鼻而入，温热侵袭肺表，肺失宣肃，表现出肺卫表证，如咽红、咽痛、咽喉不适、咳嗽，鼻塞流涕等，或湿热毒邪蕴阻脾胃，脾失健运，见腹泻，头身困重，恶寒发热，恶心呕吐，腹痛等症。发病早期，以肺部症状为主，可伴见心悸、胸闷。

（2）邪毒侵心：若温热之邪不解，正气不支，邪气由肺及心，正如叶天士《温热论》所云："温邪上受，首先犯肺，逆传心包。"出现心悸、气短、胸闷等心脏症状，兼有咳嗽、咳痰、气喘等呼吸道症状。温热邪气耗气伤阴，出现气阴两虚证，表现为心悸、心慌、胸闷、活动后气喘，舌淡红少苔，脉细数。

2. 恢复期

气阴两虚，热邪未尽。本期表现为肺卫表证，即"感冒"症状消失后，因体质虚弱，正气御邪无力，邪气内陷，"逆传心包"，继而邪正胶着，热毒稽留于心所致。临床多表现为心悸、胸闷、胸痛、乏力、易于感冒。温热毒邪伤阴，阴虚火旺，炼液成痰，痰阻血瘀。或温热毒邪耗伤肺气，肺失治节，水津不布，津凝成痰，血行无力，终致血液瘀滞。

3. 慢性期（后遗症期）

心主身之血脉，久病则心之阳气不足，阴血亏损，气虚鼓动无力，血虚无以润泽，无阳以宣其气，无阴以养其心，则令脉气不相顺接，血涩而滞，出现心律失常诸症。表现为心悸、心慌、胸闷，常伴有面色不华、乏力、少寐，舌质淡嫩，脉结代。心电图表现出各种心律失常，如房性早搏、室性早搏、房室传导阻滞、房颤等。日久可现心阳式微，症见畏寒肢冷，唇舌紫暗等。本病病位在心，与肺脾肾相关。

三、治则治法

(一) 治则

1. 清热解毒贯穿治疗始终

初期，患者感受风热或湿热疫毒之邪，从皮毛口鼻而入，损伤肺气，出现咳嗽、咳痰等肺系症状；风热、湿热疫毒之邪耗伤气阴，流连于内，心肌受损，表现出心律失常及发热、恶风、心悸、胸闷等症，风热疫毒之邪在外在表，毒邪潜伏于内，因而治疗时清热解毒贯穿于疾病各期。方选银翘散、桑菊饮、败毒散等，药物如金银花、连翘、牛蒡子、荆芥、薄荷、桑叶、桔梗、杏仁、羌活、前胡、金荞麦等清热解毒、清肺利咽、宣肺止咳药。

2. 时时注意顾护正气

"正气存内，邪不可干"，"邪之所凑，其气必虚"。本病发生与患者正气内虚有关，所以顾护正气是第一紧要。针对不同时期的表现，如发热、心悸、心慌、胸闷或胸痛及心律失常等，辨别阴阳气血亏虚程度及病性寒热，分别予以益气养阴、益气温阳、养血宁心、清心解毒等以扶正祛邪。笔者多采用清心饮、生脉散、保元汤、黄芪生脉饮、炙甘草汤加减治疗。

(二) 治法

1. 辛凉宣透法

适用证型：邪毒犯肺证。

症状：多见于急性期患者，以表证及肺部症状为主，如咽痛、咳嗽、咳痰，偶见心悸、胸闷，舌尖红苔白，脉细数。

治法：此期采用辛凉宣透之法逐邪于外，方选用桑菊饮、银翘散化裁。若病程缠绵日久化热、伤阴还应结合清润之法，选用黄芩、鱼腥草（后下）、瓜蒌皮、玉竹等。咽痛是病毒性心肌炎的常见症状和重要体征，此时可以加用土牛膝、板蓝根、野荞麦根等。特别应注意的是本阶段即应佐以益气养阴之法，此乃"未病先防"，通过提高心肌对病毒的抵抗力，防止疾病进一步发展，常选用太子参、玉竹、麦冬等。

2. 清心解毒法

适用证型：邪毒侵心证。

症状：多适用于急性期患者。温热毒邪力强，或正气较虚，无力抗邪外出，温邪入里，逆传心包，心气心阴受损。其症以心悸、心慌、胸闷等心脏症状为主，兼有咳嗽、咳痰、气喘等呼吸道症状。

治法：清心、宣肺解表、清热解毒，标本兼顾。方用陆芷青清心饮。清心饮取黄连、苦参苦寒泻心火，清热解毒而定悸；太子参、麦冬、五味子益气养阴生津；北沙参、玄参养阴清肺，解毒利咽，与生脉饮同用，养阴之力增强，又制黄连之燥，组方滋而不腻，寒而不峻，清热不伤阴，益阴不恋邪，通心阳振心气而无刚燥之弊。现代药理证明，以上药物具有强心、扩冠与改善心肌营养作用，其中黄连还有抑制流感病毒的作用。

此外，由于感染肠道病毒，部分患者可出现腹痛、腹胀、腹泻等肠道症状，此时，在清热解毒基础上要注重祛湿醒脾，可用石菖蒲、苍术、厚朴、生薏苡仁、晚蚕沙等，苔黄腻、便溏不爽者加用煨木香、川连等理气、燥湿、清热解毒。

3. 益气养阴，涤痰化瘀法

适用证型：气阴两虚、痰瘀阻滞证的恢复期与慢性期患者。

症状：温邪入里逆传心包，日久气阴耗伤而见此证。

治法：益气养阴与化痰祛瘀同用。一般益气养阴多在陆师清心饮基础上化裁，如果肺热不清兼见咳嗽的加鲜竹沥、竹茹、佛手清肺化痰。清心饮可以调节病毒性心肌炎小鼠紊乱的细胞免疫功能，从而减少免疫效应细胞对心肌的攻击，减轻心肌的免疫性炎症，这可能是其治疗病毒性心肌炎主要的作用机理之一。如见畏寒肢凉等阳虚见症的可以选用保元汤，即黄芪、人参、炙桂枝或肉桂、炙甘草益气温阳。如见心脾两虚的，可选用归脾丸化裁。

4. 标本虚实兼治法

适用证型：阴阳气血俱虚，痰瘀热毒羁留之证，多见于慢性期（后遗症期）患者。

症状：本期患者多表现为心律失常，脉促或结或代（心电图常示频发多源性早搏，或有房颤，或见房室传导阻滞）。多因心气不足，心血亏损。气虚血少，无阳以宣其气，无阴以养其心，以致心悸、心慌，常伴有面色不华、乏力少寐，舌淡嫩，脉结代等症。心主血脉，心气虚，则脉气不相衔接，而现心律失常诸症；久病伤及心阳，可现心阳式微，症见畏寒肢冷、唇舌紫暗等。

治法：本病到了这一阶段多呈气血阴阳皆虚，当以补为要，兼顾其标。治当益心气，养心血，振心阳，复血脉，以仲景炙甘草汤化裁。本人临床常加米醋、黄酒。

在治疗过程中，由于本病患者体质多较差，症情易反复，故而注重守方与变法的灵活应用，一般"效不更方"，但遇外感时强调"急则治其标"，以防病邪深入。临证时还须注重心率的变化与现代中药研究相结合。心跳次数减少时常慎用可以减缓心率的中药，如桑寄生、丹参、苦参等，而选用玉竹、甘松、炙甘草等可以提高心率的中药，或心宝丸等成药。

"久病及肾"，故在本期中还要注意肾虚症状的治疗。临证中以肾阴虚为多见，常选用生地黄、地骨皮等养阴清热，生山楂既防性腻之品碍胃，又有调节心律失常之意。

急性期伴有"厥脱"等危重患者来中医就诊的并不多见，就诊者大多为急性期伴有感冒症状，或为急性期中后阶段，或为恢复（或后遗症）期急性复发。因此，更要注重标本兼顾。

第三节 方药心悟

一、经典方

（一）炙甘草汤

【出处】《伤寒论》。

【组成】甘草（炙）12g，生姜（切）9g，人参6g，生地黄50g，桂枝（去皮）9g，阿胶6g，麦门冬（去心）10g，麻仁10g，大枣（擘）10枚。

【功能】益气养血，滋阴复脉。

【辨证要点】心悸、心慌，常伴有面色不华，乏力，少寐，舌淡嫩，脉结代等症。

【临床心悟】重用炙甘草、生地黄、人参三味，旨在益心气、养心液；桂枝、干姜易生姜，温通经脉，以增加通阳之力，又防阿胶、生地黄之滋腻；枣仁易麻仁，养心安神定悸；加丹参、降香以养血活血，助血脉运行；五味子合参、麦寓生脉饮之意。诸药合用，气血双补，燮理阴阳，临床对心律失常有一定疗效。本人临床常加米醋、黄酒。米醋味酸收敛心气，用量10mL；黄酒性温，活血化瘀通脉，治疗房颤可获奇效。现代医学认为房颤易导致血栓形成，用黄酒同煎既可防阿胶、生地黄等药物滋腻碍胃，又可以增活血化瘀通阳益气之力，防止血栓形成。在使用时常将仲景原方中的清酒七升改为黄酒一两，文武火煎，以使药力尽出而气不峻。炙甘草一般用量在9~12g，因为此时患者的心功能多已受损，大剂量应用易出现水肿，从而加重心脏负担。在应用过程中，本人还发现生地黄用量过大会引起腹泻，因此，生地虽贵为君而剂量不宜过大，常用 15～30g。关于阿胶的使用要慎重，冠心病多有痰瘀痹阻，不宜使用；对心血亏虚，且无纳呆、便溏等脾虚之症患者，及舌质淡红且无腻苔者，方可以考虑应用。

（二）桑菊饮

【出处】《温病条辨》。

【组成】桑叶 7.5g，菊花 3g，杏仁 6g，连翘 5g，薄荷 2.5g，苦桔梗 6g，生甘草 2.5g，苇根 6g。

【功能】辛凉解表，疏风清热。

【辨证要点】风温初起，临床应用以咳嗽、身热不甚、口微渴、苔薄白、脉浮数为辨证要点。

【临床心悟】杏仁和桔梗相需为用，一宣一降，以复肺脏宣降功能而止咳，是宣降肺气的常用组合；一以轻清宣散之品，疏散风热以清头目；一以苦辛宣降之品，理气肃肺以止咳。

（三）银翘散

【出处】《温病条辨》。

【组成】连翘、金银花各 30g，苦桔梗、牛蒡子各 18g，竹叶、芥穗各 12g，生甘草、淡豆豉各 15g。

【功能】辛凉透表，清热解毒。

【辨证要点】以发热、微恶风寒、咽痛、口渴、脉浮数为辨证要点。

【临床心悟】《素问·至真要大论》："风淫于内，治以辛凉，佐以苦甘，热淫于内，治以咸寒，佐以甘苦。"本方有金银花、连翘辛凉透邪、清热之功，又具芳香辟秽解毒之效。薄荷、牛蒡子辛凉，疏风清热而利咽喉；荆芥穗、淡豆豉辛温，助君药开皮毛而逐邪，芳香辟秽。佐药竹叶清上焦热，芦根清热生津；桔梗宣肺止咳，甘草既可调和诸药，顾护卫气，护胃安中，又可合桔梗清利咽喉。治风热毒邪侵犯肺卫，肺气不利，见咽喉肿痛疗效较好。

（四）生脉饮

【出处】《内外伤辨惑论》。

【组成】人参9g，麦冬9g，五味子6g。

【功能】益气复脉，养阴生津。

【辨证要点】心悸气短，脉微自汗。

【临床心悟】方中人参性微温，味微甘、微苦，归肺、脾、心经，大补元气、补肺生津、调营养卫、安神益智，为君药。麦冬性微寒，味甘、微苦，归胃、肺、心经，养阴润肺、益胃生津、清心除烦，为臣药，与人参合用，可使气旺津生，脉气得复。五味子性温，味酸、甘，归肺、心、肾经，收敛固涩、益气生津、补肾宁心，为臣。合方补气润肺敛阴，达益气养阴、生津止渴、敛阴止汗之功效，使气复、津生、汗止、阴存、脉复。脉得气充，故名"生脉"。

现代药理研究证实，生脉饮可保护心肌细胞，具改善心功能、抗氧化等作用。可用于心气亏虚致血行不畅，血瘀痰凝而成的高脂血症、心肌炎、冠心病等。

二、经验方

陆氏清心饮

【出处】陆芷青教授经验方。

【组成】人参、丹参、苦参、沙参、玄参各15g，五味子5g，黄连3g，郁金、瓜蒌皮各12g，降香9g。

【功能】益气养阴，豁痰化瘀，清心定悸。

【辨证要点】以发热、微恶风寒、咽痛、口渴、脉浮数为辨证要点。

【临床心悟】清心饮取黄连、苦参苦寒泻心火，清热毒而定悸；党参、麦冬、五味子益气养阴生津；北沙参、玄参养阴清肺，解毒利咽，与生脉饮同用养阴之力增强，又制黄连之燥；丹参与降香、郁金同用，行气活血散瘀，又清心经血分之热；瓜蒌皮、薤白通阳散结，豁痰下气。本方滋而不腻，寒而不峻，清热不伤阴，益阴不恋邪，通心阳、振心气而无刚燥之弊，且化瘀不伤血，涤痰不伤阴。熔益气养阴、清心解毒、化瘀涤痰于一炉。现代药理证明以上药物具有强心与改善心肌营养的作用，黄连还有抑制流感病毒的作用。

三、常用药

（一）苦参

【来源】豆种植物苦参的根。

【性味归经】苦，寒。归肝、心、胃、大肠、膀胱经。

【功效】清热燥湿，杀虫，利尿。

【临床应用】《本经》谓：其"主心腹结气，癥瘕积聚，黄疸，溺有余沥，逐水，除痈肿，补中，明目止泪"。《本草经百种录》："苦参，专治心经之火，与黄连功用相近。但黄连似去心脏之火为多，苦参似去心、小肠之火为多，则以黄连之气味清，而苦参之气味浊也。按补中二字，亦取其苦以燥脾之义也。"

现代实验研究证明苦参具有抗心律失常、抗心肌缺血的作用。氧化苦参碱具有负性频率、负性传导和负性自律作用。

苦参的抗心律失常功效虽来自实验研究，但在临床应用上仍需遵循辨证论治原则，苦参性味苦寒，专泻心经之火，临床多与黄连配伍，清心解毒作用相得益彰。常用在病毒性心肌炎引起的心律失常，证属邪热稽留，扰动心神。临床应用时常佐以甘草，调和苦参和黄连的苦寒之性。

（二）金银花

【来源】忍冬科植物忍冬的花蕾。

【性味归经】甘，寒。归肺、心、胃经。

【功效】清热解毒，疏散风热，凉血止痢。

【临床应用】用于外感风热或温病初起。本品甘寒，芳香疏散，善散肺经热邪，透热达表，常与连翘、薄荷、牛蒡子等同用，治疗外感风热或温病初起。本品善清心、胃热毒，有透营转气之功，配伍水牛角、生地黄、黄连等药，可治热入营血。若与香薷、厚朴、连翘同用，又可治疗暑温。

现代研究证明，金银花含有绿原酸、木犀草素苷等成分，对溶血性链球菌、金黄葡萄球菌等多种致病菌有较强的抑制作用。与其他药物配伍用于治疗呼吸道感染、菌痢、急性泌尿系统感染；与连翘、板蓝根配伍，可以治疗病毒性心肌炎。

（三）连翘

【来源】木犀科植物连翘的果实。

【性味归经】苦，微寒。归肺经、心经、小肠经。

【功效】清热解毒，消肿散结。

【临床应用】本品多用于痈疽、瘰疬、乳痈、丹毒、风热感冒、温病初起、温热入营、高热烦渴、神昏发斑、热淋尿闭等症。心肌炎夹有外感者，多与金银花、桑叶、杭白菊配伍。

（四）玄参

【来源】玄参科植物玄参及北玄参的根。

【性味归经】甘、苦、咸，微寒。归肺、胃、肾经。

【功效】清热凉血，滋阴降火，解毒散结。

【临床应用】玄参为咸寒之品，质润多液，配鲜生地黄、丹皮、赤芍等，则清热凉血；配生地黄、麦冬等，则滋阴增液；配牛蒡子、板蓝根等，则解毒利咽；配生地黄、石决明、密蒙花、蝉蜕等，则明目退翳；配牡蛎、贝母、夏枯草等，则散结消瘰；配金银花、当归、甘草，则解毒消肿。

该药具滋养肾阴的功效，与地黄相近，故两药常配合应用。但玄参苦泄滑肠而通便，泻火解毒而利咽，临床应用范围较为广泛，一般不作长服的滋补之剂；地黄则功专补肾养阴，可作为久用的滋阴药品。

现代药理研究，玄参具有扩张冠状动脉、降压、抗血小板聚集、改善血液流变性、抗脑缺血损伤等作用。另外，可镇痛、抗炎、抗菌、抗氧化、增强免疫力。

（五）珠儿参

【来源】五加科植物珠儿参的根茎。

【性味归经】苦、甘，寒。归肝、胃经。

【功效】清热养阴，散瘀止血，消肿止痛。

【临床应用】治热病烦渴，阴虚咳嗽，痨伤吐血，鼻衄，咽痛，风湿性关节炎。《本草从新》："补肺，降火，肺热者宜之。"《药性切用》："入肺泄热，补虚用代沙参。"临床可用于心肌炎心律失常者。对心脾积热引起的舌尖糜烂或胃火引起的牙龈肿痛，都有很好的作用。

现代药理研究：①可激活腹腔巨噬细胞的吞噬活性。②具有镇痛镇静作用。③有抗脂质过氧化作用。④有抗实验性溃疡作用。⑤具有抗心律失常作用。⑥对球结膜无明显刺激作用，有轻度溶血活性。

（六）太子参

参见第三章冠状动脉粥样硬化性心脏病。

（七）麦冬

【来源】百合科植物麦冬的干燥块根。

【性味归经】甘、微苦，微寒。归心、肺、胃经。

【功效】养阴生津，润肺止咳。

【临床应用】用于肺胃津亏之口渴、口干舌燥、干咳咯血；心阴不足之心悸、心慌，及热病后期热伤津液等症。常与沙参、川贝配伍，可治肺阴虚干咳。与太子参、五味子配伍用于病毒性心肌炎气阴两虚证。

现代药理研究也表明，麦冬具有抗疲劳、清除自由基、提高细胞免疫功能，以及降血糖作用。另外，麦冬有镇静、催眠、抗心肌缺血、抗心律失常、抗肿瘤等作用。

（八）五味子

【来源】木兰科植物五味子或华中五味子的干燥成熟果实。前者称为北五味子，后者称为南五味子。2000 年版《中国药典》开始对五味子、南五味子分别收载。

【性味归经】酸、甘，温。归肺、心、肾经。

【功效】收敛固涩，益气生津，补肾宁心。

【临床应用】用于久咳虚喘，梦遗滑精，遗尿尿频，久泻不止，自汗盗汗，津伤口渴，内热消渴，心悸失眠。

李时珍《本草纲目》："五味子今分南北，南产者色红，北产者色黑，入药补必用北者乃良。"《本草汇编》："五味子治咳喘，须分南北，生津止渴、润肺、补肾、劳嗽，宜用北者；风寒在肺，宜用南产。"

历代医家在临床应用中认为北五味子为传统使用的正品，除收敛固涩外，功偏补益心肾，而南五味子偏敛肺止咳。

根据现代药理研究，五味子在中枢神经系统可用于保护脑细胞，具有镇静、安眠、镇痛作用，在心血管系统可用于抗心肌缺血、抑制心肌收缩力、减慢心率、降压，尚有降血糖、抗糖尿病慢性并发症、保护肝功能、增强机体免疫力等作用，但北五味子药效优于南五味子。动物实验证明，在降低正常小鼠血清总胆固醇、甘油三酯、低密度脂蛋白胆固醇及血清和肝脏脂质水平方面，南五味子优于北五味子。

第四节　医案精选

一、清心解毒、宁心定悸法治疗急性病毒性心肌炎案

林某，女，28 岁。2016 年 2 月 27 日初诊。

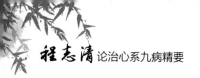

主诉：胸闷、气喘3天。

患者于3天前无明显诱因出现胸闷、胸痛、气喘，胸闷、胸痛呈持续性，时轻时重，休息后无明显减轻，活动后气喘加重，次日于当地医院就诊，查心电图示窦性心动过速（111次/分），心超示心动过速，EF69%；血常规示白细胞 $13.4×10^9$/L，红细胞 $5.38×10^{12}$/L，血红蛋白14.2g/L，中性粒细胞比例85.3%，血小板 $271×10^4$/L，肌钙蛋白0.03μg/L，血生化示谷丙转氨酶62μmol/L，谷氨酰转肽酶6μmol/L，尿酸429μmol/L，葡萄糖6.49mmol/L。

刻诊：胸闷、胸痛、气喘，劳累后气喘尤甚，舌暗红尖甚，脉细数。BP104/80mmHg，脉搏92次/分，一般情况可，口唇无明显紫绀，心率110次/分，律齐，各瓣膜听诊区未闻及病理性杂音，腹软，无压痛反跳痛，肝脾未触及，双下肢不肿。

辨证：热毒侵心证。

治法：清心解毒，宁心定悸。

处方：黄连3g，丹参15g，红景天12g，金银花15g，连翘12g，炙桂枝3g，生牡蛎（先煎）30g，赤芍12g，柴胡10g，炒枳壳12g，炙甘草7g，玄参12g，珠儿参9g，炒谷、麦芽各12g，麦冬12g，生山楂15g，苦参9g。七剂。

复方丹参滴丸2盒。

二诊：2016年3月5日。药后胸闷气喘消失，纳果，脘胀，难以入睡，大便日1次，成形，舌淡红尖红，苔薄，脉细，治拟原法。2月27日方去苦参、玄参、连翘、生牡蛎，加广木香9g，佛手9g，蒲公英15g。七剂。

三诊：2016年3月12日。药后胸闷、气喘、脘满、纳果消失，舌尖红苔薄白，脉细，治拟原法。前方加莲子心3g。

经三次治疗，患者证情趋稳，未再复发。

按语：该患者因劳累、饥饱不匀，感受温热毒邪，邪毒入里，逆传心包，心失所养，心脉阻滞，出现胸闷、胸痛、心神被扰，经清热解毒、益气活血、宁心安神治疗，诸症得解。患者病程短，邪毒入侵的病位不深，故病情恢复较快。

二、宣肺利咽、益气养阴、宁心定悸法治疗病毒性心肌炎后期复感外邪案

陈某，男，16岁。2001年9月13日初诊。

主诉：反复胸闷、心悸半年余，咽痛1周。

患者于半年前因"上感"引起心悸、心慌、胸闷，偶有胸痛，在某三甲医院诊为"病毒性心肌炎"，经住院治疗，患者病情好转后出院。后患者经常因"感冒"出现咽痛、心悸、胸闷、乏力。

刻诊：头汗，胸闷，心悸，气短，乏力，舌红苔薄，脉浮。

辨证：气阴两虚，热邪犯肺。

治法：宣肺利咽，清心定悸。

处方：桑叶12g，甘菊10g，金银花15g，桔梗6g，生甘草5g，牛蒡子10g，丹参20g，玉竹15g，法半夏12g，瓜蒌皮12g，连翘12g，野荞麦根30g，浙贝母15g，太子参30g，麦冬15g，五味子5g。七剂。

复诊时外感症状已愈，且无自觉症状，唯现脉搏结代（早搏），后选用炙甘草汤化裁治疗，证情稳定，早搏未现。

按语：病毒性心肌炎迁延半年未愈，致气阴已虚，外邪乘虚而入，"急者治其标"，故拟宣肺利咽，清心定悸佐以益气养阴活血法。

三、益气养阴，清心解毒法治疗病毒性心肌炎复感外邪案

徐某，女，25岁。2003年1月10日初诊。

主诉：反复心悸、心慌、胸闷1年余，再发伴咽痛1周。

患者于1年前因"腹泻"引起心悸、胸闷、胸痛，劳累后心悸、胸闷明显，胸部隐隐作痛。在当地医院就诊，诊为病毒性心肌炎，经

住院治疗好转后出院。其后多在感冒后出现心悸、胸闷、胸部隐痛。近1周来再发并伴有咽痛，来我处就诊。

辅助检查：肠道病毒 DNA 阳性，磷酸肌酸激酶 177u/L，心电图提示 ST-T 改变。

刻诊：心悸，胸闷，胸部隐痛，手足心汗，咽痛，舌红少苔，脉弦细。

辨证：气阴两虚，热毒羁留。

治则：益气养阴，清心解毒。

处方：太子参 30g，麦冬 15g，五味子 5g，玄参 12g，丹参 30g，苦参 12g，金银花 15g，板蓝根 15g，龙齿（先煎）30g，炙远志 6g，北沙参 15g，赤芍 12g，瓜蒌皮 12g，川芎 10g，薤白 6g。七剂。

二诊：七剂后心悸、胸闷、隐痛、腰酸膝软好转，舌红苔薄，脉细，治拟原法。守上方加野荞麦根 30g。

药后临床证候已除，为巩固疗效守上方再服七剂，后改用成药心宝丸维持治疗半年余，至今诸症未现，心电图及心肌酶学检查正常。

按语：本案重在气阴已伤，热毒羁留，故用生脉饮加北沙参益气养阴，苦参、金银花、板蓝根、玄参清心解毒，龙齿、远志宁心定悸，瓜蒌、薤白、赤芍、川芎涤痰宽胸，活血舒痹。诸药合用共奏益气养阴、清心解毒之效。

四、益气养阴、宁心舒痹之法治疗病毒性心肌炎频发室性早搏案

周某，男，22 岁。2002 年 7 月 24 日初诊。

主诉：反复心悸、心慌、胸闷 1 年余。

患者于 1 年前因"上感"引起心悸、心慌、胸闷，在当地医院诊为"病毒性心肌炎"，24 小时动态心电图示频发室性早搏、ST-T 轻度改变，经对症治疗，上述症状缓解，此后在气候变化或劳累后感

心悸、胸闷、心慌。

刻诊：心悸，心慌，胸闷，舌红苔薄，脉细促。

辨证：气阴两虚，心失所养。

治法：益气养阳，宁心舒痹。

处方：炙甘草 10g，太子参 30g，麦冬 15g，五味子 5g，生地黄 30g，玉竹 15g，龙齿（先煎）20g，丹参 30g，郁金 12g，赤芍 12g，苦参 10g，甘松 10g，玄参 12g，七剂。以上七剂用黄酒 500g 入煎，每日 2 次，每次煎 1 小时取汁 250mL，冲入米醋一汤勺服用。

守上方约半年，心律恢复正常，至今诸症未现，心电图及心肌酶学检查正常。

按语：久病心气阴已虚，心脉阻滞，以致心阳不振而现诸症，故拟益气养阴，宁心舒痹之法。方宗炙甘草汤合生脉饮之意。取黄酒入煎，意在缓和生地黄之凉润滋腻，助推气血运行，同时借助黄酒醇提后黄酮类成分溶解更充分，得以发挥疗效。

五、益气养阴、宁心定悸法治疗病毒性心肌炎后遗症案

史某，女，31 岁。2014 年 1 月 9 日初诊。

主诉：反复心悸、胸闷、胸部隐痛 3 年余，再发 1 周。

患者于 3 年前无明显诱因出现心悸、胸闷、左胸部隐痛，劳累和感冒后加重，休息后减轻，在当地医院就诊，诊为"病毒性心肌炎"，一直门诊治疗，服用血栓心脉宁、黄杨宁等药，但上述症状时有发生。近 1 周因感冒再次引起心悸、心慌、胸部隐痛，来我处就诊。

刻诊：心悸，胸闷，胸部隐痛，下颌粉刺较多，感冒已愈，舌红苔薄，脉细。

辨证：气阴两虚，心失所养。

治法：益气养阴，宁心定悸。

处方：生黄芪 30g，太子参 30g，麦冬 12g，五味子 5g，生地黄

15g，炙桂枝 3g，当归 10g，赤芍 12g，柴胡 10g，丹参 15g，降香 9g，川芎 6g，炙甘草 9g，黄连 3g，淡吴萸 1g，红景天 12g，毛冬青 15g，炒枳壳 9g，玫瑰花 5g。十四剂，水煎服。

二诊：2014 年 1 月 17 日。患者月经将至，1 月 9 日方加制香附 12g，灯盏花 12g，益母草 15g 理气解郁、活血调经。七剂，水煎服。

三诊：2014 年 2 月 27 日。患者证情稳定，经行将净，舌红苔薄，脉细，治拟原法。1 月 17 日方去制香附、益母草。七剂，水煎服。

四诊：2014 年 3 月 13 日。心率 76 次/分，律齐，少寐，唇周粉刺，舌红苔薄，脉细，治拟原法加减。上方去偏温的玫瑰花、淡吴萸；加三七花（后下）5g，连翘 12g，炒丹皮 12g，清热凉血，解毒去痘。

五诊：2014 年 6 月 5 日。间断服药至今，近日口糜，便结，舌红苔薄，脉细，治拟益气养阴，清热解毒，活血化瘀，润肠通便。

处方：生地黄 15g，玄参 12g，麦冬 12g，珠儿参 15g，丹参 15g，赤芍 12g，丹皮 12g，绞股蓝 15g，淡竹叶 15g，红景天 12g，太子参 15g，五味子 5g，炒枳壳 12g，火麻仁 15g，郁金 12g，柴胡 10g，人中白 12g。七剂，水煎服。

六诊：2014 年 8 月 21 日。药后口糜消失，大便通畅，心悸好转。近日夹有外感，咳嗽，少痰，泛酸，心悸，月经紊乱，舌红苔薄，脉细结，治拟标本同治。

处方：桑叶 15g，菊花 10g，桔梗 5g，生甘草 5g，连翘 12g，前胡 9g，黄连 3g，淡吴萸 1g，金银花 15g，丹参 15g，降香 9g，红景天 6g，瓜蒌皮 12g，淡竹叶 15g，佛手 9g，蒲公英 15g，广木香 9g，炒枳壳 12g。七剂，水煎服。

按语：该患者为病毒性心肌炎后遗症，因反复感冒致邪毒羁留，正气内虚，病情迁延不愈，从一诊至六诊，展示病毒性心肌炎后遗症在遇到夹有外感、经期、心火旺时的辨证施治方法。以生黄芪、太子参、麦冬、五味子益气养阴；桂枝、甘草辛温通阳，助血运行；当归、生地黄、赤芍、川芎、丹参、降香、红景天、毛冬青养血活血。其中红景天，《神农本草经》将其列为上品，称其轻身益气，不老延年，且能补肾，理气养血，主治周身乏力、胸闷等症，还具有清肺止咳、解热的功效，病毒性心肌炎常因外感热毒，内伤气阴，用之甚为合拍。四逆散、玫瑰花疏肝解郁，调达气机；黄连、淡吴萸，佐金平木，舒畅气机，宣壅去滞，清胃泄热，以助粉刺消退。二诊、三诊益气养阴、活血化瘀扶助正气，口糜是心火上炎之征，常用人中白、珠儿参、淡竹叶清心，清除羁留毒邪，使邪去正安，心宫清净。五诊因口糜、便结，以玄参清上焦浮游之火，珠儿参、人中白、淡竹叶清心胃之热而治口糜，助火麻仁、生地黄润肠通便。六诊患者夹有外感，故以桑叶、菊花、连翘辛凉解表，桔梗、生甘草、前胡宣肺止咳，患者胃疾缠身，若不兼顾将会影响本病的治疗，故以黄连、淡吴萸佐金平木，广木香、炒枳壳、佛手理气和胃。此后，患者病情稳定，继续原法巩固疗效。

第五章

扩张型心肌病

补益心气第一紧要，
兼夹杂症虚实并投。

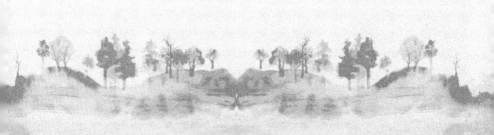

扩张型心肌病（DCM，简称扩心病）是一种原因未明的原发性心肌疾病。本病的特征为左、右或双侧心室扩大，并伴有心室收缩功能减退，伴或不伴充血性心力衰竭，室性或房性心律失常。病情呈进行性加重，病死率高，可发生于心肌病的任何阶段。20%的心肌病患者有家族史，年诊断率8/10万，患病率约为37/10万，其中半数患者年龄在55岁以下。

第一节　病因病机

扩张型心肌病与遗传、嗜心肌病毒持续感染、免疫反应有关。即先天不足，或后天失养，或久病体虚，致正气虚弱，卫外不固，不御外邪，风热邪毒乘虚逆传心包，导致心气、心血不足，风热毒邪内侵，毒邪久蕴，耗气伤阴，致气阴两虚。气虚则鼓动无力，气化失司，水湿内生，聚集成饮，饮凝成痰；阴虚则阴精不足，脉络空虚，血不荣心，心肌收缩无力，气虚血瘀，心体胀大，心室扩张。

饮食失节、情志不畅、久病过劳等致病因素作用于人体，人体脏腑功能失调，气血阴阳失和，津液运行、输布障碍，津液不归正化，聚而为湿，阻滞气机，结聚为饮，饮凝成痰，痰饮阻络，络滞为瘀，痰瘀胶结血脉，心气营运不畅，遂成"窠囊"。朱丹溪《丹溪心法·痰饮》："痰挟瘀血，遂成窠囊。"何梦瑶《医碥·杂症》："有形之积，阻碍正气。"心体胀大，心室扩张缘于痰瘀胶结，与丹溪所说的

"窠囊"有相似之处。

本病多见于曾感受过病毒性心肌炎的青、中年人。病位在心，常累及肺脾肝肾，病机特点为本虚标实，本虚是气、血、阴、阳亏虚，标实主要是血瘀、水停、痰阻。初期心气、心阴亏虚，若心病及脾，脾气亏虚，水谷运化不利，气血生化不足，则血阻经脉，痰湿中阻。瘀血、痰湿为心肌病的病理基础。心肾同源，久病肾阳亦亏，不能上温心阳，气化失司，水饮内停于心下，凌心射肺，出现咳嗽、咳痰，气喘，水湿泛滥，颜面以至全身水肿。

第二节　辨治特点

一、中医辨证分型

扩张型心肌病病因不明确，中医辨证分型尚无统一的分型标准。根据发生、发展的过程及病机，有以发作期、缓解期来辨治，也有分为气阴两虚、气血两虚、阳虚水泛、心脉痹阻等证。笔者根据长期临床实践分为心气虚、心阳虚、水瘀互结三型。

二、辨治思路

（一）抓主症，探究病机

扩张型心肌病以心脏扩大、心律失常、心功能不全、心肌收缩力下降为病证特点，其临床表现为心悸、气急、水肿、脉促结代，因此要紧紧抓住这四大主症辨治。但病机虚实交错，甚为复杂。气为血之帅，血为气之母，心藏血脉之气，若心气亏虚，推动血液运行无力，全身各脏腑失养，心及各脏腑功能下降，无力推动血液在脉管中运行，脉气不相衔接，可见心悸、脉促、结、代。瘀血日渐阻滞，亦使心气不畅，气滞血瘀，形成扩心病。若母病及子，脾运失司，水谷精微失于运化，脾虚生痰助湿，势必影响心之帅血功能，血行为之瘀滞，痰瘀阻滞心室而致心体扩大。

心肾同属少阴，久病及肾，心、脾、肾阳虚鼓舞五脏乏力，不能蒸腾气化水液，水湿停滞，水液泛滥，而成水肿。从下肢开始，逐步蔓延全身。表现为颜面、眼睑浮肿，下肢浮肿，畏寒怕冷、小便少，大便稀，舌淡苔白，舌根苔厚，脉沉细弱。

（二）气化失司，痰瘀阻滞贯穿疾病始终

本病形成始于心气、心阳不足，终于心、脾、肾阳虚，但多与气化失司，痰瘀内阻有关，心气不运，脾失健运，肺不布津，肾失气化，肝失疏泄，均可致痰湿、瘀血、水停等病理产物堆积，发为本病。根据气、血、阴、阳虚衰程度及痰、瘀、水停的孰多孰少、孰重孰轻，圆机活法，选方用药。如合并高血压、冠心病、糖尿病、房颤、心衰，应辨证、辨病相结合，针对虚、瘀、水、风，采用补虚、化瘀、利水、息风之法治疗。

三、治则治法

（一）治则

1. 补益心气为第一紧要

本病以心脏扩大、心肌收缩力下降为特征，治疗时注意补益心气，重用正心肌力作用的中药来治疗。我常在复方中重用生黄芪30~50g，甚至可以用到100g，EF值大多能得到改善。值得注意的是此处补气不用炙黄芪，只用生黄芪，因生黄芪益气、固表、行水、托里、升阳，补的同时还有助于行水，用量较大时可助他药活血、行水，比如配防己、茯苓、车前子、冬瓜皮行水药可助利水消肿；配活血药丹参、红景天、川芎益气活血，可以增强活血效果。而炙黄芪经过蜜炒，药性较生黄芪热，专注补中益气、升阳举陷，对扩心病患者常兼有水肿、血压高者实非所宜。心火旺盛或有肝阳上亢征象者可以

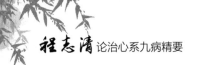

少用或暂缓使用。

2. 要重视对扩心病夹杂证的处理

扩心病患者由于病程较长，虚实错杂，有些患者体质较差，一是容易夹感，要遵循急则治标，缓则治本的原则，先治外感，如表里俱急，可以表里同治；二是常有"上火"之征，由于补益心气日久，可以出现舌尖或口腔糜烂等上火之征，此时需要兼顾心火，选用黄连、淡竹叶、珠儿参、莲子心、人中白等清心泻火之品；三是 30~40 岁患者要注意因病致郁，此类患者因长期被疾病困扰，病因不明，西医针对病因的措施不力，使患者极易产生悲观情绪，在治疗时要注意心理疏导，加郁金、柴胡、佛手等疏肝理气之品。

（二）治法

1. 补益心气法

适用证型：心气虚证。

症状：该证多见心悸、心慌，胸闷不适，活动后气促，自汗，舌质淡红苔白，脉细弱或结代。

方药：保元汤加减。人参 3g，黄芪 15g，炙甘草 3g，炙桂枝 5g，丹参 15g，红景天 12g，当归 12g。

方以人参、黄芪大补元气，扶助心气；炙甘草甘温益气，与桂枝配伍温通经脉，行血气；以桂枝易肉桂，合丹参、红景天、当归活血通脉。

若兼见心悸气短，头昏乏力，胸闷隐痛，口咽干燥，心烦失眠，舌红或有齿痕者，为气阴两虚，加麦冬、五味子，尊参麦饮之意。该处太子参易人参，太子参以"清补"见长，益气但不升提，生津而不助湿，扶正却不恋邪，补虚又不峻猛，用在该处甚为恰当；麦冬甘寒，养阴生津、清虚热为臣药；五味子酸收，《本经》称其"主益气，咳逆上气，补不足，强阴"，三药合用，共收益气养阴、生津止渴、固表止汗之功。

兼痰浊血瘀，加瓜蒌皮、薤白、竹沥半夏、茯苓、川芎、赤芍、丹参、降香、郁金、石菖蒲。瓜蒌皮、薤白、竹沥半夏，为瓜蒌薤白半夏汤，该方来源于《金匮要略·胸痹心痛短气脉证并治第九》："胸痹不得卧，心痛彻背者，栝蒌薤白半夏汤主之。"具行气解郁、通阳散结、祛痰宽胸的功效。瓜蒌甘寒，归肺、胃经，清肺化痰，行气宽胸，此处用瓜蒌皮加强行气宽胸作用，朱丹溪《本草衍义补遗》云其"洗涤胸膈中垢腻"；薤白辛温通阳，化痰散寒；半夏、茯苓祛痰散结；全方通畅气机，化浊除痰，配伍精当。川芎辛温，活血行气，祛风止痛，为血中气药；赤芍味苦、性凉，清热凉血、活血散瘀，两药相伍，活血化瘀、理气通滞，现代药理研究二者提取物可显著改善血液流变性。丹参，入心包络而破瘀，《别录》言其"养血，去心腹痼疾结气"；降香，《本经逢原》曰："降真香色赤，入血分而下降，故内服能行血破滞。"二者合用，辛香疏泄，活血通络，对胸闷、胸痛有良效。郁金辛苦而寒，功能解郁开窍、清心凉血；石菖蒲辛苦而温，功能开窍醒神、化湿豁痰。两药相伍，既化湿豁痰，又清心开窍，寒温平调。

2. 温补心阳法

适用证型：心阳虚证。

症状：心悸，气短，胸闷胸痛，自汗，畏寒肢冷，神疲乏力，或面唇青紫，舌质淡胖或紫暗，苔白滑，脉弱或结代。

方药：附子汤合保元汤化裁。淡附子 3~5g，生姜 3 片，白术 12~15g，茯苓 15g，黄芪 15~30g，防己 12g。

附子走而不守，能上助心阳以通脉，中温脾阳以健运，下补肾阳以益火，是温里扶阳的要药，干姜守而不走，二者相需为用，温阳散寒。阳虚则寒凝，气化失司，水湿内停，故配白术、茯苓、黄芪、防己、丹参、赤芍、益母草益气健脾、祛湿活血利水。

3. 温阳利水，活血化瘀法

适用证型：心肾阳虚，水瘀互结证。

症状：心悸怔忡、胸闷气促，甚则夜间不能平卧，或咳喘，下肢浮肿，按之不起，胸闷胸痛，痛势较剧，如刺如绞，痛有定处，唇甲青紫，腹胀纳差，舌质淡暗，或有瘀点瘀斑，苔白腻，脉滑数。

方药：真武汤合血府逐瘀汤加减。淡附子 3~9g，干姜 6~9g，炙桂枝 5~10g，黄芪 15~30g，防己 12g，茯苓 15g，丹参 15g，川芎 6~9g，赤芍 12g，郁金 12g，益母草 15g，桃仁 9g，红花 3~5g，当归 9g 等。

心肾同属少阴，心阳虚衰，鼓动无力，血行不畅，瘀阻血脉；心阳虚日久则肾阳受损，肾阳亏虚，命门火衰，温运气化无力，津液不归正化，聚而为饮，饮凝为痰，痰饮瘀血阻滞，瘀血加重水液停滞，出现水肿、小便不利；阳虚水寒，寒水射肺，可出现咳嗽、咳痰、气促，咳清水痰涎；心阳肾阳虚衰，气化失司，水气凌心，则出现心悸、怔忡、胸闷；瘀血阻滞，心脉不通，故见唇甲青紫，舌淡紫。心肾两脏阳虚，形体失于温养，脏腑功能衰退，故形寒肢冷，神疲乏力，腰膝酸软。舌淡，苔白滑，脉弱为虚寒证常见之征。

真武汤中淡附片，大辛、大热，温阳逐寒，干姜易生姜，取干姜"通心助阳，补心气不足，燥湿，引血药入血分、气药入气分，去恶养新"（《本草纲目》），且干姜走而不守，二药相伍温阳散寒行水；炒白术、茯苓，健脾渗湿，以杜水源形成；黄芪、防己、竹沥半夏益气祛湿，化痰利水；川芎、赤芍、丹参、降香、郁金、桃仁、红花、当归活血理气；桂枝、益母草振奋心阳，活血利水，葶苈、大枣泻肺蠲饮。

第三节　方药心悟

一、经典方

（一）四君子汤

【出处】《太平惠民和剂局方》。

【组成】人参（去芦）、茯苓（去皮）、白术各9g，炙甘草6g。

【功能】益气健脾。

【辨证要点】脾胃气虚证。见面色萎黄，语声低微，气短乏力，食少便溏，舌淡苔白，脉虚弱。

【临床心悟】本方是治疗脾气虚的基本方。脾胃为后天之本，气血生化之源，脾胃气虚，受纳与健运乏力，则饮食减少；湿浊内生，脾胃运化不利，故大便溏薄；脾主肌肉，脾胃气虚，四肢肌肉无所禀受，故四肢乏力；气血生化不足，不能荣于面，故见面色萎㿠白；脾为肺之母，脾胃一虚，肺气先绝，故见气短、语声低微；舌淡苔白，脉虚弱均为气虚之象。言语轻微，则闻之而知其气虚；四肢无力，则问之而知其气虚；脉来虚弱，则切之而知其气虚。

方中人参为君，甘温益气，健脾养胃。臣以苦温之白术，健脾燥湿，加强益气助运之力；佐以甘淡茯苓，健脾渗湿，苓术相配，则健脾祛湿之功益著。使以炙甘草，益气和中，调和诸药。四药配伍，共奏益气健脾之功。

脾属土，心属火，火生土，火为土之母，土为火之子，子能令母实，故健脾益气养心，达补心气的作用。

（二）保元汤

【出处】《博爱心鉴》。

【组成】黄芪9g，人参、炙甘草各3g，肉桂1.5g。

【功能】补气温阳。

【辨证要点】少气怯寒，倦怠乏力，饮食少进，面青㿠白，睡卧宁静，气陷久泻。

本方有补气温阳、滋养益气、扶弱补虚功效，桂枝可易肉桂，桂枝辛、甘、温，发汗解肌，温经通脉，助阳化气，散寒止痛。太阴湿土得阳始运，故用人参、黄芪甘温益气、升举脾阳，桂枝、甘草辛甘温润，温运脾阳。

二、常用药

（一）黄芪

参见第三章冠状动脉粥样硬化性心脏病。

（二）人参

【来源】 五加科人参属植物人参的干燥根。

【性味归经】 甘、微苦，微温。归肺、脾、心、肾经。

【功效】 大补元气，固脱，生津，安神。

【临床应用】 《本经》中论人参"主补五脏"，而在《药性论》中进一步言"主五脏气不足"，故人参主要在大补元气，固脱生津之用，其次用在五脏虚损，如参附汤、独参汤、生脉饮、保元汤、四君子汤、人参养荣汤等。

人参药理作用研究显示：人参单体皂苷作为人参的主要活性物质，可有效抑制心肌细胞肥大、改善心肌缺血，保护心肌缺血再灌注、促进血管再生、抑制心肌细胞凋亡和抗心律失常等。人参对心肌及血管有直接作用，一般在小剂量时兴奋，大剂量时抑制。人参能明显降低各类休克动物死亡率，纠正休克所导致的酸中毒，在休克过程中对重要器官能起到保护作用。临床中利用其益气固脱作用，抢救急性心肌梗死、大出血、过敏性休克等有效。在慢性心衰作用的各项研究中显示，人参对血流动力学、心室重构、B型利钠肽（BNP）水平均存在有利影响；临床应用中，更多人参的复方制剂在各类心衰治疗中能够获益，在急性心衰救治中亦疗效明显。

慢性心衰治疗中用人参有大补元气之功，常用保元汤补益元气，生脉饮益气生津。急性心衰抢救中用人参固脱生津，用参附汤回阳固脱救逆。真正用人参时，平素以生晒参为主，低血压者方用别直参。长期应用者，对于心衰轻症，脾肺虚弱的常选用清补的太子参，补气之力虽不及生晒参，但可防伤阴化火。

　　人参还可以运用于高血压患者，但前提是有气虚证的临床表现。人参对整体动物的冠状动脉、脑血管、椎动脉、肺动脉均有扩张作用，可改善这些器官的血循环。人参皂苷对血压有双向调节作用，并与剂量及机体机能状态有关，小剂量可使血压升高，大剂量使血压下降。用阿托品后，降压作用明显减弱，故认为人参降压是阻滞 M 胆碱受体的结果。最近研究表明，人参皂苷的降压作用还可能与其激动突触前膜 α2 受体、减少交感递质释放有关。

（三）肉桂

　　【来源】樟科植物肉桂的干燥树皮。

　　【性味归经】辛、甘，大热。归肾、脾、心、肝经。

　　【功效】补火助阳，引火归原，散寒止痛，温通经脉。

　　【临床应用】用于腰膝冷痛，肾虚作喘，虚阳上浮，眩晕目赤，心腹冷痛。

　　《本草求真》："肉桂，气味甘辛，其色紫赤，有鼓舞血气之能，性体纯阳，有招导引诱之力。昔人云此体气轻扬，既能峻补命门，复能窜上达表，以通营卫，非若附子气味虽辛，复兼微苦，自上达下，止固真阳，而不兼入后天之用耳。故凡病患寒逆，既宜温中，及因气血不和，欲其鼓舞，则不必用附子，惟以峻补血气之内，加以肉桂，以为佐使，如十全大补、人参养荣之类用此，即是此意。"

　　适用于①命门火衰、畏寒肢冷、阳痿、尿频等症，常与温补肝肾药如熟地、枸杞、山茱萸等配伍；对脾肾阳虚所致的腹泻，可与山药、白术、补骨脂、益智仁等同用。②久病体弱、气衰血少之症，用少量肉桂配入补气、补血药，如党参、白术、当归、熟地等品之中，有鼓舞气血生长之功；治阴疽自陷，可与炮姜、熟地、鹿角胶、麻黄、白芥子、生甘草同用。

（四）白术

　　【来源】菊科植物白术的根茎。

【性味归经】甘、苦，温。归脾、胃经。

【功效】补脾益胃，燥湿和中。

【临床应用】用于脾胃气弱，不思饮食，倦怠少气，泄泻，痰饮，水肿，黄疸，湿痹，小便不利，头晕，自汗等。

现代药理研究，白术有扩张血管、抑制心脏作用，剂量过大时可致心脏停搏，麻醉犬静脉注射煎剂 0.1g/kg 血压轻度下降，静脉注射 0.25g/kg，血压急剧下降，3~4 小时内未见恢复。

第四节　医案精选

一、益气涤痰、活血舒痹法治疗扩张型心肌病案

娄某，男，30 岁。2014 年 9 月 10 日初诊。

主诉：胸闷、气急 2 月余。

患者于 2 月余前劳累后突发胸闷、气急，并晕厥，无胸痛、咳嗽、咳痰、发热、盗汗，某三甲医院就诊后诊为扩张型心肌病，心电图检查示频发室性早搏。20 天前住院治疗时植入心室除颤器，心超提示 EF21%，医院建议行心脏移植手术。患者家属拒绝，遂来我处寻求中医治疗。

辅助检查：血生化示谷丙转氨酶 176μmol/L，谷草转氨酶 74μmol/L，尿酸 695μmol/L，乳酸脱氢酶 313μmol/L，羟丁酸脱氢酶 259μmol/L；血常规示血红蛋白 182g/L。心脏彩超示左心增大（左心房 5.2 × 4.4 × 3.5cm，左心室 7.4cm），左室壁运动弥漫性减弱，EF21%。

刻诊：胸闷、气急，动则尤甚，入夜不能平卧，口舌溃疡，多汗，烦热，胸部隐痛，舌胖边有齿痕，暗红，舌下络脉瘀紫，苔薄，脉细有歇止。

辨证：心气不足，痰瘀互结。

治法：益气涤痰，活血舒痹。

处方：生黄芪 30g，汉防己 12g，炒白术 12g，茯苓 15g，炙桂枝 3g，丹参 15g，降香 9g，红景天 12g，刺五加 12g，垂盆草 30g，柴胡 10g，赤芍 12g，炒枳壳 12g，黄连 3g，益母草 15g，淡竹叶 15g，冬瓜子皮各 30g。七剂。

二诊：2014 年 9 月 17 日。BP110/80mmHg。胸闷、气急、乏力未现，舌红苔薄，脉细滑，治拟原法。9 月 10 日方去冬瓜子、冬瓜皮、淡竹叶，加瓜蒌皮 12g，薤白 9g，法半夏 9g，生薏苡仁 30g。七剂。

三诊：2014 年 9 月 24 日。证情稳定，胸闷气急乏力未现，入夜已能平卧，口舌溃疡已愈，舌红苔薄，脉细，偶有歇止。治拟益气活血，宁心舒痹。

处方：生黄芪 30g，汉防己 12g，生白术 15g，丹参 15g，降香 9g，茯苓 15g，红景天 12g，赤芍 12g，川芎 10g，瓜蒌皮 12g，薤白 9g，法半夏 12g，黄连 3g，炒枳壳 12g，刺五加 12g，益母草 15g，炙桂枝 3g，生薏苡仁 30g。七剂。

患者在原法基础上加减服用 2 个半月后症状明显改善，胸闷、乏力、气短未再出现。心超 EF 值从 21% 上升到 39%，一年内多次复查心脏彩超，EF 值逐步提高，最近一次复查上升到 55%。

按语：本案重点在心气虚，兼痰浊血瘀。心气虚则运血无力，血行瘀滞，形成血瘀，心气内虚，气化失司，津液不行，凝而成痰，痰瘀阻滞心脉，患者 EF 值降低，与现代医学收缩性心衰机制相吻合，心衰病位在心，涉及五脏，在心衰的发生发展中，肺肝脾肾功能失调都可以影响到心而致心衰，特别是心与脾母子相关，脾气旺则心气充，脾健则痰湿不易停聚，故健脾可达到补心气的作用。治以益气通阳、化气行水、祛痰逐瘀。方中重用黄芪补气，配防己祛湿，桂枝温通心阳，茯苓健脾渗湿。黄芪用量最大时每天曾用到 100g，的确对增强心肌收缩力有很大作用，EF 值因此提高较快。柴胡、赤芍、炒枳壳取四逆散之意，理气活血，益母草、冬瓜子皮活血利水，黄连、淡竹叶清心泻火，治口舌溃疡。

患者舌下瘀紫、舌暗，提示伴有瘀血，加丹参、降香、川芎。三诊活血化瘀，瘀化则水行，水肿便愈。患者心气虚瘀血内阻，用红景天、刺五加益气活血、通利血脉，改善心功能与心律失常。刺五加味辛、苦、微甘，性温，归脾、肾、心经，具祛风湿、补肝肾、强筋骨、活血通脉作用。动物实验有很强的抑制血小板聚集、抗心律失常作用。

脾虚生痰，二诊方中瓜蒌皮、薤白、半夏组成瓜蒌薤白半夏汤，具行气解郁、通阳散结、祛痰宽胸的功效。此处瓜蒌皮易瓜蒌实，取其长于行气宽胸作用。

二、益气活血、疏肝解郁、涤痰舒痹法治疗扩张型心肌病案

王某，女，40 岁。2014 年 3 月 1 日初诊。

主诉：反复心悸 1 年余。

患者于 1 年前于劳累后出现心悸，伴胸闷、头晕，无视物旋转、耳鸣、耳聋，无恶心、呕吐，无头痛等不适。浙江某三甲医院就诊，诊为扩张型心肌病，心律失常，房性早搏、室性早搏，予对症治疗（具体不详），疗效欠佳，今来门诊就诊。

辅助检查（2014 年 3 月 6 日）：心超：①左室增大伴左室收缩功能轻度减低，左室舒张功能减退；②轻度二尖瓣、三尖瓣返流。甲状腺超声：甲状腺多发结节，考虑结节性甲状腺肿。24 小时动态心电图：①窦性心律；②偶见多源房性早搏；③频发多源性室性早搏，时呈二联律；④T 波改变。双侧乳腺超声：双乳增生伴左乳多发囊肿，左乳现低回声结节，纤维腺瘤首先考虑。子宫及附件超声：子宫肌层增粗不均，提示子宫腺肌症，子宫肌瘤，宫颈多发囊肿。

刻诊：心悸、胸闷、头晕，便秘，腹胀，经前乳胀，月经量多，

色正常，无血块，纳可，眠安，舌质暗红苔薄白，脉弱。

辨证：气虚血瘀，肝气郁结，痰瘀阻滞。

治法：益气活血，疏肝解郁，涤痰舒痹。

处方：生黄芪 30g，防己 12g，当归 10g，柴胡 10g，赤芍 12g，瓜蒌皮 12g，薤白 9g，炒枳壳 12g，郁金 12g，丹参 20g，降香 9g，生山楂 12g，绞股蓝 15g，红景天 12g，葛根 15g，天麻（先煎）9g，刺五加 12g，制延胡索 15g，桃仁 10g。

二诊：2014 年 3 月 15 日。心悸、胸闷消失，少寐，大便不多，口气秽，腹胀，胃隐痛，尿频急，腰膝酸软，舌红苔薄，脉细。治拟益气活血，疏肝理气通腑。前方去汉防己、桃仁、天麻、葛根、刺五加，加广地龙 12g，制大黄（后下）12g，广木香 9g。

上方加减治疗半年，患者证情明显好转后停药。

按语：该例患者为中年女性，扩张型心肌病，心肌收缩、舒张功能均降低，表现为心悸、胸闷、头晕、腹胀、胃脘隐痛，月经量多，舌质暗红苔薄白，脉弱。患者以脾气虚为主，并有肝郁。脾为后天之本，脾虚则运化失职，湿浊内生，湿聚成饮，饮凝成痰，再加肝郁经络阻滞，气血运行不畅，痰瘀痹阻，致心体失养。治以益气涤痰活血。方中生黄芪、防己益气祛湿行水，瓜蒌皮化痰宽胸、润燥滑肠、消腹胀，薤白味苦辛性温，具通阳散结、理气宽胸作用，为治疗胸痹之要药。柴胡、炒枳壳、绞股蓝疏肝理气、健脾宽胸。红景天、丹参、降香、赤芍、桃仁、山楂、刺五加、制延胡索益气、活血、散瘀，瘀血祛，则痰湿除。天麻平肝潜阳，葛根味甘、辛，性平，解肌退热升清阳，与天麻相伍，平肝潜阳、升清气，治头晕。且天麻、葛根解肌、平肝、息风，抗心律失常。现代药理研究葛根提取物能改善心肌氧代谢，对心肌代谢具有有益作用，同时能扩张血管，改善微循环，降低血管阻力，使心肌及椎基底动脉血流量增加，防治心肌缺血及椎基底动脉供血不足。

患者心律失常，偶见多源房性早搏，频发多源性室性早搏，时呈二联律，与风邪"善行数变"相似，为痰瘀阻滞，风邪袭扰，故二诊在益气涤痰活血基础上加地龙息风和络，加强活血化瘀通络作用。

三、温阳化气、利水消肿法治疗扩张型心肌病案

施某，男，54岁。2006年5月18日初诊。

主诉：反复胸闷、气急1年，伴咳嗽、咳痰半年。

患者于1年前渐出现胸闷、气急，活动后加重，夜间偶有憋醒，某三甲医院就诊，X线胸片示左右心室增大；心超示左心室增大；三尖瓣返流；左心室收缩功能减低，LVEF值28%。ECG示频发多源性室性早搏，时呈三联律。诊为"扩张型心肌病"，予贝那普利（洛汀新）10mg，每日1次口服，地高辛0.125mg，每日1次口服，速尿20mg，每日2次，口服，安体舒通40mg，每日2次，口服。患者胸闷、气急时有发作。近半年因"感冒"出现咳嗽、咳痰，痰呈白色黏痰，痰量不多，易咳出。今来门诊寻求中医治疗。

既往史：高血压病史6年，最高BP182/90mmHg，血压控制达标。

刻诊：胸闷、气急，乏力，咳嗽、咳痰，目糊，消谷善饥，晨起泛清水，有时腰膝酸软，夜尿2次，下肢浮肿，舌淡红边有齿痕，苔微腻，脉沉弦。

西医诊断：扩张型心肌病；心功能3级；高血压1级（极高危）。

辨证：心肾阳虚，气化失司。

治法：温阳化气，益肾和胃。

处方：淡附片5g，干姜5g，茯苓15g，炒白术15g，生黄芪20g，汉防己12g，川连5g，淡吴萸1g，冬瓜子皮各30g，怀牛膝15g，炒杜仲15g，丹参15g，赤芍12g，益母草15g。

二诊：2006年5月25日。BP110/80mmHg，乏力，易饥，腰膝酸软，夜寐均有好转，晨起泛清水已瘥，舌淡苔薄，脉沉弦。治拟原法。上方加法半夏12g，佛手9g。

三诊：2007年1月13日。服用上方后，自觉证情明显好转，停药3个月。近日外感咳嗽，晨起痰多，有时泛酸，舌淡红苔薄，脉弦。治拟标本同治。

处方：桑叶12g，甘菊10g，黄芩12g，法半夏12g，茯苓15g，陈皮6g，炙紫菀10g，生黄芪15g，炒白术15g，浙贝母15g，炙百部15g，炙白前10g，鱼腥草30g，炒枳壳12g。

四诊：2007年1月20日。BP110/86mmHg，外感咳嗽减而未已，晨起泛酸，舌暗红，苔薄，脉细弦。治拟原法加减化裁。1月13日方去桑叶、甘菊、陈皮，加川连3g，淡吴萸1g，干姜3g，丹参15g，罗汉果15g。

患者4次就诊后，所有症状均明显减轻，病情好转，未再服用中药，停速尿、安体舒通、地高辛，继续口服洛汀新降压治疗。

按语：该患者为扩张型心肌病并发心衰（LVEF值28%），即左室射血分数降低的心力衰竭。辨证为心肾阳虚，气化失司，水饮凌心射肺，经用真武汤合黄芪防己汤化裁温阳化气，加益母草、冬瓜皮利水消肿，杜仲益肾降压。二诊，患者症状大有好转，自停中药，直至3个月后因外感出现咳嗽再次就诊，三诊予桑叶、甘菊疏风清热，宣肺止咳；炙百部、炙白前、法半夏、鱼腥草、黄芩清肺止咳，降气化痰；四诊加川连、吴萸，泻火疏肝，和胃止呕。症状改善后患者停服中药，遗憾的是患者久居外地，没能长期追踪观察。

第八章

肥厚型心肌病

先天遗传注重治肾，
疏肝解郁理气宣壅。

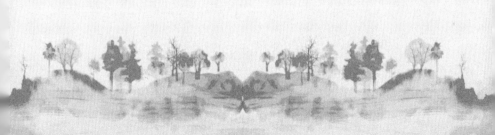

肥厚型心肌病（HCM）为一种常染色体显性遗传性心脏病，为肌小结基因突变所致，有家族史者占50%左右，男女比例为2：1，病死率为1%~2%。《中国肥厚型心肌病管理指南2017》将成人HCM定义为不能完全用心脏负荷异常解释的左心室壁增厚（左心室壁最大厚度≥15mm），儿童HCM定义为左心室壁厚度超过同年龄、性别或体重指数儿童平均值的标准差2倍以上。70%肥厚型心肌病存在静息或潜在流出道梗阻。临床表现为左或右心室非对称性肥厚，累及室间隔，出现心律失常、运动耐量下降、猝死等。

该病根据是否存在左心室流出道梗阻，分为梗阻性和非梗阻性，部分梗阻性HCM，需要手术治疗，中医药保守治疗疗效欠佳。而非梗阻性HCM，一般使用药物治疗改善症状，提高生活质量，中医药治疗有一定优势。

第一节　病因病机

一、禀赋不足，肾精气虚，气化失司，心体受累

肾为先天之本，主藏精，肾精充养五脏六腑，为五脏之本。肾藏元阴元阳，元阴乃五脏阴液之源，元阳乃五脏阳气之根。心乃五脏六腑之主，为"君主之官"，心主血脉，五脏功能活动以气血为基础。心肾同属少阴，若先天禀赋不足，肾精不充，五脏精气亏虚，心易受

171

累；肾司气化，肾气亏虚，气化失司，痰浊停留，气血运化受阻，易致痰浊血瘀，甚或累及心阳，心肾阳虚，气化无权，水饮内停，上凌心肺，则气喘，不能平卧。故本病其位在心，其本在肾。

二、肝郁气滞，肺气不降，脾失健运，痰瘀痹阻

肝气升于左，肺气降于右，"左右者阴阳之道路也"（《素问·阴阳应象大论》）。肝肺为枢纽，肝升肺降，维持人体气机的正常升降运动，精气血津液才能正常运行布散。肝郁气滞，肺气不降，肺津布散失常，津聚成饮，饮凝成痰，痰瘀阻滞；或外邪侵袭，肺气不固，肺失宣肃，水湿内聚成痰，日久化瘀，肺失相傅之功能，痰瘀内生，心体胀大。脾为后天之本，主运化水湿，肝郁气滞，木不疏土，水湿运化受阻，湿聚成痰，气滞血瘀，痰瘀阻滞心脉导致本病。

第二节　辨治特点

一、中医辨证分型

中医无肥厚型心肌病的病名，还没有统一的辨证分型，根据临床实践及其发病机理，将其分为四型：心肾亏虚，瘀血阻滞型；心肾阳虚，痰瘀闭阻型；肝郁气滞，痰瘀阻络型；气血亏虚，肝肾不足型。

二、辨治思路

该病病位在心，病本在肾，与肝脾肺有关，其病性为本虚标实，虚者表现气虚、阳虚、阴虚、血虚；实者表现气滞、寒凝、痰浊、血瘀，并可相互影响，痰浊血瘀尤为关键。虚则补之，实则泻之，权衡心之气血阴阳之不足，肝、脾、肾脏之亏虚，调阴阳补脏腑气血，尤应注意补心气、温心阳；疏肝理气、活血通络、化瘀涤痰以祛邪，临证权衡标本虚实之多少，确定补虚祛邪之程度。

治疗尤应重视以下两个方面。

（一）先天遗传，注重补肾

肥厚型心肌病为常染色体显性遗传性疾病，病本在肾，病位在心。肾藏精，心主血，精血互生。精充化气，心气足，气血调和，心脏舒缩功能正常。治以补肾填精，偏肾阴虚者，遵六味地黄丸之意，用生地黄、山药、山萸肉、茯苓、丹皮、泽泻、麦冬等以益肾滋阴；偏肾阳虚者，遵金匮肾气丸之意，用淡附片、桂枝、生地黄、山药、山茱萸、茯苓、丹皮、泽泻等以温肾助阳。病程日久，阴阳两虚，阳虚水停，真武汤合防己黄芪汤加减，温补心肾，化气利水，以杜痰浊生成之源，药选淡附片、生姜、防己、黄芪、茯苓、炒白术、炙桂枝、红景天；血瘀加活血化瘀之品，如丹参、赤芍、降香、郁金、当归活血理气；痰浊壅塞，选竹茹、胆南星、厚朴。西医治疗肥厚型心肌病避免使用正性肌力作用药物，此处黄芪、附片的现代药理研究虽然有正性肌力作用，但对阳虚患者在使用时，可以对症稍稍与之，取"少火生气"之意，不必拘泥。

（二）疏肝解郁，理气宣壅

肝气通于心，肝郁气滞，心气不畅，气机受阻，气血郁结于心肌，心体胀大；肝郁气滞，心血输布运行受阻，故应治以疏肝理气、宣通壅滞，使气血条畅、心肌舒缩正常，特别是梗阻性 HCM，理气活血对缓解梗阻有重要意义。方选四逆散、补阳还五汤加减，药用柴胡、赤芍、炒枳壳、黄芪、当归、川芎、地龙、益母草、鸡血藤、鬼箭羽、粉葛根。

三、治则治法

（一）治则

1. 根据有否梗阻拟定相应方案

根据左心室流出道梗阻是否，分为梗阻性和非梗阻性，梗阻性一般需要手术治疗，中医药保守治疗可以缓解自觉症状，但注意避免或谨慎使用具有正性肌力的中药。对梗阻的治疗目前手术方式有直接手术切除、无水酒精消融术、射频消融术，无论哪种手术，从中医角度考虑，均可使元气受损，气血津液亏虚，经络受阻，气滞血瘀，血不荣心，出现心悸、心慌、胸闷，甚至胸痛等症状。而非梗阻性一般使用中医药治疗，可以改善症状，提高生活质量。

2. 本病属本虚标实之证，治当虚实兼顾

肥厚型心肌病的发生与先天禀赋有关，起病隐匿，等到诊断明确时多已患病较久，正气内虚，因此要慎察病机所在，病位虽在于心，但多与脾、肝、肾有关，本虚多为气、血、阴、阳亏虚，标实多为痰瘀痹阻，其治当补虚泻实。

（二）治法

1. 益气活血法

适用证型：心肾气虚，瘀血阻滞证。

症状：该证多见胸闷、心悸，或胸痛，痛有定处，神疲乏力，活动后心慌、气促，唇绀甲紫，或腹胀纳差，舌质淡暗，或有瘀点瘀斑，苔白或白腻，脉滑数或结代。

方药：保元汤合舒心宝化裁。药用黄芪、人参、肉桂、炙甘草、丹参、赤芍、红景天、制延胡索、川芎、瓜蒌皮、薤白等。

气阴两虚，加太子参、麦冬、五味子；心阳虚，水肿明显，去甘草，加淡附片；大便稀、纳差，加干姜、炒谷芽、炒麦芽。

2. 温阳益气，涤痰活血，通脉舒痹法

适用证型：心肾阳虚，痰瘀闭阻证。

症状：多见畏寒、肢冷，胸闷、气急，面部或下肢浮肿，动则尤甚，心胸憋闷，口淡口干，舌暗红苔薄腻，脉细弦。

方药：金匮肾气丸化裁。药用淡附片、桂枝、茯苓、炒白术、山药、刺五加、丹参、降香、红景天、赤芍、怀牛膝。

本方仿金匮肾气丸之意，去泽泻之渗利，生地黄、丹皮之凉血，萸肉之酸敛，加炒白术、刺五加、红景天、丹参益气健脾，养血活血；浮肿加生黄芪、汉防己；浮肿兼瘀血明显，加益母草、泽兰活血利水消肿；腰膝酸软加杜仲、牛膝；胸胁刺痛，胸痹心痛，加制延胡索、石菖蒲。

3. 疏肝理气，活血化瘀法

适用证型：肝郁气滞，痰瘀阻络证。

症状：多见心悸、心慌、胸闷、胸胁苦满、面唇青紫，舌淡青或有瘀斑、瘀点，舌下瘀紫，脉弦细或结代。

方药：血府逐瘀汤化裁。药用柴胡、炒枳壳、赤芍、当归、黄芪、丹参、川芎、郁金、降香、红景天。

本法多用于梗阻性肥厚型心肌病未手术者，用《医林改错》血府逐瘀汤去桃仁、红花之克伐，加红景天、郁金、降香理气健脾活血，若兼痰浊，加瓜蒌皮、薤白、石菖蒲祛痰化浊通阳。腰膝酸软，加杜仲、牛膝、桑寄生，失眠、心悸，加炒枣仁、合欢皮、夜交藤补肾宁心安神。

第三节 方药心悟

一、经典方

（一）补阳还五汤

【出处】《医林改错》。

【组成】生黄芪 120g，归尾 6g，赤芍 4.5g，地龙、川芎、红花、桃仁各 3g。

【功能】补气，活血，通络。

【辨证要点】气虚血瘀证。胸闷、胸痛，中风半身不遂，口眼㖞斜，语言謇涩，口角流涎，小便频数或遗尿失禁，舌暗淡，苔白，脉缓无力。

【临床心悟】本方证由中风之后，正气亏虚，气虚血滞，脉络瘀阻所致。正气亏虚，不能行血，以致脉络瘀阻，筋脉肌肉失去濡养，故见半身不遂、口眼㖞斜。气虚血瘀，舌本失养，故语言謇涩；气虚失于固摄，故口角流涎、小便频数、遗尿失禁；舌暗淡，苔白，脉缓无力为气虚血瘀之象。本方证以气虚为本，血瘀为标，即王清任所谓"因虚致瘀"。治当以补气为主，活血通络为辅。本方重用生黄芪，补益元气，意在气旺则血行，瘀去络通，为君药。当归尾活血通络而不伤血，用为臣药。赤芍、川芎、桃仁、红花协同当归尾以活血祛瘀；地龙通经活络，力专善走，周行全身，以行药力，亦为佐药。本方重用补气药与少量活血药相伍，使气旺血行以治本，祛瘀通络以治标，标本兼顾；且补气而不壅滞，活血又不伤正。合而用之，则气旺、瘀消、络通，诸症向愈。

（二）血府逐瘀汤

【出处】《医林改错》。

【组成】桃仁12g，红花9g，当归9g，生地黄9g，牛膝9g，川芎4.5g，桔梗4.5g，赤芍6g，枳壳6g，甘草6g，柴胡3g。

【功能】活血化瘀，行气止痛。

【辨证要点】主治胸中血瘀证。胸痛，头痛，日久不愈，痛如针刺而有定处，或心悸怔忡，失眠多梦，急躁易怒，入暮潮热，唇暗或两目暗黑，舌质暗红，或舌有瘀斑、瘀点，脉涩或弦紧。

【临床心悟】本方主治诸症皆为瘀血内阻胸部，气机郁滞所致。即王清任所称"胸中血府血瘀"之证。临床常用于治疗冠心病心绞痛、风湿性心脏病及心肌病，脑血栓形成、高血压病、高脂血症等属瘀阻气滞者也可以用之。

胸为宗气所聚，为肝经之分野。血瘀胸中，气机阻滞，则胸痛经久不已，痛如针刺，痛有定处；瘀阻血脉，心失所养，则心悸怔忡，失眠多梦；郁滞日久，肝失条达，故急躁易怒；至于唇、目、舌、脉所见，皆为瘀血征象。治宜活血化瘀，兼以行气止痛。血府逐瘀汤由桃红四物合四逆散加桔梗、牛膝组成。方以桃仁、红花活血祛瘀、行气止痛为君，赤芍、川芎、牛膝为臣，以助祛瘀止痛之效，且牛膝引血下行；生地黄、当归与赤芍、川芎属四物汤养血活血，对本病虚实夹杂者尤为适宜；同时取桔梗、枳壳之升降气机，柴胡之疏肝解郁，三者虽均为佐药，但合力行气，不得不赞王清任配伍之精妙。桔梗并能载药上行，兼有使药之用。这是我临床非常推崇的配方。

（三）金匮肾气丸

参见第二章高脂血症。

二、常用药

（一）丹参

参见第三章冠状动脉粥样硬化性心脏病。

（二）红景天

参见第三章冠状动脉粥样硬化性心脏病。

（三）赤芍

【来源】毛茛科植物赤芍或川赤芍的干燥根。

【性味归经】苦，微寒。归肝经。

【功效】清热凉血，散瘀止痛。

【临床应用】赤芍入肝经，清热凉血化瘀，肝郁气滞血瘀或气郁化热之瘀滞均可运用。临床常用于热入营血之出血、目赤肿痛，肝郁胁痛，经闭痛经，癥瘕腹痛，跌扑损伤，痈肿疮疡。赤芍炒后药性偏于缓和，活血止痛而不伤中，可用于瘀滞疼痛。赤芍酒制后活血散瘀力胜，清热凉血作用较弱。多用于瘀血疼痛。

现代药理研究，赤芍具有缓解平滑肌痉挛作用；扩张冠状动脉，降压作用；镇痛、镇静作用。

在肥厚型心肌病中，由于肝郁气滞，血行不畅，出现胸胁憋闷疼痛，笔者常选用四逆散，采用其疏肝理气作用，使胸闷胀痛缓解，可能是使心肌顺应性增加，血行通畅，缓解了流出道的梗阻。

四逆散由柴胡、芍药、当归、枳实组成，芍药分白芍、赤芍。原方中未予明言。白芍偏重缓急止痛，赤芍偏于活血散瘀。在《伤寒论》曰："少阴病四逆，其人或咳、或悸、或小便不利，或腹中痛，或利泻下重者，四逆散主之。"条文言少阴病，但无少阴病"脉微细，但欲寐"主要脉症，其病机应为少阴病阳气来复，或少阴病阳虚不甚，合并肝气郁结，肝脾不调，阳气郁结于内，气郁不伸致四逆，而非阳微之四逆，四逆必不过肘。用四逆散治疗，主要取芍药收敛缓急止痛之作用，故而原方中芍药应理解为白芍。但笔者在用四逆散治疗肥厚型心肌病时，更趋向于取其活血散瘀作用，故选用赤芍。柴胡、枳实一升一降，宣畅气机，赤芍、甘草缓急止痛、活血散瘀。

（四）地龙

【来源】钜蚓科环毛蚓属动物参环毛蚓等的干燥全体。种类多达数十种，一般习用广地龙。

【性味归经】咸，寒。归肝、胃、肺、膀胱经。

【功效】清热平肝、息风止痉、平喘、利尿、通络除痹。

【临床应用】本品能补肝肾、强筋骨，又性善下行，能通血脉、利关节。现代药理作用提示地龙具有溶栓和抗凝、抗心律失常、降血压、治疗缺血性脑卒中（中风）、抗惊厥和镇静、解热与平喘作用。故近代多用于脑血栓、脑梗塞、冠心病、中风、关节麻痹、肢体麻木、半身不遂、高血压病等病证。

地龙咸寒降泄，性走窜，既能息风止痉，又善清解高热，故适用于高热所致的狂躁、惊风抽搐、癫痫等症。治疗温病热极生风，神昏谵语，痉挛抽搐，可单用或与钩藤、牛黄、白僵蚕等同用。

地龙长于通行经络，用于多种原因引起的经络阻滞，血脉不畅，肢节不利之症。因其性寒能清热，故适宜治疗关节红肿疼痛、屈伸不利之热痹，常与防己、秦艽、忍冬藤等除湿热、通经络药物配伍。亦用治风寒湿痹，肢体关节麻木、疼痛、屈伸不利等症，可与川乌、天南星、乳香等配伍，如小活络丹。治疗气虚血滞，中风后经络不利、半身不遂、口眼歪斜等症，常与黄芪、当归、川芎等配伍，如补阳还五汤。清热利尿，用于热结膀胱，小便不利或尿闭不通，可与车前子、泽泻同用。我在治疗肥厚性心肌病心悸气急，动则喘息者多用地龙，取其息风平喘、活血通络的功效。

（五）葛根

参见第一章高血压病。

第四节　医案精选

一、益气养阴、活血通络疗心悸案

徐某，女，59岁。2006年2月15日初诊。

主诉：反复心悸、心慌3年，再发并加重1月。

患者于3年前无明显诱因出现心悸、心慌，无明显胸痛、胸闷，向左肩部放射，无恶心、呕吐，无咳嗽、咳痰，潮热、盗汗，在某三甲医院就诊，行心超检查，提示非梗阻性肥厚型心肌病，快速房颤，予倍他乐克等药物治疗，心悸、心慌缓解。近1月来无明显诱因心悸、心慌再发，且较前加重，经对症治疗，疗效不满意，前来我处寻求中医治疗。

既往史：3周前因突发性左侧肢体乏力伴尿失禁住院治疗，诊为脑梗死，住院16天后病情稳定出院。

刻诊：BP120/75mmHg，心悸，口舌歪斜，左上肢乏力伴左手指握力下降，左侧面瘫麻木，舌体左歪斜，色红苔薄，脉沉弦促。

辨证：气阴两虚，经络空虚，风邪入中，瘀血阻滞。

治法：益气养阴活血，息风通络。

处方：生黄芪 30g，炒赤芍 12g，炒丹皮 10g，川芎 10g，桑寄生 45g，丹参 30g，广地龙 12g，太子参 30g，麦冬 12g，当归 12g，五味子 5g，郁金 12g，全蝎 5g，生地黄 15g。七剂。

二诊：2006 年 2 月 22 日。BP100/75mmHg，快速房颤。左侧肢体偏废 1 月余，伴心悸，心慌，舌体歪斜，舌红苔薄黄，脉细促。治拟益气活血，息风通络。2 月 15 日方去广地龙，加降香 9g、汉防己 12g、甘菊 10g、生山楂 15g、枸杞子 15g。七剂。

三诊：2006 年 3 月 1 日。BP120/80mmHg，快速房颤。心悸阵发，乏力，左手指活动较前进步，舌体歪斜。苔薄，脉沉细促。治拟益气养阴，宁心定悸。2 月 22 日方去丹皮、汉防己、枸杞子、甘菊、全蝎，加瓜蒌皮 12g，刺五加 10g，五味子 5g，薤白 9g，红景天 10g，生牡蛎（先煎）30g。七剂。

四诊：2006 年 3 月 8 日。BP118/80mmHg，心悸、气急，左手指活动好转，口涎多，舌体歪斜，苔薄，脉细促。治拟益气养阴，宁心定悸。3 月 1 日方加制半夏、益智仁。

处方：生黄芪 30g，炒赤芍 12g，瓜蒌皮 12g，川芎 10g，桑寄生 15g，丹参 30g，太子参 30g，麦冬 15g，刺五加 10g，当归 10g，五味子 5g，郁金 12g，生地黄 15g，降香 9g，薤白 9g，红景天 10g，生山楂 15g，五味子 5g，制半夏 12g，益智仁 12g，生牡蛎（先煎）30g。十四剂。

按语：该患者为非梗阻性肥厚型心肌病，伴快速性房颤，心房血栓形成，栓子脱落，并发脑梗死，经住院治疗半月后转中医治疗。非梗阻性肥厚型心肌病，现代医学治疗主要是缓解症状、改善运动耐量和预防猝死。该患者辨证为气阴两虚，经络空虚，风邪入中，瘀血阻滞，治以益气养阴活血，息风通络，用补阳还五汤化裁。生黄芪、太子参、麦冬、五味子、生地黄益气滋阴养心；炒赤芍、炒丹皮、川芎、广地龙、当归、郁金活血养血祛瘀；广地龙、全蝎息风通络；桑寄生补肝肾，通经络。患者在该方基础上加减治疗，证情日见好转，坚持服用半年后症状缓解。

二、益气养阴、活血疏痹解胸痹案

沈某，男，60岁。2016年9月10日初诊。

主诉：反复胸闷、胸痛、乏力30余年，再发10天。

患者于30余年前在劳累后出现胸闷、胸痛、乏力，于某医院就诊，经心脏超声检查诊为"肥厚型心肌病"，住院后行化学消融术，术后服用倍他乐克治疗，但胸闷、胸痛时有发作。10年前发现心房扑动，予华法林口服抗凝治疗。近10天来胸闷、胸痛、乏力较前加重，今来就诊。

既往史：20年前因心律失常植入心脏起搏器，10年前及1年前分别更换起搏器。

辅助检查（2016年8月1日）：颈动脉超声：双侧颈动脉内膜增厚。心脏超声：心尖肥厚型心肌病，化学消融术后，跨左室流出道峰压差9mmHg，心尖部心肌无运动，提示前降支病变，陈旧心梗改变。主动脉硬化、三尖瓣退变，左室舒张功能减退，二尖瓣少量反流，左房增大，右心起搏导线回声，肺动脉压增高。泌尿系超声：右肾囊肿，右肾结石（6.9cm×5.7cm）。甲状腺超声：甲状腺结节。心电图检查：心房扑动。

刻诊：乏力，胸闷，气喘，偶有胸胁痛，劳累后乏力、气喘加重，头晕，晨起腹胀，胃纳可，睡眠正常，入夜口干，大便溏结交替，夜尿5次，尿色淡黄，量中等，舌暗红少苔，脉细弱。

辨证：气阴两虚，瘀血痹阻。

治法：益气养阴，活血舒痹。

处方：生黄芪30g，太子参20g，麦冬12g，五味子5g，郁金

12g，丹参15g，红景天12g，炒赤芍12g，柴胡10g，炒枳壳12g，川金钱草20g，绞股蓝15g，玉竹15g，汉防己12g，刺五加12g，山药30g，炒杜仲15g，淫羊藿12g，炙鸡内金12g。

二诊：2016年9月24日。腹部发胀，夜尿多，时有心悸、心慌、畏寒、口干，大便干结，舌红，苔薄，脉细。证属心肾阳虚、气化失司。

处方：生黄芪20g，淡附片5g，干姜5g，炙桂枝5g，赤芍12g，淫羊藿12g，炒杜仲12g，生地黄15g，火麻仁15g，川芎10g，丹参15g，红景天12g，淡苁蓉15g，炒枳壳12g，生甘草5g，当归14g。

三诊：2016年11月12日。畏寒、肢冷、胸闷、气急，动则尤甚，心胸憋闷，有时烘热，口淡口干，大便秘结。

处方：淡附片6g，干姜9g，炙桂枝10g，淫羊藿12g，赤芍12g，生黄芪30g，汉防己12g，丹参15g，红景天12g，淡苁蓉15g，当归10g，火麻仁15g，川芎10g，苏梗9g，生甘草5g，冬瓜子皮各20g，车前子5g。

原方加减调理3个月后，诸症悉减，病情稳定，患者感疗效满意，一直坚持门诊随诊，间断服用中药，至今病情稳定。

按语：该患者为心尖肥厚型心肌病，化学消融术后，合并陈旧性心梗、心律失常（心房扑动）、起搏器植入术后、动脉硬化、甲状腺结节、右肾囊肿及结石。心肌病是主要矛盾，心肌病引起的心衰是主要矛盾的主要方面，因此，进行辨证施治时，先抓主证，即心肌病心衰，其他兼证在处方用药时可顾及。

患者初诊见心悸、胸闷、气喘，活动后气喘加重，心功能3+级、乏力、入夜口干、舌暗红少苔、脉细弱，均为气阴两虚，瘀血阻滞表现，胸胁痛、晨起腹胀、大便溏结交替为肝郁脾虚，故治以益气养阴、活血舒痹，兼予疏肝健脾。以生黄芪、太子参、麦冬、五味子、玉竹益气养阴，郁金、丹参、炒赤芍活血；郁金兼行气解郁，疏肝利胆；防己与黄芪相伍益气利水消肿，红景天益气、活血、化瘀，现代药理研究证实，红景天能降低心脏的负荷，改善心脏功能，助黄芪益气，辅丹参、川芎、当归活血养血。刺五加祛风湿、补肝肾、强筋骨、活血脉，淫羊藿补肾阳，强筋骨，祛风湿，现代药理研究二者合用有抗心肌缺血，改善心肌供血状态的作用，且都具补肾作用。患者两胁痛，大便溏结不调，是肝郁脾虚。在大队益气养阴、活血舒痹药中加柴胡、炒枳壳疏肝解郁，山药、绞股蓝健脾益气，杜仲、淫羊藿补肾益气，全方益气养阴、活血化瘀，兼予疏肝健脾、益肾温阳、标本兼治。

二诊时，患者觉腹部发胀，夜尿多，时有心悸、心慌、畏寒，大便干，证属心肾阳虚，气化失司，在原方基础上去麦冬、五味子、绞股蓝、刺五加、柴胡、炒枳壳、川金钱草、鸡内金，加淡附片、干姜、炙桂枝温心肾、助阳气，促气化。三诊继续遵二诊温心肾，助气化原则。患者气阴两虚症状不明显，转为心肾阳虚，此时，谨守病机，随机应变，温补心肾，助阳化气，顾及兼证。得效后，守方调护3个月，诸症皆有好转。

三、益气活血治疗心尖肥厚型心肌病伴心律失常案

朱某，男，70岁。2017年5月10日初诊。

主诉：反复胸闷1年余。

现病史：患者于1年前无明显诱因出现胸闷，伴有气促，活动后加重，无胸痛、关节疼痛，无咳嗽、咳痰，无潮热、盗汗，某三甲医院就诊，心超示非梗阻性肥厚型心肌病。4天后在当地医院予对症治疗（具体不详），胸闷、气喘缓解不明显。1个半月后在某三甲医院复查心脏超声，提示左室心尖部肥厚，考虑心尖肥厚型心肌病；主动脉硬化，左室舒张功能减退，二三尖瓣轻度返流，肺动脉增高，心动过缓。继续对症治疗，患者仍胸闷、气促，活动后较著。3天前当地医院复查24小时动态心电图。为服用中药今来门诊就诊。

既往否认冠心病、糖尿病、高血压病史。

辅助检查：①心脏超声（2017年9月21日某三甲医院）：左房

增大（4.8×5.8cm），左房内径正常高值，左室心肌非均匀性增厚，以左乳头肌平面以下各壁心肌为明显，较厚处位于心尖部，厚约2.17cm，PG_{max}50mmHg，PASP55mmHg，左室心尖部心腔闭塞。提示左室非梗阻性肥厚心肌病。②24小时动态心电图（2017年9月25日某县人民医院）：窦性心动过缓时伴间歇性窦性心律不齐（平均心率59次/分）；房性早搏（总数5965次，其中单发5948次，成对7次，1阵房速，449次二联律及141次三联律），偶见房早未下传；室性早搏（总数15次，单发1次，2阵室速，最长室速10次连发）；不完全性右束支传导阻滞；ST-T改变；左心室肥厚伴劳损。③心脏超声（2017年11月9日某三甲医院）：左室临界大，心尖部室壁增厚，较厚约15mm，肺动脉收缩压51mmHg。提示左室心尖部肥厚，考虑心尖肥厚型心肌病；主动脉硬化，左室舒张功能减退，二三尖瓣轻度返流，肺动脉增高，心动过缓（50次/分）。④24小时动态心电图（2018年5月7日某县人民医院）：窦性心动过缓（平均心率59次/分）；房性早搏（总数5952次，其中单发6931次，成对9次，1阵房速，446阵二联律及287阵三联律），室性早搏（单发1次，为间位室早）；ST-T改变；双室肥大？（请结合临床及心超）。

刻诊：胸闷、气促，动则明显，下肢浮肿，舌红苔薄，脉细缓。

辨证：心气不足，心血瘀阻。

治法：益气活血，宁心舒痹。

处方：黄芪20g，防己12g，茯苓15g，丹参15g，炒赤芍12g，降香9g，红景天12g，川芎10g，炒白术15g，绞股蓝15g，炙桂枝3g，葛根15g，淫羊藿12g，灯盏花12g。七剂。

二诊：2017年5月18日。患者无明显胸闷，气促缓解。复查心脏超声（2018年5月15日某三甲医院）：左室临界大，心尖部室壁增厚，厚约19mm，肺动脉收缩压51mmHg。提示左室心尖部肥厚，心尖肥厚型心肌病（考虑）；主动脉硬化；左室舒张功能减退；二尖瓣轻度返流，三尖瓣返流（轻度+）。

刻诊：舌红苔薄黄腻，脉细缓。治拟原法。5月10日方去绞股蓝、淫羊藿、灯盏花，加柴胡 10g，炒枳壳 12g，瓜蒌皮 12g，薤白 9g。十四剂。

三诊：2018 年 10 月 25 日。患者无胸闷、气促。复查 24 小时动态心电图（2018 年 10 月 15 日松阳县人民医院）：①窦性心动过缓（58 次/分），时伴间歇性心律不齐；②房性早搏（总数 2384 次，其中单发 2374 次，成对 14 次，1 阵房速，为 5 次连发）；③多源性室性早搏（总数 9 次，其中单发 4 次，1 阵室速，为 5 次连发）；④双心室肥大？⑤ST-T 改变。复查心脏超声（2018 年 10 月 16 日松阳县人民医院）：左心房偏大（35mm），余房室腔不大，于心尖、四腔心切面可见室间隔中下段逐渐增厚，最厚处位于心尖部，厚约 20mm。$PG_{max}=46mmHg$，PASP56mmHg。主动脉管壁略毛糙，运动较平坦，重搏波消失。提示：左房略偏大；动脉硬化。心尖部心肌肥厚（非梗阻性肥厚型心肌病？结合临床）。中度二尖瓣、三尖瓣返流。中度肺动脉高压。

现夜尿 2~3 次，舌红苔薄腻，脉细弦。治拟原法。5 月 10 日方加车前子（包煎）15g，刺五加 12g。十四剂。

按语：该患者经三家医院心脏超声、24 小时动态心电图检查，确诊心尖部非梗阻性肥厚型心肌病，伴心律失常、窦性心动过缓、房性早搏、室性早搏、ST-T 改变。非梗阻性肥厚型心肌病治疗，有症状者可选择负性肌力 β 受体拮抗药，对于改善左心室舒张功能、预防心律失常及猝死有一定疗效。钙离子拮抗药如维拉帕米可用于不能耐受 β 受体拮抗药治疗的患者。但患者窦性心动过缓，并伴有不完全性右束支传导阻滞，倍他乐克和维拉帕米均不是最合适用药。经辨证，患者证型为心气不足、心血瘀阻，经益气活血、宁心舒痹法治疗，服药七剂后胸闷、气促即缓解，从症状而言效若桴鼓，连续服用 5 个半月，心律失常得到有效控制，房性早搏由最多时 6952 次减到 2380 次，ST-T 改变也有好转。肺动脉瓣跨瓣压差（PG）、肺动脉收缩压（PASP）、心尖部肥厚由于治疗时间尚短，疗效尚不确定。

第七章

风湿性心脏病

益气固卫预防外感，
随机应变治其标本。

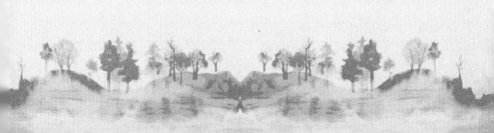

风湿性心脏病是风湿热后遗留的以心瓣膜损害为主的心脏病，简称风心病，表现为二尖瓣、三尖瓣、主动脉瓣中有一个或几个瓣膜狭窄和（或）关闭不全。临床上狭窄或关闭不全常同时存在，但常以一种为主。心脏瓣膜出现病变后，心脏泵血功能遇到障碍，引起心血管血流动力学改变，心肌代偿至失代偿，心功能受损。如主动脉瓣膜狭窄，血流阻力就会增大，加重了心脏工作强度，日久会造成左心室肥大，当心肌收缩力失代偿而减弱时，则产生左心功能减退。

第一节　病因病机

对于风湿热的发病机制，现代医学有链球菌感染学说、病毒感染学说、过敏学说、自身免疫学说等，但至今尚无明确定论，因而给治疗带来一定困难。中医在长期治疗中发挥了优势，积累了丰富的经验。中医学将该病归于心悸、心痹、喘证、水肿等证。

一、先天禀赋不足，感受外邪

患者先天禀赋不足，气血亏虚，感受风寒湿邪，营卫受阻，风性善行、数变，寒邪凝涩，湿性黏滞，阻滞经脉；或风寒湿邪入里化热，或风湿热邪外袭，循经入里，流注经络、走窜关节，致关节疼痛，形成红斑、红点。

二、心脉痹阻，复感于邪

风寒湿邪循经入里化热，或因风湿热邪入里，壅遏营卫，心营为之蒸灼，营卫受损，气血运行不畅，经脉痹阻。或屡复感于邪，内舍于心，心脉痹阻。正如《素问·痹论》："脉痹不已，复感于邪，内舍于心。""心痹者，脉不通，烦则心下鼓，暴上气而喘。"

三、心痹日久，肺脾肝肾受累

心痹既久，势必累及肺、脾、肾诸脏。《素问·痿论》："心主血脉。"心气具有推动血液运行于脉管的作用，是血液运行的原动力。《素问·灵兰秘典论》曰："肺者，相傅之官，治节出焉。"肺贯心脉而司呼吸，心血郁阻，连及肺脏，而致痰瘀交阻，肺气宣发肃降无权，故有咳嗽气喘，甚则倚息不能平卧。心主血，心血供脾，维持脾正常运化功能；脾主运化，为气血生化之源，脾统血，使血液在脉中运行而不致逸出脉外。心脾协同，则血液运行正常，脾运失职，血不养心，可现心悸、食少便溏等心脾两虚证；土壅侮木或因病致郁，均可致气机运行受阻，血脉运行不畅，而见气滞血瘀胁下痞块；日久累及脾肾阳气，气化失司，蒸化无权，聚水成饮，水饮泛滥，上则凌心射肺，下则腹满肢肿。由此心、肺、脾、肝、肾互相牵累，阴阳、气血衰败。

第二节　辨治特点

对风湿性心脏病患者，有瓣膜损害的，绝大部分患者选择手术治疗，部分未达手术指征者可以选择中医保守治疗，对改善生活质量，提高机体的抗病能力有积极意义。西医认为服用抗凝剂华法林，不宜再服用中药，据我的临床观察，未见一例因为服用中药而出血的。相反西医认为不可能恢复的患者，经中医治疗生活质量得到很大提升，所以要扭转对中医的偏见，还需我辈多努力。

目前寻求中医治疗的风心病患者多为对西医治疗效果不满意，或复发性心脏瓣膜病，不适合再次手术的患者。中医治疗的目的是防治上呼吸道感染、感染性内膜炎、肺部感染，改善心力衰竭，减少血栓栓塞等并发症，并尽量延长生物瓣使用时间。生物瓣使用年限较短，一般寿命约 10~15 年，如年龄较轻患者，再次换瓣，手术风险增大。金属瓣寿命长，至少 15 年以上，一般换瓣一次即可，但需长期抗凝治疗，易发生出血、栓塞等并发症。

一、中医辨证分型

1999 年《中药新药临床治疗指导原则》将风心病分为心血瘀阻型、心脾两虚型、气阴两虚型、心肾阳虚型。根据我临证及日常所见患者实际情况，将风心病分为风湿热痹，经络阻滞型；肺气郁闭，瘀血阻络型；心气（或气阴）亏虚，瘀血阻滞型；心肾阳虚，水瘀互结型。

二、辨治思路

（一）益气固卫，抵御外邪侵袭

风心病因外邪入侵诱发风湿热或感染性心内膜炎致瓣膜进一步损害，或外邪入里或复感外邪，肺气宣发肃降失职，津液不行，凝聚为痰，痰郁化热，并发咳痰喘之肺部感染，加重心脏负担而诱发心衰。

风心病患者平时要注意起居规律，谨避风寒与居住地潮湿阴寒，以免风寒湿邪入侵，平时可以使用玉屏风散密腠理，调营气，固卫气，增强免疫力，提高抗御外邪的能力，防止上呼吸道、肺部感染或感染性心内膜炎发生。玉屏风散由黄芪、防风、白术组成。方中黄芪甘温，内补脾肺之气，外可固表止汗，为君药；白术健脾益气，助黄芪以加强益气固表之功，为臣药；佐以防风走表而散风邪，合黄芪、白术以益气祛邪。且黄芪得防风，固表而不致留邪；防风得黄芪，祛邪而不伤正，有补中寓疏，散中寓补之意。《成方便读》："大凡表虚不能卫外者，皆当先建立中气，故以白术之补脾建中者为君，以脾旺则四脏之气皆得受荫，表自固而邪不干；而复以黄芪固表益卫，得防风之善行善走者，相畏相使，其功益彰，则黄芪自不虑其固邪，防风亦不虑其散表，此散中寓补，补内兼疏，顾名思义之妙。"

（二）外邪袭肺须分寒热

风湿性心脏病患者感冒后要预防风湿热发生，以免瓣膜病变的发生与加重。因此首先对上呼吸道感染根据感邪的性质不同，区分风寒、风热，分别以荆防败毒散、银翘散化裁治之。

心肺同居上焦，病理情况下，相互影响，心脉瘀阻，肺气宣发肃降失常，出现咳嗽、气喘。若咳嗽痰多选加法半夏、瓜蒌皮、金沸草、浙贝母等化痰止咳。四肢关节疼痛者选加羌活、独活、桑枝、秦艽。若表邪化热入肺，肺热痰甚者多用麻杏石甘汤合二陈汤化裁。以石膏辛甘寒清肺透热达表，配以麻黄少量宣肺，杏仁肃肺，两组配伍一清一降，一宣一降，使肺气条达有常。

如二尖瓣狭窄患者江某，女，39岁，因感冒引起咳嗽、咽痒，胸痛1周于2014年11月27日前来就诊。现症见舌红苔薄黄，脉细滑促。治拟清肺化痰，桑菊饮化裁。药用：桑叶12g，菊花10g，桔梗5g，生甘草5g，金银花15g，连翘3g，杏仁10g，黄芪12g，鱼腥草30g，枳壳12g，前胡9g，瓜蒌皮12g，浙贝母15g，法半夏12g，化橘红9g，红景天12g，毛冬青15g，绞股蓝15g。七剂后患者上呼吸道感染已愈。方中桑叶、菊花、金银花、连翘、鱼腥草清热解毒利咽，前胡、瓜蒌皮、浙贝母、法半夏、化橘红、杏仁止咳化痰，肃肺降气；红景天益气活血，毛冬青活血通脉，红景天可止咳平喘，毛冬青兼清热解毒；绞股蓝益气健脾，化痰止咳，清热解毒，全方具有清热解毒、止咳化痰、益气活血通脉，心肺兼顾，标本同治。

（三）风湿痹证要虚实兼顾

风湿热反复发作加重心瓣膜损害，使心功能下降，平时需积极防治风湿痹证，减少对瓣膜损害，改善心功能。如上面讲到的风心病患者江某，因家境清寒，加上畏惧手术，虽然有二尖瓣面容、唇绀、二尖瓣中度狭窄，全身关节疼痛，手指关节畸形，房颤，几次劝其手术治疗无果。在我处治疗后，一般情况得到改善，保证基本生活，坚持治疗，至今已有 8 年时间，现摘一段治疗以说明。

江某，2015 年 1 月 28 日就诊时诉手指关节、全身关节疼痛较剧，遇寒加重，舌红苔薄，脉细弦，风寒湿三气杂至合而为痹，其寒气甚者为痛痹，患者体质虚弱，月经延后量少，气血俱亏，治拟益气养血活血，温阳散寒通络。方用八珍散合薏苡附子散与黄芪防己汤化裁。药用生黄芪 30g，汉防己 12g，当归 10g，生地黄 15g，赤芍 12g，川芎 10g，太子参 15g，炒白术 12g，茯苓 15g，炙甘草 7g，红景天 12g，刺五加 12g，生薏苡仁 30g，淡附片 3g，鬼箭羽 10g，鸡血藤 15g，山药 30g，炙桂枝 5g。3 月 17 日二诊，手指关节变形、疼痛好转，舌红苔薄，脉细弦，继续上方加桑枝 12g，秦艽 10g。七剂后患者关节疼痛明显减轻。本方以八珍汤气血双补，黄芪防己汤益气祛风利湿，薏苡附子散合红景天、刺五加、鸡血藤、炙桂枝、鬼箭羽温阳益气，散寒祛湿，和血通络。患者长期服药，经济拮据，所以嘱其自煎，一剂药服用 2~3 天，每天服用 2 次。七剂药可服半个多月，风湿与类风湿病情得到有效控制。因房颤，其服用华法林，与中药同服，并未见有出血倾向，关键是中药活血化瘀的尺度要掌控好。

（四）活血化瘀，掌握尺度

血栓栓塞是瓣膜病变的重要并发症，是风心病致残、致死的主要原因。二尖瓣瓣膜术后是左心房血栓和体循环血栓形成的高危人群，金属瓣膜置换者的发病率明显高于生物瓣膜置换者，置换二尖瓣区者多于置换主动脉瓣区者，主要与巨大左房并房颤史、抗凝不当有关。中医治疗可应用活血化瘀之法。对此类患者宜活血不宜破血，宜补气不宜破气，因此，活血化瘀慎用土鳖虫、水蛭、莪术、红花之类，以防出血。若患者服用华法林出现瘀斑，可选仙鹤草收敛止血。一般活血化瘀常选用丹参、郁金、川芎、当归、三七之属。丹参色赤味苦，苦能入心，为心经血分要药，用于风心病二尖瓣狭窄既能去宿血，又能补新血；川芎气厚味薄，浮而升，郁金性轻扬功能降气，两药相伍一升一降，善解胸中郁遏。《丹溪手镜》言"当归甘辛性温属阳，可升可降"，实为血家要药，用之和血。若嫌药力不足，可选用具有化瘀止血双向作用的三七，再如赤芍、红景天、降香活血化瘀不伤正气，临证可配伍黄芪、党参，以益气活血，取其气为血帅，气行血行之意。现代药理研究表明，该类药物能改善患者浓、黏、聚状态，抑制血小板聚集和增加纤溶酶的活性，改善微循环。

（五）风心心衰，强调温阳利水

二尖瓣狭窄和（或）关闭不全伴或不伴主动脉瓣狭窄和（或）关闭不全引起左心衰竭致肺淤血，症见咳嗽、咳痰、咳粉红色泡沫痰，气喘，动则尤甚，夜间端坐呼吸，二尖瓣面容，舌淡嫩，需益气健脾以治其本，活血化瘀、降气平喘以治其标。选用真武汤温阳化气，防己黄芪汤健脾益气利水，葶苈大枣泻肺汤泻肺利水，加红景天、丹参、益母草活血化瘀。

我曾治一位二尖瓣与主动脉瓣术后近 20 年的患者，在我处用中药医治 20 余年，最近因家人外感，不幸被传染，剧烈咳嗽气急，夜间阵发性呼吸困难，甚则不能平卧。先予以清肺化痰，益气健脾，咳嗽有所好转，但是心悸气急未平，下肢浮肿，咳嗽痰白，夜间不能平卧，失眠。建议西医心内科专家会诊，可能是置换的瓣膜出了问题，患者非常悲观，找到原手术医生，西医认为二次换瓣指征不足，建议中医配合治疗。据证乃心肾阳虚，气化失司，水饮四溢，凌心射肺，我予以温阳化气，活血利水，降气平喘。药用淡附片 5g，干姜 5g，炒白术 15g，生黄芪 30g，汉防己 12g，生薏苡仁 30g，肉桂（另炖）3g，黄连（与肉桂同炖 10 分钟）3g，葶苈子 15g，红枣 15g，当归 10g，生地黄 12g，车前子 15g，苏子 9g，前胡 9g。上方服后当晚即能平卧，气急明显好转。七剂后左侧下肢浮肿消退，已能平卧。这戏剧性的效果，连西医都不敢置信。该方还用了真武汤合葶苈大枣泻肺汤、黄芪防己汤温阳化气、泻肺利水，佐以交泰丸交通心肾，金匮薏苡附子丸健脾祛湿、温经逐痹。标本兼顾，虚实并投，见效显著。

右心衰竭体循环淤血，症见水肿，肝脾肿大，颜面、双下肢水肿，心悸、心慌，影响胃肠血运，消化功能减弱，宜心脾同治，并予以活血通脉，可予归脾汤合血府逐瘀汤化裁。

心衰常因外感六淫、思虑劳倦而发，早期多为心肺气虚，日久多为心肾阳虚、脾肾阳虚，甚至阳气虚脱。风心病患者就诊于中医，多病程已久，心衰多为左右心同时衰竭的慢性心衰，症状反而不明显，治宜心肺、心脾同治，益气、温阳、利水。风心病二尖瓣狭窄术后的心衰多为心肾阳虚、水气内停、心脉痹阻所致，温阳利水刻不容缓。以真武汤合防己黄芪汤化裁。取附子回阳补命门之火，益五脏之阳；干姜易生姜，温通心阳，助附子回阳救逆；生黄芪、白术、茯苓益气健脾行水，与防己相伍补气利水力增强；芍药滋阴液以防辛热、渗利伤阳。后期阴阳两虚，治以阴阳双补，金匮肾气丸加减，药物如生地黄、山萸肉、茯苓、丹皮、泽泻、山药、生薏苡仁、附子、桂枝等。

（六）息风定悸，防治房颤

房颤是临床最常见的慢性或反复发作性心律失常之一，可引起心力衰竭、动脉栓塞、中风等严重并发症，具有较高的致残率和致死率。房颤属于心悸、怔忡范畴。"风为阳邪，其性开泄，易伤阳位"，心为阳中之阳脏，易受风邪侵犯。与风邪"善行数变"相吻合。《素问·风论》："故风者，百病之长也，至其变化，乃为它病也，无常方，然致有风气也。"《素问·阴阳应象大论》："风胜则动。"风性轻扬，善行数变，症状飘忽不定，易变生它病，发病时间和部位不固定，与心律失常发作时，心跳加速，或快慢不定，甚至颤动相似。

风有外风、内风之分，外风为络脉空虚、外风入中，正如《诸病源候论》："风惊悸者，由体虚、心气不足、心之府为风邪所乘。或恐惧忧迫，令心气虚，亦受于风邪，风邪搏于心，则惊不自安。惊不已，则悸动不定。"内风内因气血阴阳亏虚，标实是痰湿、水饮、瘀血阻滞，风邪内生所致；气虚则无力推动血行，血虚则气无以附，日久气血（阴）亏虚，心肌供血不足，心肌脉络失于濡养，以致虚风内动；心肾阳虚，阳虚水停，气化失司，痰瘀痹阻，心肌脉络受阻，脉络、心肌失养，虚风内动。

房颤多发生在重度二尖瓣狭窄的基础上。在临证时根据中医辨证参考西医病理，确定了以下治疗原则：第一，益心气，以增加心肌收缩力，使心房收缩期的血液输出量增加，能更好地发挥血液的滋养作用，且能缓解心房扩张度。临床多以黄芪生脉饮化裁，其中黄芪、党参甘温益气；麦冬、五味子增益气、养阴、定悸之力。第二，温阳利水，以减少血容量。此两法可消除致悸之因，所谓不治悸而悸自平。第三，活血化瘀，瘀血去新血生，养血以息风。随着现代药理研究的进展，许多中药的抗心律失常作用不断被发现，如生地黄、牡蛎、桂枝、益母草、桑寄生、淫羊藿、苍术等能抑制心肌动作电位，降低自律性，从而减慢心率。这些研究发现可随证运用于临床，起到既对症用药，又专病用专药的作用。

三、治则治法

（一）治则

1. 治未病原则

未病先防，既病防变，已变防渐，体现了中医治未病思想。

（1）未病先防，防治外感：在风心病的治疗上尤其要注意这一原则。上呼吸道感染是引发风湿热与细菌性心内膜炎的主要病因，一旦外感发热或者咳嗽，必须积极医治，及时阻断，预防风湿热与感染性心内膜炎的发生。平时通过饮食清淡、起居有常、适度运动、心态平和等养生保健手段，维系自身的阴阳平衡，提高机体的抗病能力，预防外感发生。

（2）既病防变，已变防渐：即对疾病采取早期诊断、早期治疗，截断疾病的发展、传变。如果已经发生病变，需要对并发症积极防治，防止疾病发展。对风心病的治疗主张一是保持和增强心脏的代偿功能，一方面避免心脏过度负荷，避免重体力劳动、剧烈运动等；另一方面亦需动静结合，适当做一些力所能及的活动和锻炼，增强体质，提高心脏的储备。防止心衰的发生，可以充分发挥中医药在扶正祛邪方面的优势，辨证论治，防微杜渐。

2. 中医药治疗的时机选择

有是证用是方。中医药辨证论治，适宜全程干预。

目前对慢性风湿性心瓣膜病患者，只要临床症状明显，不论是狭窄、关闭不全或者同时存在，只要符合手术指征，手术是最佳选择。但是对心脏代偿功能较好，年龄在 60 岁以下，临床症状不明显者，可以暂缓手术，选择中医药全程跟进，辨证施治。对手术以后的患者，同样可以选择中医药，起到"既病防渐"的积极作用。

（二）治法

1. 祛风清热，除湿通络法

适用证型：风湿热痹，经络阻滞证。

症状：心悸、心慌、胸闷，面颊潮红，关节疼痛，或变形，关节僵硬，屈伸不利，或发热，皮肤可见红斑、结节，舌淡红苔白，脉弦数。

方药：加味苍术白虎汤。苍术、石膏、知母、甘草、粳米、丹参、秦艽。

2. 降气平喘，活血化瘀法

适用证型：肺气郁闭，瘀血阻络证。

症状：心悸、喘咳，呼吸困难，面颊潮红，咳嗽、咳痰，或咳粉红色泡沫样痰，活动则气促，舌质淡紫有瘀斑，或瘀点，舌下瘀紫，脉细数或结代。

方药：葶苈大枣泻肺汤合四子平喘汤化裁。葶苈子、苏子、红枣、法半夏、茯苓、化橘红、当归、生地黄、沉香、丹参、刺五加、红景天等。

本方葶苈子、苏子降气化痰，平上逆之肺气，半夏、茯苓、化橘红健脾化痰，生地黄、当归养阴活血，寓景岳金水六君之意。加沉香固肾摄纳平喘。现代研究证实生地黄有强心作用；当归有降低心肌氧耗及抗心肌缺血作用；丹参凉血活血；刺五加益气，补肾，安神，活血，近代研究有抗心律失常作用；红景天性寒味甘涩，清肺止血，散瘀消肿，现代研究有抗氧化及延缓心肌衰老作用。上药配伍对风心病咳喘者有缓解作用。

3. 益气活血，宁心舒痹法

适用证型：心气亏虚，瘀血阻滞证。

症状：乏力，易疲劳，倦怠，动则气急，心悸、心慌，纳差，舌暗红，瘀点或瘀斑，舌下络脉瘀紫，苔薄，脉细弦。

方药：舒心宝化裁。生黄芪、汉防己、炒白术、茯苓、丹参、郁金、赤芍、红景天、炙桂枝。

腹胀、纳差，加炒二芽、炒枳壳。兼有气阴两虚者加麦冬、五味子。

4. 益气温阳，化瘀利水法

适用证型：心肾阳虚，水瘀互结证。

症状：睑浮，下肢浮肿，甚则不能平卧，动则气急，舌红苔薄，舌下络脉暗紫，脉细结代。

方药：附子汤合防己黄芪汤、葶苈大枣泻肺汤加减。淡附片、人参、赤芍、茯苓、炒白术、生黄芪、汉防己、丹参、红景天、刺五加、泽兰、葶苈子、大枣。

若患者胸闷、纳呆加砂仁（后下）、降香。胸胁胀满，加炒枳壳、柴胡、当归。

第三节　方药心悟

一、经典方

（一）苍术白虎汤

【出处】《张氏医通》。

【组成】苍术 15g，石膏 30g，知母 9g，甘草 6g，粳米 30g。

【功能】《沈绍功全科临证精要》："白虎汤加苍术，名为苍术白虎汤。清热燥湿，可治白虎汤证兼湿困的湿温证、风湿热证。"

【辨证要点】风湿热痹，关节红肿疼痛。

【临床心悟】苍术白虎汤是由白虎汤加苍术三两组成的，主治湿温病，身热胸痞，汗多，舌红苔白腻，以及风湿热痹，身大热，关节肿痛者。关节红肿疼痛，无论风湿偏风、偏寒，风痹、寒痹、湿痹、热痹，白虎加苍术汤都可作为基础方加减应用。

（二）独活寄生汤

【出处】《备急千金药方》。

【组成】独活 9g，桑寄生、杜仲、牛膝、细辛、秦艽、茯苓、肉桂心、防风、川芎、人参、甘草、当归、芍药、干地黄各 6g。

【功能】祛风湿，止痹痛，益肝肾，补气血。

【临床应用】痹证日久，肝肾两虚，气血不足证。腰膝疼痛、萎软，肢节屈伸不利，或麻木不仁，畏寒喜暖，心悸气短，舌淡苔白，脉细弱。

本方为治疗痹证肝肾两虚，气血不足之常用方。证为感受风寒湿邪而痹证日久不愈，累及肝肾，耗伤气血所致。其证属正虚邪实，治宜扶正与祛邪兼顾，既应祛散风寒湿邪，又当补益肝肾气血。方中重用独活为君，辛苦微温，善治伏风，除久痹，且性善下行，以祛下焦与筋骨间的风寒湿邪。臣以细辛、防风、秦艽、桂心，细辛入少阴肾经，长于搜剔阴经之风寒湿邪，又除经络留湿；秦艽祛风湿，舒筋络而利关节；桂心温经散寒，通利血脉；防风祛一身之风而胜湿，君臣相伍，共祛风寒湿邪。本证因痹证日久而见肝肾两虚，气血不足，遂佐入桑寄生、杜仲、牛膝以补益肝肾而强壮筋骨，且桑寄生兼可祛风湿，牛膝尚能活血以通利肢节筋脉；当归、川芎、地黄、白芍养血和血，人参、茯苓、甘草健脾益气，以上诸药合用，具有补肝肾、益气血之功。且白芍与甘草相合，尚能柔肝缓急，以助舒筋。当归、川芎、牛膝、桂心活血，寓"治风先治血，血行风自灭"之意。甘草调和诸药，兼使药之用。

（三）附子汤

【出处】《伤寒论》。

【组成】附子（炮，去皮，破八片）15g，茯苓、芍药各9g，人参6g，白术12g。

【功能】祛风湿，止痹痛，益肝肾，补气血。

【辨证要点】背恶寒、手足冷、身体痛、骨节痛。

【临床心悟】在附子汤中，炮附子辛甘大热，具有回阳救逆、补火助阳、散寒止痛的功效，"为回阳救逆第一品药"；人参补益元气，复脉固脱；茯苓、白术健脾化湿，且白术可增强附子祛寒湿的作用；芍药和营止痛，以监附子之悍。总之，全方诸药合用，共奏温经助阳、祛寒除湿之功。

现代临床常用本方加减治疗风湿性关节炎、类风湿关节炎之关节痛等属阳虚寒盛类疾病；亦可用于慢性心功能不全。

本方加桂枝、羌活、独活等，可用治风湿性关节炎属寒湿者。方中附子有毒，应用本方时要注意炮制、剂量和煎煮时间，谨防中毒。

（四）《金匮》木防己汤合葶苈大枣泻肺汤

【出处】《金匮要略》。

【组成】木防己 12g，生石膏 30g，桂枝 6g，人参 12g，葶苈子 15g，大枣 15g。

【功能】蠲饮化瘀。

【辨证要点】心悸，喘满，心下痞坚。

【临床心悟】以木防己、桂枝辛开苦降，行水饮而散结气，可使心下痞坚消散；葶苈子泻肺祛痰，利水平喘，使肺气通利，痰水俱下；石膏辛寒清郁热而降饮邪，以杜饮邪化热；人参、大枣甘补心气，助运化以利瘀水消散；加丹参、降香宽胸活血以通心脉；合瓜蒌、薤白通阳散结，以助蠲饮祛瘀之功。本方对风心病肺脉瘀血所致心悸、胸闷、气急、咳喘，用之得当，可获奇效。

（五）薏苡附子散

【出处】《金匮要略》。

【组成】薏苡仁 30g，大附子（炮）5g。

【功能】温里散寒，除湿宣痹。

【临床心悟】《金匮要略》："胸痹缓急者，薏苡附子散主之。"薏苡仁味甘微寒，除湿宣痹，缓急解痉，与附子温经散寒、通阳止痛，组方温阳散寒宣痹，以治胸痹痛。

肩背肌疼痛、肩周炎、下肢神经痛，皆可辨证选用。

二、经验方

陆氏舒心宝

参见第三章冠状动脉粥样硬化性心脏病。

三、常用药

（一）附子

参见第三章冠状动脉粥样硬化性心脏病。

（二）木防己

【来源】防己科木防己属植物木防己的根。

【性味归经】苦、辛，寒。归膀胱、肺经。

【功效】祛风止痛，利水消肿。

【临床应用】用于水肿脚气，小便不利，湿疹疮毒，风湿痹痛；高血压。

《金匮要略》有木防己汤、己椒苈黄丸、防己茯苓汤、防己黄芪汤、防己地黄汤等，以治疗痰饮病、水气病、风湿病、历节病等。只有木防己汤写明是用木防己，其他四方都是写防己，没有讲明是木防己还是汉防己。

《本草拾遗》："汉防己主水气，木防己主风气。"木防己祛风止痛，治疗风湿痹痛为主；木防己汤治膈间支饮，其人喘满，心下痞坚，面色黧黑，其脉沉紧，得之数十日，医吐下之不愈。汉防己利水消肿，治疗水湿浮肿为主。由于中药品种复杂，处方上写汉防己，实际常给的是防己科的粉防己和木防己。马兜铃科的广防己因报道有肾损伤，应尽量避免使用。一般风心病引起心悸、水肿、喘满者用木防己汤化裁每多取效，因心衰引起水肿者多用黄芪防己汤合真武汤，用的是汉防己。

（三）薏苡仁

【来源】禾本科植物薏苡的干燥成熟种仁。

【性味归经】甘、淡，凉。归脾、胃、肺经。

【功效】利水渗湿，健脾止泻，除痹，排脓，解毒散结。

【临床应用】用于水肿，脚气，小便不利，脾虚泄泻，湿痹拘挛，肺痈，肠痈；赘疣，癌肿。《和剂局方》中，与人参、茯苓、白术等合用，如参苓白术散，能渗除脾湿，健脾止泻。《千金方》中，与苇茎、冬瓜仁、桃仁等同用，如苇茎汤，可治疗肺痈胸痛、咳吐脓痰。

（四）苍术

【来源】菊科植物茅苍术或北苍术的干燥根茎。

【性味归经】辛、苦，温。归脾、胃、肝经。

【功效】燥湿健脾，祛风散寒。

【临床应用】用于湿阻中焦，脘腹胀满，泄泻，水肿，风湿痹痛，风寒感冒。可用于治疗脾虚湿聚，水湿内停的痰饮、泄泻或外溢的水肿者，常与茯苓、泽泻、猪苓等利水渗湿药同用，或与薏苡仁、独活等祛风湿药同用。治风寒表证夹湿，常与羌活、白芷、防风等同用。

（五）鬼箭羽

【来源】卫矛科植物卫矛，以根、带翅的枝及叶入药。

【性味归经】苦、辛，寒。归肝、脾经。

【功效】行血通经，散瘀止痛。

【临床应用】鬼箭羽苦辛行散入血，既善散瘀止痛，又善行血通经，药力较强，凡瘀血阻滞之证，皆可酌选。《本草述》："大抵其功精专于血分。"《药性论》："破陈血。"可配川楝子、延胡索、荔枝核等药，以增强疏肝理气止痛之功；治关节痛，常配羌活、独活、牛膝等药，以共奏祛风湿、通经络、止疼痛之功。

现代药理研究提示卫矛含有黄酮类与甾类成分，能增加冠脉血流量，改善心肌缺血状态，并有降血脂与降血糖的作用。因此，我在临床常用于风心病关节疼痛、冠心病瘀血痹阻胸痛的患者，对有高血糖且瘀血明显者更是必用。

（六）秦艽

【来源】 龙胆科植物秦艽、麻花秦艽、粗茎秦艽或秦艽的干燥根。

【性味归经】 辛、苦，平。归胃、肝、胆经。

【功效】 祛风湿，清湿热，止痹痛，退虚热。

【临床应用】 用于风湿痹痛，中风半身不遂，筋脉拘挛，骨节酸痛。《神农本草经》："主寒热邪气，寒湿风痹，肢节痛，下水，小便利。"

秦艽药性润而不燥，无论寒湿、湿热、痹证新久，皆可应用。其祛风湿、止痹痛、退虚热的作用对风湿性心脏病患者虚实错杂的病证甚是相宜。临床常与羌活、独活、桑枝等同用。此外，本品还常与祛风解表药同用，治疗表证肢体酸痛之症。

第四节　医案精选

一、祛风化湿、涤痰宣痹治疗胸痹关节痛案

蔡某，女，62岁。2014年3月22日初诊。

主诉：联合瓣膜置换术后胸闷伴指节疼痛20年。

患者于20年前诊为"风心病"，于某三甲医院行二尖瓣及三尖瓣置换术，术后经常发生关节疼痛，并面色潮红，手指关节逐渐变形，活动后胸闷、心慌、气急持续存在。

查体：形体消瘦，手掌关节梭形增生，心率90次/分，律不齐，

房颤律，各瓣膜听诊区未闻及病理性杂音。腹部阴性。双侧踝关节以下轻度凹陷性水肿。

辅助检查：血常规：WBC3.7×10^{12}/L，Hb112g/L，N65.7%，L9.2%；血生化：总胆红素23.5μmol/L，直接胆红素6.9μmol/L，球蛋白24.8g/L，A/G1.11，肌酐43μmol/L，CRP23.2mg/L，视黄醇结合蛋白18mg/L，类风湿因子119.7IU/mL。

刻诊：四肢关节疼痛，双脚浮肿，心慌，失眠易醒，畏寒，纳差，舌淡红苔白，脉弦数。

西医诊断：①风湿性心脏病；二尖瓣三尖瓣置换术后；心功能2~3级；②类风湿性关节炎。

辨证：寒凝血瘀，湿滞关节。

治法：祛风化湿，涤痰宣痹，温肾养肝。

处方：生薏苡仁30g，炙附子5g，独活9g，桑寄生15g，生地黄12g，丹皮10g，川牛膝12g，益母草15g，生黄芪30g，汉防己12g，当归10g，川芎10g，鬼箭羽12g，山药30g，炒杜仲12g，川连3g，肉桂3g，铁皮石斛（先煎）6g，赤芍12g，制延胡索15g，茯苓15g。

二诊：2014年3月24日。药后四肢关节疼痛好转，双脚浮肿显减，心慌减轻，失眠易醒较前好转，畏寒明显减轻，上半身汗出，舌淡红，舌前部少苔，舌下瘀紫，脉弦数。治拟原法，3月22日方加秦艽12g，络石藤30g。

三诊：2014年6月7日。心烦失眠，口淡口干，指关节疼痛减而未已，咽痛已瘥，药后胃脘不适，舌红苔薄，脉细弦。治以益气活血，宁心安神。

处方：太子参15g，麦冬12g，五味子5g，川连3g，炙桂枝3g，丹参15g，生黄芪15g，刺五加12g，鸡血藤15g，红景天12g，蕲蛇5g，枸杞子12g，生薏苡仁30g，茯神15g，夜交藤30g，炒枣仁15g。

患者三诊后肢体关节疼痛消失，又感风寒，予宣肺止咳、化痰治疗后上感症状消退，继续上方加减调理，患者证情稳定。

按语：该患者 20 年前行二、三尖瓣机械瓣置换术，术后风湿时有活动，表现为关节疼痛、二尖瓣面容，持续服用华法林抗凝治疗。中药辨证为寒邪凝滞，阻滞经脉关节，予祛风除湿，通络止痛，因伴发房颤，并安神定志治疗。阳虚则加淡附片等温心阳、肉桂温肾助气化，以及冬瓜皮等利尿治疗，患者每能获效。

二、益气活血舒痹法治疗二尖瓣置换术后案

邬某，男，65 岁。2015 年 7 月 4 日初诊。

主诉：二尖瓣置换术后 15 年，乏力、纳差 3 天。

患者 2000 年 4 月在某三甲医院诊为"风湿性心脏病"，行二尖瓣置换术（机械瓣）。2 年前出现双下肢浮肿。平时口服雅施达 4mg，每日 1 次，康忻 5mg，每日 1 次，地高辛 0.125mg，每日 1 次，并华法林口服抗凝治疗。去年夏季下肢出现瘀斑。3 日前患者觉乏力、纳差，夜间气急明显，无端坐呼吸，为寻求中医中药治疗，遂来求诊。

既往史：有淤血肝、肝多发囊肿、胆囊壁水肿、房颤病史。

家族史：母亲患风湿性心脏病。

辅助检查：凝血功能（某三甲医院 2015 年 6 月 12 日）：国际标准化值 2.0，凝血酶原时间 23.5 秒。心脏超声（某三甲医院 2013 年 7 月 16 日）：CVR 术后，机械瓣音启闭，未见明显瓣周漏，主瓣机械瓣流速增快，升主动脉增宽，三尖瓣轻度返流。腹部超声（某三甲医院 2014 年 2 月 19 日）：淤血肝，肝多发囊肿，胆囊壁水肿。

刻诊：乏力，易疲劳，嗜睡，动则气急，纳差，胃脘胀满，下肢发黑，行路不稳，头重脚轻，大小便正常，眠浅，舌暗紫，舌下络脉瘀紫，脉弦结代。

西医诊断：风湿性心脏病；二尖瓣置换术后；心功能 3 级；心律失常；心房纤维颤动。

辨证：心气亏虚，瘀血痹阻。

治法：益气活血舒痹。

处方：生黄芪 30g，汉防己 12g，炒白术 15g，茯苓 15g，山药 30g，丹参 15g，郁金 12g，柴胡 10g，赤芍 12g，红景天 12g，炙桂枝 5g，淡附片 5g，干姜 5g，炒麦谷芽各 12g，石菖蒲 12g，炒枳壳 12g。

二诊：2015 年 7 月 11 日。药后病情同前，乏力，嗜睡，纳少，下肢发黑，大便先干后溏，继续服华法林，国际标准化比值 2.03，凝血酶原 23.5 秒，手足心热，舌暗红苔薄，脉细弦。

处方：生黄芪 50g，汉防己 12g，当归 10g，赤芍 12g，川芎 10g，丹参 15g，红景天 12g，刺五加 12g，灯盏花 12g，茯苓 15g，益母草 15g，车前子 15g，柴胡 10g，炒枳壳 12g，生山楂 15g，炙桂枝 6g，淡附片 3g，干姜 5g，冬瓜子 30g，冬瓜皮 30g。

三诊：2015 年 7 月 18 日。药后乏力好转，胃脘胀满，纳少，手足不热，大便晨起 1 次，早饭食后即欲便，量少，头重脚轻好转，夜寐浅好转，舌暗紫，脉弦结代。7 月 11 日方加广木香 9g，苏梗 9g。

以后在上法加减治疗，证情稳定。

四诊：2015 年 8 月 15 日。益气活血舒痹治疗后，腹胀、头重脚轻、下肢浮肿均有好转，舌淡红苔薄，舌下络脉瘀紫，大便溏薄。总胆叶酸 38μmol/L 降至 18μmol/L，谷氨酸转移酶 323U/L 降至 236U/L。治以疏肝利胆，益气，活血舒痹。

处方：生黄芪 50g，汉防己 12g，柴胡 10g，炒赤芍 15g，炒枳壳 12g，茯苓 15g，炒白术 15g，生薏苡仁 30g，丹参 15g，降香 9g，灯盏花 12g，淡附片（先煎）3g，干姜 5g，郁金 12g，炙桂枝 5g，苏梗 9g，益母草 15g。

五诊：2015 年 9 月 12 日。病情稳定。谷氨酸转移酶 236U/L 降到 172U/L，总胆红素 36μmol/L。舌红苔薄，脉细。

处方：生黄芪 50g，汉防己 12g，柴胡 10g，炒赤芍 15g，炒枳壳 12g，茯苓 15g，炒白术 15g，生薏苡仁 30g，丹参 15g，降香 9g，灯盏花 12g，淡附片 3g，干姜 5g，郁金 12g，炙桂枝 5g，益母草 15g，冬瓜子 30g，鬼箭羽 10g，冬瓜皮 30g，毛冬青 15g。

六诊：2015 年 10 月 10 日。药后腹胀减轻，精神好转，头重脚软消失，便溏，下肢浮肿减而未已，舌红苔薄，脉细结。辨为心肾阳虚，水气内停，瘀血阻脉。治拟温阳化气利水，活血通脉。

处方：生黄芪 30g，汉防己 12g，炒白术 15g，茯苓 15g，生薏苡仁 30g，淡附片 5g，干姜 5g，炙桂枝 5g，丹参 15g，砂仁（后下）5g，檀香（后下）9g，淫羊藿 12g，广木香 9g，红景天 12g，刺五加 12g，毛冬青 15g，郁金 12g，赤芍 12g。

七诊：2015 年 11 月 14 日。症状较前好转，舌红苔薄脉细结。10 月 14 日方加灯盏花 12g。

八诊：2016 年 3 月 19 日。面部浮肿好转，下肢凹陷伴浮肿，舌暗红苔薄微腻，脉细，再拟温阳化气，利水消肿。

处方：淡附片（先煎）6g，干姜 6g，炙桂枝 10g，生黄芪 30g，汉防己 12g，茯苓 15g，炒白术 15g，赤芍 12g，丹参 15g，红景天 12g，刺五加 1g，车前子 15g，益母草 15g，茶树根 30g，三七粉 3g，肉桂（冲服）3g。

九诊：2016 年 4 月 9 日。午后下肢浮肿，有时鼻衄，舌红苔薄黄腻，脉细弦。治拟益气通阳，强心利水，活血止血。

处方：炙桂枝 10g，生黄芪 30g，汉防己 12g，茯苓 15g，茜草 15g，怀牛膝 15g，炒白术 15g，赤芍 12g，丹参 15g，红景天 12g，刺五加 12g，车前子 15g，茶树根 30g，三七粉 3g，艾叶（外用）10g。

十诊：2017 年 3 月 11 日。停药 1 月余。胸闷气急，下肢微肿，舌红苔薄，脉细弦。治以益气温阳，健脾泻肺，活血利水。

处方：生黄芪 30g，汉防己 12g，赤芍 12g，丹参 15g，茯苓 15g，益母草 15g，茶树根 30g，刺五加 12g，红景天 12g，炙桂枝 5g，川芎 10g，淡附片（先煎）5g，干姜 5g，炒白术 15g，葶苈子 15g，红枣 15g。

十一诊：2017 年 11 月 4 日。下肢浮肿消退，用利尿剂后，尿酸偏高，复查心动超声，EF59%，肺动脉压由原先的 52mmHg 降到

38mmHg，肝多发性囊肿，胆囊多发胆固醇结晶，目前病情稳定，舌暗红苔薄腻，脉细弦结代。治以益气温阳，活血通络。

处方：生黄芪 30g，汉防己 12g，茯苓 15g，淡附片（先煎）5g，干姜 5g，丹参 15g，降香 9g，郁金 12g，红景天 12g，刺五加 12g，葶苈子 15g，红枣 15g，茶树根 30g，炙桂枝 5g，当归 10g，炒赤芍 12g，川芎 10g，益母草 15g，川朴 9g。

上方加减服用至 2017 年 12 月 16 日，患者一直证情稳定。

按语：该患者为风心病二尖瓣机械瓣置换术后，心衰，合并房颤、肺动脉高压、肺淤血及肝淤血、胆囊炎、泥沙样胆结石、肝功能受损。整个病程中患者的证型表现出心气虚，心脾气虚，心阳虚，心肾阳虚，肝气郁结，肺气郁闭，瘀血痹阻，水气内停等证。治疗当以益气健脾、温阳化气利水、疏肝解郁、泻肺平喘、活血化瘀、利水通脉舒痹等法，本案治疗时间较长，充分显示了病证在不同阶段，证型不同，合并症不同，治法不同的动态辨证论治思想。

三、温阳益气、利水消肿法治疗风心病二尖瓣狭窄术后案

程某，女，57 岁。2012 年 12 月 1 日初诊。

主诉：反复下腹胀满、下肢浮肿 2 个月。

风湿性心脏病 10 余年，二尖瓣置换术后 2 年。患者于 2 个月前因劳累逐渐出现下腹胀满，双下肢浮肿，无腹痛、腹泻、关节疼痛，无腰痛、尿频、尿急、尿痛。今来门诊就诊。

处方：生黄芪 30g，汉防己 12g，太子参 30g，白术 15g，茯苓 15g，丹参 30g，降香 9g，炒枳壳 12g，刺五加 12g，赤芍 12g，川芎 10g，益母草 15g，淫羊藿 12g，红景天 12g，乌药 9g，玉米须 30g。

二诊：2012 年 12 月 15 日。证情稳定，小腹胀满，下肢皮肤瘙痒，微肿，舌红苔薄，脉细弦。治拟原法。12 月 1 日方去汉防己，加淡附片（先煎）5g，薏苡仁 30g，地肤子（包煎）30g。

三诊：2012 年 12 月 29 日。面部轻浮，下肢瘙痒，舌红苔薄，脉

细滑，治拟原法。12 月 15 日方，去淡附片、淫羊藿、玉米须，加汉防己 12g，白鲜皮 15g，丹皮 10g。其后上方服至 2017 年 1 月。患者目前症状改善，无其他不适。

按语：该患者为二尖瓣置换术后小腹胀满，下肢微肿，为右心衰表现。本病患心脾气虚，日久出现心脾肾阳虚，在益气温阳的基础上理气，使气动血行，并发不明原因皮肤瘙痒，予对症治疗，近期及远期疗效均较满意。方中黄芪、汉防己为黄芪防己汤之意，健脾利水，太子参、白术、茯苓益气健脾养阴，丹参、降香、炒枳壳、刺五加、赤芍、川芎、益母草活血利水，红景天益气活血，淫羊藿补肾除湿，炒枳壳、乌药理气。

使二尖瓣狭窄手术换瓣后，虽然瓣膜恢复正常开闭，但术前因血流动力学改变，心脏构型发生了变化，心脏扩大、心肌纤维化继续存在，故心功能不能完全恢复，尚需继续中药治疗，纠正心衰，改善由此引起的症状，提高生活质量。

四、健脾益气宁心，涤痰活血舒痹法治疗风心病房颤案

钱某，男，64 岁。2017 年 12 月 7 日。

主诉：反复心悸 30 年，发作 3~4 天。

30 年前因心悸在某三甲医院诊为风心病，3 年前行二尖瓣、主动脉瓣置换术，25 年前并发房颤，1 年前在某三甲医院安装心脏起搏器。近 3~4 天心悸发作，于今来院就诊。

既往史：高血压病史 23 年。腔隙性脑梗史 2 年。服用华法林、立普妥、拜新同、海捷亚。

刻诊：BP120/80mmHg。心悸，无胸闷及胸痛，夜寐浅，夜尿 2 次，耳鸣，夜醒后口干，背酸，记忆力下降，大便一日 3~4 行，有时成形有时溏，舌体大，舌淡红苔薄白，脉沉细。

辅助检查：2017 年 4 月 11 日。心脏超声：起搏器植入术后，机械瓣功能可，未见明显瓣周漏，三尖瓣轻度返流。主动脉硬化，双房

增大（左房巨大）。心电图：心房颤动，前间壁异常 Q 波，VVI 起搏心律，起搏器功能未见异常。ST 段改变。

辨证：心脾两虚，痰瘀痹阻。

治法：健脾益气宁心，涤痰活血舒痹。

处方：生黄芪20g，当归20g，炒赤芍12g，天麻（先煎）9g，炒白术15g，茯苓 15g，生薏苡仁 30g，法半夏 9g，车前子（包煎）15g，太子参15g，麦冬12g，五味子5g，生牡蛎（先煎）30g，炙桂枝3g，丹参15g，降香9g，红景天12g，川芎6g。

上方加减治疗，病情稳定。

二诊：2017 年 12 月 14 日。房颤，心悸好转，血压略高，舌胖苔薄，脉细结代，治拟原法。原方加汉防己 12g，夜交藤 30g，炒枣仁15g，柴胡 10g，枳壳 12g，十四剂。并予膏方，益气健脾，宁心定悸。

膏方：生黄芪 200g，汉防己 120g，当归 100g，炒赤芍 120g，川芎 100g，天麻（先煎）120g，炒白术 150g，法半夏 90g，茯苓 150g，太子参 150g，麦冬 120g，五味子 50g，生牡蛎（先煎）300g，炙桂枝 30g，丹参 150g，红景天 120g，夜交藤 300g，炒枣仁 150g，柴胡 100g，炒枳壳 120g，生山楂 150g，佛手 120g，铁皮石斛 120g。

加阿胶 100g，龟板胶 100g，鳖甲胶 100g，黄酒 300g，木糖醇250g，三七粉 30g，羚羊角粉 20g，灵芝孢子粉 30g，炒大胡桃（打粉）150g，黑芝麻打粉 150g，收膏。

三诊：2017 年 12 月 28 日。风心病，房颤，服用膏方，血压偏高，大便偏干，舌红苔薄，脉沉细。治拟育阴平肝。

处方：生地黄 15g，赤芍 12g，炒决明子 30g，绞股蓝 15g，玄参12g，麦冬 12g，炒枳壳 12g，柴胡 10g，火麻仁 15g，丹参 15g，红景天 12g，瓜蒌皮 12g，薤白 9g，夜交藤 30g，枸杞子 15g，甘菊 10g，生山楂 15g，天麻（先煎）9g。七剂。

四诊：2018 年 4 月 12 日。房颤消失，醒后不易入睡，舌淡红质胖，脉细。治拟益气养阴、宁心定悸。在前方基础上加无柄赤芝（先煎）15g，其后继续加减服用。

五诊：2018 年 7 月 12 日。心超示左心房扩大到 8~9cm。舌淡红苔薄，脉细弦，治拟原法。

处方：生黄芪 15g，汉防己 12g，太子参 20g，麦冬 15g，五味子5g，郁金 12g，天麻（先煎）9g，钩藤 15g，炒赤芍 12g，柴胡 10g，炒枳壳 12g，丹参 15g，降香 9g，车前子（包煎）15g，茯苓 15g，红景天 12g，铁皮 6g，广地龙 9g。七剂。

六诊：2018 年 8 月 9 日。左心房扩大逐渐缩小，2015 年 2 月 15日查上下径 10.8cm，左右径 10.4cm，2017 年 11 月 4 日查上下径9.5cm，左右径 6.4cm，心房显著缩小，证情稳定，无明显不适，舌淡红质胖，苔薄，脉细，房颤未发，全身散发脂肪瘤，平素涂擦乳香、柚皮、没药、永久花精油，夜寐安，去内蒙古长途旅行未感不适。上方继续调理，证情稳定。

按语：患者风心并发房颤，起搏器植入术后、二尖瓣置换术后。辨证属心脾两虚、痰瘀痹阻，经涤痰活血、益气健脾、宁心安神治疗，同时冬至后服用膏方，在涤痰活血祛邪的基础上扶助正气，房颤消失，心脏缩小。患者合并脑梗死、高血压，予以育阴平肝等治疗，患者证情逐渐稳定。患者服用西药华法林抗凝，活血化瘀未用桃仁、红花、莪术等药物，防止出血。

第八章

心律失常

五脏相关首重于心，身心同治开郁为先。

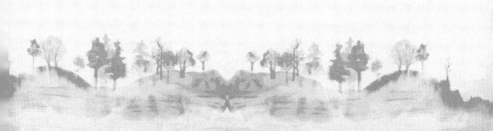

心律失常是指心律起源部位和心律频率、节律及冲动传导等任何一项或多项异常，是临床常见心血管疾病之一，分为功能性和器质性两种。功能性多与情绪激动、精神紧张、植物神经功能紊乱、心脏神经官能症有关；器质性多由冠心病、风心病、心肌病、高血压性心脏病、肺心病、心肌炎等引起，急性心肌梗死时尤为多见，是引起死亡的重要原因。心律失常按其发作时心率的快慢分为快速性和缓慢性两大类。快速性心律失常包括过早搏动，阵发性心动过速（室上性、室性），扑动与颤动（房性、室性），预激综合征。缓慢性心律失常包括窦性心动过缓、窦性停搏、窦房传导阻滞和病态窦房结综合征。

中医无心律失常之名，但有类似症状记载，将其归为心悸、怔忡范畴。早在《内经》中就有"心中澹澹大动""心惕惕如人将扑之""心如悬若饥状"等对心悸特征的描述。《金匮要略》中则云："寸口脉动而弱，动则为惊，弱则为悸。"

第一节　病因病机

心居阳位，属手少阴经脉，主血，血属阴，胸为清阳之腑，不容浊阴侵袭，导致心律失常的病因病机文献早有论述，如《素问·平人气象论》："左乳之下，其动应衣，宗气泄也。"《素问·举痛论》："惊则心无所依，神无所归，虑无所定，故气乱矣。"认为突受惊恐，宗气外泄，心无所依，脉气不相衔接，发为心悸。

一、病因

心律失常多因于原发病，其病因众多，可以归纳为以下几方面。

（一）外邪入侵，内传于心

《素问·痹论》说："风寒湿三气杂至，合而为痹也……脉痹不已，复感于邪，内舍于心……心痹者，脉不通，烦则心下鼓。"《济生方·惊悸怔忡健忘门》曰："风寒冷湿闭塞诸经，令人怔忡。"指出风寒湿或风湿热邪侵犯人体而致痹证，日久不愈外邪内舍于心以致心脉痹阻，血行不畅引起心悸。

叶天士说："温邪上受，首先犯肺，逆传心包。"温热袭肺，正气不支，邪毒内舍于心。因心主血脉，肺朝百脉，心肺相通，肺热最易入心内扰心神而致心悸；邪热稽留易于耗伤心阴，累及心气致使心悸、胸闷迁延不愈。此多见于病毒性心肌炎、细菌性心内膜炎等疾病。

（二）内伤情志，累及于心

《素问·举痛论》曰："惊则心无所倚，神无所归，虑无所定，故气乱矣。"《灵枢·口问》又云："心者，五脏六腑之大主也，悲哀忧愁则心动。"心虚胆怯之人，如遇惊恐、悲哀、忧思等七情扰动心神，不能自主而发心悸；或恼怒伤肝，肝气郁滞，日久化火生痰，痰火扰心则发为心悸；或思虑伤脾，阴血亏耗，心失所养则心悸。说明精神、情志变化可影响于心，导致心悸、心慌发生。常见于各种原因的心脏疾患、甲亢、贫血、神经官能症、更年期综合征等。

（三）药食不当，脾胃乃伤

胃为多气多血之腑，如平素嗜食肥甘厚味、煎炸炙煿或烟酒无度，致胃腑血气壅积化火生痰，痰火上扰于心而致心悸。饱餐冷饮，脾胃运化不及，子病及母，引发心悸，也是冠心病心律失常常见之诱因。再者药物过量、毒性较剧，耗伤心气，损伤心阴可致心悸。

（四）年高体衰，心气内虚

《灵枢·营卫生会》说："老者之气血衰，其肌肉枯，气道涩。"认为老年人精神气血渐次日衰，营卫气血运行滞涩缓慢；《景岳全书·怔忡惊恐》"怔忡之病，心胸筑筑振动，惶惶惕惕，无时得宁者是也……此证惟阴虚劳损之人乃有之，"认为怔忡由阴虚劳损所致；《丹溪心法·惊悸怔忡》谓："人之所主者心，心之所养者血，心血一虚，神气不守，此惊悸之所肇端也。"老年人的体质特点是精血亏虚，脏腑失养正气内虚，心气不足，鼓动无力，心血亏虚，心失所养，发为心悸。

（五）气化失司，痰瘀内停

金代医家成无己在《伤寒明理论》中论："心悸之由，不越二种：一者，气虚也，二者，停饮也。"《丹溪心法》也责之虚与痰，曰："惊悸者血虚，惊悸有时，怔忡无时，血少者多，有思虑便动属虚；时作时止者，痰因火动。"《医林改错·血府逐瘀汤所治之症目》："心跳心忙，用归脾安神等方不效，用此方百发百中。"瘀血内停，心脉痹阻；痰浊壅塞，胸阳失展。痰、瘀都可致心脉阻滞，心气不相衔接而致心悸。本人认为痰源于津，瘀成于血，人体津血同源，痰瘀往往相因而生，相兼为病，是引起顽固性心律失常的重要因素。

心律失常由多种病因综合作用，导致五脏阴阳失调、气血津液运行不畅，从而影响心主血与心主神明的功能，最终致各种心律失常发生。

二、病机

心悸的病机多为本虚标实，虚为心之气、血、阴、阳亏损，脉气不相衔接；实则多由血瘀、气滞、火热、痰浊、水饮等邪致心脉痹阻，脉道不利。虚实之间常可相互转化，且临床表现多为虚实夹杂，如心气亏虚，血运乏力，津液输布失常，痰浊内生，流注经脉，血行不畅，涩滞成瘀，痰瘀互结，以致气血不能上奉于心而发为心悸；如阴虚可致火旺或夹痰热，阳虚易夹水饮、痰湿；气血不足亦易见气血瘀滞，痰火互结则易伤阴等。病机错综复杂，但引起心律失常关键在于"心脉阻滞"与"心气不相衔接"。两者互为因果，临床要辨别虚实寒热之不同。

心律失常病位在心，但不局限于心，五脏是一个相互关联的整体，其发生发展过程中与肝、胆、脾、胃、肾诸脏密切相关。

（一）心与肺

心肺同居上焦，心主血，肺主气，气为阳，血为阴，气为血之帅，若肺气虚衰，则宗气不足，影响心脉行气血之功，不能助心脉行血运；若温热、疫毒犯肺，心肺因血脉而相通，肺之温热、疫毒可乘之而入心，火热扰动心神而现心悸、胸闷、胸痛、咳嗽气急诸症。此类患者多见于心肌炎或肺心病。

（二）心与脾胃

心主血脉，脾主运化，心与脾胃的关系主要体现在气血生成及气血运行方面。若脾气虚弱，运化失职，气血生化乏源，可致血虚而心无所主，心失所养从而出现心悸、失眠等症状。

（三）心与肝

肝主疏泄，主藏血，调节血量。心主血脉功能的发挥有赖于肝的疏泄与藏血。心之行血功能正常，则血运通畅，肝有所藏。若肝之疏泄有度，则气机调畅，心血运行正常。心与肝的关系还体现在调节精神情志方面，心藏神，肝主决断，两者相互为用，维持人正常的情志活动。若情志不遂，肝失条达，母病及子，木郁不伸，郁久化热，耗伤阴津，心阴被夺，郁热上攻于心，可见心悸怔忡、胸闷气短等症。

（四）心与肾

肾为阴阳之根，先天之本，肾阳对人体各组织器官起推动和温煦作用，而心首当其冲，只有肾精充盈，阴平阳秘，心得肾阳温煦、激发、推动，才能心气充沛，血脉鼓动有力，即心脉的正常运行"资始于肾"。心阳根于肾阳，肾阳不足则心阳式微，不能温运血脉，则脉象迟缓，水气内停，心脉痹阻而致心悸；心火亢盛，不能下交于肾，以致心肾不交，心神被扰而致心悸、失眠等症。

第二节 辨治特点

一、中医辨证分型

国家中医药管理局 1995 年发布中华人民共和国中医药行业标准《中医病症诊断疗效标准》将心悸分为心虚胆怯、心脾两虚、阴虚火旺、心血瘀阻、水气凌心、心阳虚弱六型。根据我的临床观察，应补充气阴两虚、痰火扰心等两型，一共八型。以上分型大致型概括了心悸的证型，但心律失常毕竟病证复杂多变，临床不应拘泥以上辨证，应注意结合辨病、辨证相结合。

二、辨治思路

（一）辨主症判虚实轻重

心律失常的主症多是自觉心慌不安，心跳剧烈，神情紧张，不能自主，心搏异常，或快速，或缓慢，或心跳过重，或忽跳忽止，呈阵发性或持续性。《丹溪心法》："怔忡无时，血少者多，有思虑便动，属虚。时作时止者，痰因火动。"如果患者表现为惊悸为主，呈阵发性，时作时止，多因情绪因素诱发，则以实证居多，病情较轻；如患者以怔忡为主，表现为持续心悸，心中惕惕，不能自控，无精神等因素亦可发作，则虚证居多，或虚中夹实，病情相对较重。

（二）重视脉象，四诊合参

心主血脉，脉不仅是血液流行的通道，还是全身气血运行的先决条件，脉在内与心脏配合，在外遍布全身，脉不自行，随气而至，心气鼓动血液在脉中运行，循环不已，产生有节律的运动，在这一过程中心气充沛、心血充盈、脉道通畅是维持心主血脉这一功能正常的必要条件。因此脉象的变化可以反映心气是否充沛、心血是否充盈、脉道是否通畅。《素问·三部九候论》："参伍不调者病。"是最早记载脉律不齐的脉象。《素问·平人气象论》说："脉绝不至曰死，乍疏乍数曰死。"最早提到严重心悸时脉象的表现特征与预后，对心悸的脉象变化与轻重程度做了初步判定。《金匮要略》载："寸口脉动而弱，动则为惊，弱则为悸。"惊悸怔忡患者，其脉搏亦有相应变化，或脉来疾数，或脉来缓慢，或脉律不齐，多有改变。心律失常常见的脉率如"一息六至"称之数脉，每分钟约在108次以上，更甚者有疾脉、七死脉等；"一息不足四至"称为迟脉、缓脉。至于脉律失常，常见的有促脉、代脉、结脉、涩脉、散脉等。以上的脉率与节律异常，可以见于心动过速、心动过缓、早搏、房扑、房颤、室速、室颤，以及传导阻滞等。因此体察脉象的变化可以判断心律失常的病理证型。如结脉既可以为心气虚甚，也可以是痰瘀阻滞，应着重益气活血；代脉多表示心气衰微，则着重补益心气，尤其是成联律的代脉，心脏虚弱更明显。不同的病因，脉象亦各异，如同为高血压性心脏病的心律失常患者，肝阳上亢者可见弦数脉，肝阳夹痰火者可见滑数脉，肝阳夹瘀阻气滞者可见弦涩脉。病毒性心肌炎的心律失常患者外邪侵袭者可见浮数脉，气阴虚者可见细数、涩脉。当然临证时，不可拘于"数热迟寒，阳盛则促，阴盛则结"，还需兼顾他症，如心悸不已兼有胸闷或胸痛隐隐，乃心气不足，搏动无力，不能推动血液流通，血不营络（心络）所致，不可过于破血通瘀，而当补之养之。心律失常者，常因感冒而引发，治疗时当参以解毒清热；老年心律失常伴咳嗽咯痰者，常因痰饮内阻，久治不愈，多为心肺同病，治疗当兼顾化痰蠲饮；心悸患者，临证每有心慌、易惊、难寐之候，多为心神虚弱所致，在治疗中时时注意养心神。因此临证时还应四诊合参，方能正确辨证。

（三）病位在心，五脏相关

心悸虽病位在心，但不仅是心之疾病，还应从整体出发，分析五脏之间的生克、乘侮关系。心悸究其成因，不外本脏自病、他病及心两类。本脏自病者，或责于实，求诸于痰结、瘀阻、火扰、水气凌心诸因；或归于虚，缘由气血阴阳之不足。他病累及所致心悸者，从肝、脾、肺、肾可求。再者，心悸的发生，与患者的地区、年龄、性别、职业、体质等密切相关，病程之长短亦有差异。五脏六腑皆可令人悸，临证时要注意脏腑相乘，重视体质辨证，审证求因，同病异治。

心悸伴心烦，胸闷气短，舌红，脉细数或细促，多属心气阴两虚型；而伴见面色不华、乏力少寐，舌淡嫩，脉结代，多属心气血两虚型；心悸不宁伴发热咽痛，咳嗽，胸闷气喘则为心肺同病之证；心悸胸闷伴神疲乏力，眩晕健忘，面色无华，纳少腹胀，大便溏薄等为心脾同病；心悸怔忡若伴心烦易怒，头晕头胀，精神紧张，舌红苔黄，脉弦滑等症多属心肝同病；而伴见胸胁胀闷，少寐口苦便干，舌淡苔白，脉细或有结代，则多见于胆心综合征所致心悸。心悸气急严重，常伴全身浮肿，尿少，入夜不能平卧，卧则气逆，畏寒肢冷，唇舌青紫，脉细或结代，多属心肾阳虚型；心悸兼心烦，失眠，五心烦热，腰膝酸软，舌红绛，脉细数等症则属心肾不交型。

三、治则治法

（一）治则

1. 病证结合，衷中参西

由于心律失常的病因复杂，病情轻重不一，涉及病种很多，其临床证型往往与原发病有关，如因植物神经功能失调引起者常常表现为心神不宁证；因急性心肌炎引起者常表现为邪毒侵心、气阴两虚证；甲状腺功能亢进引起者常常表现为阴虚火旺证；因冠心病引起者常常表现为心脉瘀阻及心气不足证；因肺心病引起者常常表现为痰阻心脉证；因心功能不全引起者常表现为心肾阳虚证，但是又不能就此对号入座。临床应审证求因、标本兼治、衷中参西。注重中医的辨证论治，也参考西医辨病以明确疾病发展规律，随症加减，圆机活法。如同是心功能不全者，因扩张性心肌病引起者，重在温阳利水，增加心肌收缩力，酌选附子、干姜回阳救逆强心，黄芪、白术、茯苓等健脾利水消肿。若由高血压所致者则避免使用正性肌力作用的中药，即补气温阳类中药，可选用天麻、钩藤、石决明、菊花等平肝潜阳、降压之品；由病毒性心肌炎引起者，加宣肺通窍、清热解毒之品，如板蓝根、金银花、蚤休、玄参、连翘、桔梗等；合并高脂血症者，辨证选用决明子、荷叶、泽泻、生山楂、玉米须等有降血脂作用的药物；由冠心病所致者，加用瓜蒌皮、薤白、檀香等通阳宽胸理气之品。

2. 平衡阴阳，调畅气血

人体在正常情况为"阴平阳秘"，即机体阴阳协调，水火相济，内外环境的平衡。《素问·至真要大论》所说"谨察阴阳所在而调之"，是治疗心悸的原则。"以平为期"，则是治疗的目的。

心律失常的病理性质有虚实两端。实为阴和阳的过盛和有余，阳盛多为痰火扰心、瘀血阻脉；阴盛则为水湿痰饮，水饮凌心，均可致心脉运行不畅。实则泻其有余，分别用清心涤痰活血或温化水饮，方可通利血脉。虚为阴或阳的偏衰和不足，或为阴血虚，或为阳气虚，心之气血阴阳亏虚而致心神失养。虚则补其不足，分别可用清补或温补，补阳以制阴，补阴以制阳，方可达到气血调和。

阴阳互根互用，机体阴精与阳气虚损到一定程度又常相互影响。阴液亏损日久，累及阳气无所依附而耗散；阳气虚损，累及阴液生化不足，从而可形成阴阳两虚证。这两种变化都为阴阳互损，治疗则应阴阳双补。如急性病毒性心肌炎所致的心律失常，其病开始多为气阴两虚，继则阴损及阳，导致阴阳两虚，故治疗在育阴的同时，宜注意助阳。而对某些阳损及阴到阴阳两虚的病证，诸如心衰伴发的心律失常，多以阳虚为本，当病情发展到一定程度时，就会出现阳损及阴，最后发展为阴阳俱损，在补阳同时，宜酌加育阴之品。

因此在心律失常的治疗上要注重平衡阴阳，调畅气血，恢复心脉的正常运行。

3. 身心同治，心理疏导

情志刺激、惊恐、紧张等不良情绪常常是心律失常的诱因。因此本人在诊疗时要详细了解患者生活状况，倾听患者倾诉，取得患者的信任，洞悉发病根源，耐心开导，疏解郁闷，化解其紧张，烦躁的负面情绪，树立"心病还要心药医"的基本思想指导患者有效地避免精神刺激，为疾病治疗打下了良好基础。再加上药物治疗，在辨证施治的基础上，选加疏肝调肝之品，使气机顺畅、气血冲和，心悸得平。

心律失常往往以心悸为主要临床表现，同时多伴有失眠，因此安神定悸法应作为主要辅助治疗方法，根据病机之偏虚、偏实，分别选用枣仁、夜交藤、远志、石菖蒲等养心安神药或生龙齿、生龙骨、磁石、紫贝齿、珍珠母、琥珀等重镇安神药。现代药理研究也证实，此类药物具有改善心脏植物神经功能、镇静安神和抗心律失常作用，可解除心悸、失眠等不适症状。

（二）治法

1. 益气活血法

适用证型：心气亏虚，心血瘀阻证。

症状：本法为心悸常用治法。其证候特点是心悸而有胸闷气短，有时胸痛，舌淡，舌下瘀紫，脉细涩或结代。

方剂：陆氏舒心宝。参见第三章冠状动脉粥样硬化性心脏病。

2. 清肺解毒法

适用证型：温邪袭肺，邪毒侵心证。

症状：本法多用于病毒性心肌炎急性期或各期兼夹外感咳嗽者。其心悸同时多伴咳嗽、咽红而痛或咽痒、痰黏等症。此类患者常因咳嗽或咽痛发作而加重。

方剂：自拟清肺解毒汤加减。

3. 益气养阴法

适用证型：心气不足，心阴亏虚证。

症状：本法多用于心阴亏虚，心气不足。症见心悸心烦，胸闷气短，舌红，脉细数或细促，可见于病毒性心肌炎及冠心病等患者。

方剂：加味生脉饮。

4. 平肝降逆法

适用证型：肝阳上亢，心肝火旺证。

症状：此法多用于肝阳上亢，气火上逆，心君被扰而见心悸，多伴心烦易怒，头晕头胀，舌红苔黄，脉弦劲等症。以高血压心脏病多见。

方剂：经验方平肝降逆汤。

5. 清火豁痰法

适用证型：痰火扰心证。

症状：心悸，常伴心烦不寐，苔黄腻，脉滑数等。可见于冠心病伴高脂血症者，亦见于甲状腺功能亢进的患者。

方剂：黄连温胆汤合连夏汤化裁。

6. 蠲饮化瘀法

适用证型：痰饮停肺，心脉痹阻证。

本法多用于风心病、肺心病而见心悸者，常与咳喘并见。风心病与风湿入络，内传于心有关，心主血脉，肺朝百脉，心脉痹阻影响肺津布散，以致瘀血积饮，停于心肺，而见心悸喘咳，唇绀，两颊绯红。

方剂：《金匮》木防己汤合葶苈大枣泻肺汤。

7. 利胆舒心法

适用证型：肝胆气滞，心脉瘀阻证。

症状：本法适用于胆心综合征或冠心病兼胆囊炎、胆结石所致心悸。心属火，胆属木，木火相生，心与胆通，胆之脉行于胁，而心之脉循胸出胁。若木旺生火，火亢烁液，易致瘀滞，或痰火互结，使心络受损，心神被扰，而见心悸。常伴有胸胁胀闷，少寐口苦便干，舌淡苔白，脉细或有结代。

方剂：自拟三合饮（四逆散合瓜蒌薤白半夏汤合丹参饮）。

8. 温阳利水法

适用证型：心肾阳虚，水饮凌心证。

症状：本法用于水气内停，心脉瘀阻所致心悸，常伴见全身浮肿、尿少、畏寒肢冷、唇舌青紫，脉象细或结代，心悸气急严重时入夜不能平卧，卧则气逆，可见于充血性心力衰竭。温阳利水刻不容缓，俟水化气行则心脉流通，心体得养，心悸自平。

方剂：真武汤合黄芪防己汤化裁。

9. 益气养血法

适用证型：心气不足，心血亏虚证。

症状：气虚血少，无阳以宣其气，无阴以养其心，以致心悸、心慌，常伴有面色不华，乏力少寐，舌淡嫩，脉结代等症。

方剂：复脉汤化裁。

10. 交通心肾法

适用证型：心肾阴虚，心火妄动证。

症状：心阴亏虚，心失所养所致的心悸，常兼心烦、失眠、五心烦热、腰膝酸软、舌红绛，脉细数等症。

方剂：经验方龟地百合龙牡汤。

第三节　方药心悟

一、经典方

（一）炙甘草汤

参见第四章病毒性心肌炎。

（二）桂枝甘草龙骨牡蛎汤

【出处】《伤寒论》。

【组成】桂枝（去皮）一两（15g），甘草（炙）二两（30g），牡蛎（熬）、龙骨各二两（各30g）。

【功效】安神，救逆，潜阳，镇惊，补心，摄精。

【辨证要点】惊悸，失眠，汗出恶风。

【临床心悟】桂枝、甘草之辛甘化阳，以复心阳之气；牡蛎、龙骨，以安烦乱之神。临床常用于心脏植物神经功能失调所致的心悸烦躁。对心悸、心慌、失眠、阵发性心动过速、房颤患者常常用之。

（三）《金匮》木防己汤合葶苈大枣泻肺汤

参见第七章风湿性心脏病。

（四）真武汤合黄芪防己汤化裁

【组成】茯苓15g，芍药15g，白术15g，干姜6g，附子5g，黄芪15g，防己12g，甘草5g，大枣15g。

【功效】温阳利水。

【辨证要点】心悸，头晕，浮肿，唇舌青紫，脉结代。

【临床心悟】取附子回阳补命门之火，益五脏之阳，干姜易生姜助温通心阳,附子回阳救逆;黄芪、白术、茯苓、甘草、大枣益气健脾行水,与防己相伍补气利水力增强;芍药滋阴液以防辛热、渗利伤阴。此方应用于各类心脏疾病后期心力衰竭所致心律失常。

二、经验方

(一)陆氏舒心宝

参见第三章冠状动脉粥样硬化性心脏病。

(二)清肺解毒汤

【出处】陆芷青教授经验方。

【组成】板蓝根 15g,金银花 15g,玄参 12g,北沙参 15g,射干 6g,金果榄 15g,蚤休 9g,苦参 9g。

【功效】清肺利咽,凉血解毒。

【辨证要点】心悸,咽红肿痛,咳嗽。

【临床心悟】方取板蓝根、金银花、射干清热解毒;金果榄、玄参、沙参养阴利咽;苦参清心解毒定悸;咳嗽缠绵常以泻白散加黄芩、蚤休肃肺镇咳清金力宏。本法注重清肺,使心君得宁。

(三)平肝降逆汤

【出处】自拟方,由天麻钩藤饮化裁而来。

【组成】石决明(先煎)、珍珠母(先煎)各 30g,川芎 9g,滁菊、钩藤(后下)、黄芩、夏枯草、桑寄生、牛膝、丹参、降香各 15g,茺蔚子 10g。

【功效】平肝降逆。

【辨证要点】心悸心烦,头晕头胀,舌红苔黄,脉弦劲。

【临床心悟】本方配伍寓有深意,取石决明、珍珠母重镇平肝定悸,滁菊、钩藤清热平肝,为君;黄芩、夏枯草清肝降气;茺蔚子、牛膝引血下行平逆,为臣;佐以桑寄生养肾以制肝阳,丹参、降香清心凉血,除烦定悸;更以川芎疏肝气、升清阳为使,以遂肝条达之性，舒之平之，以防肝气愈郁愈逆，气火攻冲所致心悸。若见舌红绛少津者，去黄芩、夏枯草，加生地黄、赤芍、地龙凉血清心，且作用缓和持久，对老年体弱者尤为适用。血压高者可加罗布麻平肝安神，清热利水；加羚羊角凉肝息风。

（四）龟地百合龙牡汤

【出处】陆芷青教授经验方。

【组成】龟板（先煎）、生地黄、百合、丹参各 15g，龙骨（先煎）、牡蛎（先煎）各 30g。

【功效】交通心肾。

【辨证要点】心悸失眠，五心烦热，腰膝酸软，舌红绛，脉细数。

【临床心悟】龟地百合龙牡汤是由百合地黄汤和桂枝甘草龙骨牡蛎汤二方化裁而来。龟板、生地黄入肾，滋阴以降心火，百合入心，安神定悸，龙骨、牡蛎镇惊潜降，安神定悸，更以丹参清血中之火以安神定志，加夜交藤、枣仁、茯神养心安神。全方合用，使心肾互济，上下交泰，悸动自安。

（五）加味生脉饮

【出处】自拟方，由生脉散化裁而来。

【组成】太子参、麦冬、北沙参、玄参、丹参各 15g，五味子 5g，黄连 3g，瓜蒌皮 12g，薤白 9g，苦参 10g。

【功效】益气养阴，清心涤痰。

【辨证要点】心悸心烦，胸闷气短，舌红，脉细数或细促。

【临床心悟】方取黄连苦寒泻心火，解热毒；苦参清心经之火，与黄连同用，清心解毒作用相得益彰；太子参、麦冬、五味子益气养阴生津，又制黄连之燥；北沙参、玄参养阴清肺，与生脉饮同用，养阴之力增强，又制黄连之燥。又因津血同源，阴虚火旺易灼津成瘀，炼液为痰，气虚运血无力易致瘀血内阻，该证型兼夹血瘀痰凝者较多，又以丹参清心凉血，降香、郁金行气活血散瘀，更以瓜蒌、薤白通阳散结，豁痰下气，以防患于未然。全方组合滋而不腻，寒而不峻，养阴清热而不恋邪，补中益气无刚燥之弊，且化瘀涤痰、清心复脉于一炉，偏于滋养心阴，是治疗病毒性心肌炎心律失常之常用方。若偏于气虚者，去黄连、苦参，加黄芪。若因冠心病所致心悸，当去苦参，苦寒败胃。

（六）三合饮（四逆散合瓜蒌薤白半夏汤合丹参饮）

【出处】自拟方，由四逆散、瓜蒌薤白半夏汤、丹参饮化裁而来。

【组成】柴胡 10g，赤芍、炒枳壳、瓜蒌皮、法半夏各 12g，降香、薤白各 9g，丹参 15g，甘草 6g。

【功效】疏肝利胆，涤痰活血。

【辨证要点】心悸，胸胁胀满，口苦，舌苔白腻，脉弦细或结代。

【临床心悟】方取四逆疏肝利胆；瓜蒌、薤白、半夏涤痰宽胸舒痹；丹参、降香活血通脉以助心血运行。若心胆火旺者，常加制大黄、焦山栀清热利胆，理气通腑以制木亢逆。结石者加金钱草、鸡内金利胆排石；若肝胆湿热者加茵陈、黄芩、蒲公英、虎杖、焦山栀清热利湿。临床多用于胆心同病。应用本法，只要辨证正确，每投辄效，多次验证，效果显著。

（七）自拟连夏汤（黄连温胆汤合连夏汤）

【组成】黄连 5g，半夏 12g，竹茹 12g，枳实 12g，陈皮 9g，茯苓 15g，生姜 6g，夏枯草 15g，胆南星 9g。

【功效】清火豁痰，宁心定悸。

【辨证要点】心悸伴失眠，苔黄腻，脉滑数。

【临床心悟】多用于痰火扰心的冠心病患者，多伴有高血压、高脂血症、脂肪肝，形体肥胖等症。自拟连夏汤取黄连清心火，夏枯草清肝火，正所谓实则泻其子也。痰火为患，当用夏枯草配半夏、胆南星、竹茹清热化痰。枳实、陈皮下气消痰，山栀清心除烦，以增平悸之力。诸药配伍以奏清火豁痰、宁心安神、除烦定悸之功。

三、常用药

（一）黄连

【来源】毛茛科植物黄连、三角叶黄连或云连的干燥根茎。

【性味归经】苦，寒。归心、脾、胃、肝、胆、大肠经。

【功效】清热燥湿，泻火解毒。

【临床应用】黄连入心经，故可清心除烦定悸。历代医家对黄连在心病中的运用都有论述，如日本吉益东洞所著《药证》："黄连主治心中烦悸也。旁治心下痞、吐下、腹中痛。"《本经疏证》："伤寒，胸中有热，胃中有邪气，腹中疼，欲呕吐者，黄连汤主之。少阴病，二、三日以上，心中烦、不得卧，黄连阿胶汤主之。二方皆以黄连为君，二证皆发于心，可见黄连为泻心火之剂矣。"《仁斋直指方》：黄连安神丸"治心烦懊忱反复，心乱，怔忡，上热，胸中气乱，心下痞闷，食入反出"。

现代实验研究也表明，小檗碱适用于各种心脏病所致的室性或室上性心律失常、早搏、房颤、房速、顽固性心动过速、阵发性心房扑动伴房室和窦房结传导阻滞等，其抗心律失常作用机制是延长心肌动作电位时程及有效不应期，增加有效不应期与心肌动作电位的比值，使期前冲动不易引起折返和中止折返的持续进行，使单向阻滞变为双向阻滞，从而纠正心律失常。

临床应用黄连治疗心律失常的主症为心悸怔忡，兼症有心烦、心下痞、失眠，即多伴有烦躁不安、焦虑、紧张、睡眠障碍等精神症状；舌质坚老，舌色红或暗红、舌苔黄腻；脉多滑数或数促。适用于心律失常证见邪热侵心、痰火扰心、心肝火旺、阴虚火旺等。黄连味极苦，多服、久服易导致食欲下降，故用量多在 3～5g。

（二）苦参

参见第四章病毒性心肌炎。

（三）甘草

【来源】豆科植物甘草、胀果甘草或光果甘草的干燥根及根茎。

【性味归经】甘，平。入心、脾、肺、胃经。

【功效】和中缓急，润肺，解毒，调和诸药。

【临床应用】甘草炙用，治脾胃虚弱，食少，腹痛便溏，劳倦发热，肺痿咳嗽，心悸，惊痫；生用，治咽喉肿痛，消化性溃疡，痈疽疮疡，解药毒及食物中毒。《日华子本草》："安魂定魄。补五劳七伤，一切虚损、惊悸、烦闷、健忘。通九窍，利百脉，益精养气，壮筋骨，解冷热。"《伤寒论》中治疗发汗过多出现的心悸，以甘草配伍桂枝，如甘草桂枝汤；治伤寒"脉结代，心动悸"者，甘草（炙）配伍人参、生地黄、桂枝、阿胶、麦冬，如炙甘草汤。

实验研究表明，炙甘草注射液减慢心率的机制可能是多环节作用的结果。炙甘草对药物诱发的各种节律紊乱、颤动、扑动、不规则搏动等均显示不同程度的对抗作用。这种作用可能是由于炙甘草具有慢 Ca^{2+} 通道阻滞作用，影响造模心肌细胞 Na^+、K^+、Ca^{2+} 的交换，起到减慢心率和调整节律的作用。

甘草甘平，临床应用频率高，炙甘草治疗心悸时需要较大剂量，常常用到 9～12g，甚至更大。长期较大剂量使用炙甘草既要注意高血压、水肿、低血钾等副作用，还得考虑对心脏的正常搏动会产生抑制作用。

（四）桂枝

参见第三章冠状动脉粥样硬化性心脏病。

（五）地黄

【来源】玄参科地黄属植物地黄的块根。

【性味归经】甘，寒。入心、肝、肾经。

【功效】滋阴清热，凉血补血。

【临床应用】仲景《伤寒》一百一十三方，惟复脉用地黄，且用量大至一斤。《本经疏证》："地黄之用，不在能疏通而在能养，盖经脉经络干则收引，润则弛长，是养之即所以续之，《本经》疗跌折绝筋，仲景治脉结代，胥是意也。"《日华子本草》："干地黄，助心胆气，安魂定魄，治惊悸。"《开宝本草》："补五脏内伤不足，通血脉，益气力，利耳目。"《本草图经》："治一切心痛，无问新久。"

地黄乃益阴血之上品，既能补五脏之真阴，又能通血脉，治胸膈痞闷，生地黄养阴，入血分凉血补血，临证多用于心阴虚心律失常，心悸伴舌红绛为辨证要点。百合地黄汤、炙甘草汤为代表方，心血虚者需配伍当归、阿胶，四物汤为其代表方。

地黄被广泛应用于临床，对免疫、造血、心血管和中枢神经系统均有作用。现代研究生地黄有强心调压作用。实验证明：各试验浓度的生地黄提取物对于正常心脏和低钙诱导心衰模型的心肌收缩力均具有增强作用。生地黄流浸膏对蛙心的收缩力有显著增强作用，对衰弱的心脏更显著，但大剂量能使正常蛙心中毒，大白鼠静脉注射地黄乙醇提取物、水提取物，对心脏有明显抑制作用，使心跳变慢甚至停止。对低血钙所致的心律不齐、心脏间歇有缓解作用；怀地黄水提取液对急性实验性高血压有明显降压作用。对于正常情况下的动脉压具有双向调节作用。

临床喜用生地黄配伍应用于心血管各类疾病中，如炙甘草汤治疗心律不齐，生地黄至少用到15g以上，但用之不当容易腹泻，因此多用黄酒同煎，去其滋腻寒凉之性。生地黄配伍桂枝，一般3：1配伍，桂枝之温可抵生地黄之寒凉，共达温通血脉之效。生地黄加山萸肉，一泻一补，药性平，达温肾强心之功。附子、干姜加生地黄，用于心衰阴阳两虚之人，怕冷而又舌红绛，单纯温阳容易上火，用生地黄以制约附、姜之燥热。

（六）茯苓

【来源】多孔菌科植物茯苓的干燥菌核。

【性味归经】味甘、平，淡。入心、脾、肺、肾经。

【功效】宁心安神，渗湿利水，益脾和胃。

【临床应用】临床主治惊悸，健忘，眩晕，小便不利，水肿胀满，痰饮咳逆，呕哕，泄泻。《本经》："主胸胁逆气，忧恚惊邪恐悸，心下结痛，寒热烦满，咳逆，口焦舌干，利小便。"《药征》："主治悸及肉𥆧筋惕，旁治头眩烦躁。"《本经疏证》："其所以用茯苓者，仍不离乎悸眩，是悸眩究系用茯苓之眉目矣。"茯苓治悸常与甘草、桂枝配伍，如茯苓桂枝甘草大枣汤治"发汗后，其人脐下悸，欲作奔豚"；小半夏加茯苓汤治"卒呕吐，心下痞，膈间有水，眩悸者"；苓桂术甘汤主治"心下有痰饮，胸胁支满，目眩"，"水停心下，甚者悸，微者短气"。

茯苓安神定悸，健脾利水作用，临床多用于治疗水饮凌心或痰饮内停心律失常。辨证要点为心悸、眩晕、小便不利。也可用于心悸伴心神不安、多梦易惊、恍惚健忘等精神症状。

临床中，常与党参、白术、山药等配伍，为治气虚之辅佐药。若寒湿偏甚，可与桂枝、白术等配伍；偏于湿热者，可与猪苓、泽泻等配伍；脾气虚，可与党参、黄芪、白术等配伍；虚寒还可配附子、白术等；对于脾虚生痰成饮之症，可与半夏、陈皮同用，也可配桂枝、白术；对于心神不安、心悸、失眠等症，常与人参、远志、酸枣仁等配伍。

（七）灯盏细辛

【来源】菊科植物短葶飞蓬的全草。

【性味归经】甘、辛，微温。归肺、胃经。

【功效】散寒解表，活血舒筋，止痛，消积。

【临床应用】灯盏花是中国特有的天然药物，首载于《滇南本草》,《中国药典》1977年版一部曾予收载。灯盏花主治感冒头痛鼻塞,风湿痹痛,瘫痪,急性胃炎,小儿疳积,跌打损伤。目前灯盏花注射液除主要用于心脑血管系统疾病,在糖尿病、肾病、颈源性眩晕、老年性疾病的治疗上也有较好的疗效。

现代研究发现灯盏花素可使氯化钡诱发的大鼠心律失常的发生时间推迟,持续时间缩短,严重心律失常如室速的发生率及死亡率降低,说明灯盏花素能预防由氯化钡导致的心律失常,其效果与利多卡因相似,但机制尚不清楚。经初步研究发现灯盏花素可减少心肌细胞的 Ca^{2+} 内流,从而降低心肌细胞的自律性,减少后除极及触发活动,使折返激动减少,预防心律失常的发生。加之灯盏花素可扩张血管,改善心肌的供血情况,故可降低心律失常的发生率及减轻其严重程度。此外灯盏花还能抗心力衰竭,研究表明,灯盏花素可减慢心率,并使心率变异性的部分指标修复,提示它可部分改善充血性心力衰竭患者心脏自主神经的功能状态。

灯盏花辛温,治疗心律失常时多用于心阳不振型,常伴有心功能不全。

(八) 刺五加

【来源】 五加科植物刺五加的根、根茎或茎叶。

【性味归经】 微苦、辛,温。归脾、肾、心经。

【功效】 补肾强腰,益气安神,活血通络。

【临床应用】 刺五加主治肾虚体弱,腰膝酸软,脾虚乏力,失眠多梦,健忘,胸痹疼痛,风寒湿痹,跌打肿痛。

现代研究,证明刺五加和人参有相似的药理作用和临床疗效。临床与实验研究已证实刺五加及其有效成分对心血管系统具有多途径、多靶点、多效应作用,可保护缺血心肌细胞、减少心肌再灌注损伤、扩张冠状动脉、改善血流动力学、抑制心室重构、改善心功能、改善左室舒张功能、调节心律失常、改善微循环、抗栓作用。

有临床研究表明，刺五加注射液可以明显缩短冠心病室性心律失常患者的 QT 变异度，减少心律失常的发作。刺五加浸膏使缺血再灌大鼠心脏室颤和室速发生率下降，使正常窦律时间增加，并可使缺血区异常动作电位显著减少。

我在临床应用刺五加认为，刺五加补气健脾、安神活血通络作用较好，治疗胸痹疼痛，取其温通之性，常用于阳气虚、脾气虚之人。刺五加辛温，临床上可用于冠心病心律失常，标本兼顾。然阴虚火旺者慎用。慢性心衰患者无须大温大补者，用刺五加益气健脾、温阳扩冠、改善心功能、稳心安神，甚为合拍。

第四节　医案精选

一、心肺同治法治疗病毒性心肌炎后遗症频发室早案

杜某，女，34 岁。2012 年 7 月 11 日初诊。

主诉：频发室早反复 5 年。

5 年前病毒性心肌炎史，24 小时动态心电图：室性早搏 32587 次/24h。心脏彩超无异常。

刻诊：妊娠 3 月余，心悸、心慌、胸闷阵作，甚至气急，少寐，乏力，纳食、二便正常，舌淡苔薄白，脉滑有歇止。

辨证：气阴两虚，心失所养。

治法：益气养阴，清肺解毒，宁心定悸。

处方：太子参 15g，麦冬 15g，五味子 5g，玉竹 15g，葛根 15g，生山楂 15g，金银花 15g，连翘 12g，丹参 15g，炙甘草 7g，生地黄 12g，茯苓 12g，炒白术 15g，炒黄芩 12g，苎麻根 30g，生黄芪 15g，夜交藤 30g，黄连 3g。七剂，水煎服。

二诊：2012 年 7 月 18 日。药后早搏显减，胸闷偶现，咽红，舌

红苔薄，脉细结，治拟原法。7 月 11 日方去茯苓，加桑寄生 12g，金荞麦 20g，生地黄改 15g。七剂，水煎服。

三诊：2012 年 8 月 1 日。身孕 4 月，早搏消失，舌红苔薄，脉滑，治拟原法。7 月 18 日方去生山楂，加炒麦芽 12g，炒谷芽 12g。

此后在此基础上加减治疗，直至生产，心悸早搏未发。

按语：本案例为心肌炎后遗症，适值妊娠，气血聚而养胎，致母体阴血亏虚，心失所养而致心悸早搏，少寐。治当养阴滋心液，益气助心脉，兼清金解毒。黄芪、太子参、麦冬、五味子益气养阴；玉竹、生地黄滋养心液；茯苓安神定悸；丹参活血通脉，金银花、连翘清金利咽解毒以安心君；黄连清心安神；黄芩、白术、苎麻根清热安胎。

二、益气养阴法治疗频发室早案

邱某，男，52 岁。2013 年 1 月 18 日初诊。

主诉：心悸半年余，近三月发作频。

半年前因剧烈运动发作，住院一月，身体更弱。停掉所有药品一周后复查心电图正常。二月前因剧烈运动又发，服万爽力、可达龙一月后停用，现服心律平。2013 年 1 月 14 日 24 小时动态提示：①窦性心律；②室性早搏 954 次；③房性早搏 6951 次，伴短阵房速；④窦性停搏；⑤ST-T 改变。入睡房早增多，有短阵速。

刻诊：心悸，夜间多发，偶胸闷，口干，无头晕，大便 2～3 日一解，睡眠一般，易醒，纳食二便正常，舌暗红边瘀，苔白微腻，脉缓滑。

辨证：气阴亏虚，痰瘀内阻。

治法：益气养阴，活血涤痰。

处方：黄芪 15g，瓜蒌皮 12g，薤白 9g，竹沥半夏 12g，郁金 12g，炒赤芍 12g，柴胡 10g，炒枳壳 12g，红景天 12g，毛冬青 15g，丹参 15g，降香 9g，生山楂 15g，葛根 15g，生玉竹 15g，麦冬 15g，太子参 15g，五味子 5g。

二诊：2013 年 1 月 25 日。药后自觉心悸早搏好转，惟夜寐易醒多梦，舌红苔薄，脉细缓，治拟原法。1 月 18 日方加夜交藤 30g，炒枣仁 15g。

三诊：2013 年 2 月 1 日。房早、短阵速、夜寐均有好转，大便溏结交替，舌淡红苔薄，脉细，治拟原法。1 月 25 日方去炒枣仁，加绞股蓝 15g，合欢花 12g，川芎 6g。

按语：该心律失常患者为本虚标实，气阴两虚为本，痰瘀内阻为标，治当标本同治，方用黄芪生脉饮、玉竹益气养阴；瓜蒌薤白半夏汤涤痰舒痹；丹参、降香、毛冬青、红景天、葛根清心活血；四逆散疏肝理气以助血行。二诊因睡眠差加酸枣仁、夜交藤安神定悸。本人在治疗该案时应用几个小方合成一方，每个小方有各自的作用，合而为用共同发挥益气养阴、涤痰活血的作用。

三、心肝同治法治疗频发室早案

胡某，男，81 岁。2013 年 11 月 22 日初诊。

主诉：频发室早多年。

有高血压病史，现服厄贝沙坦（1 粒/日），硝苯地平（1 粒/日）。2013 年 11 月 7 日 24 小时心电图示：①窦性心律；②室早 12873 次，成对 20 次；③房早 291 次，成对 3 次，房速 10 次；④大于 2 秒的长间期 9 次，为早搏代偿间期。

刻诊：心悸胸闷，前额偶有压迫胀感，大便软烂，双耳重听，入夜口干，口苦，口气秽，有烟酒史，偶嗳气泛酸（胃溃疡史）。舌红苔黄腻，脉弦稍缓。

辨证：心肝火旺，胃失和降。

治法：疏肝清热，清心和胃。

处方：柴胡 10g，炒黄芩 12g，黄连 3g，法半夏 12g，茯苓 15g，郁金 12g，炒赤芍 12g，炒枳壳 12g，石菖蒲 12g，吴茱萸 1g，木香

9g，佛手9g，丹参15g，红景天12g，太子参20g，毛冬青15g。七剂，水煎服。

二诊：2013年11月29日。药后心悸胸闷显减，口干口苦好转，舌红苔薄黄腻，脉弦滑结，治拟原法。11月22日方加瓜蒌皮12g，薤白9g。十四剂，水煎服。

三诊：2013年12月13日。药后心悸胸闷显减，舌红苔薄黄腻，脉细滑，偶有歇止，治拟原法。此后原法出入治疗3月，诸症悉瘥。

按语：本案为高血压心律失常者，证属肝火上炎，扰动心神，肝火横逆犯胃，胃失和降。治当清肝泻火，清心定悸，和胃降逆。四逆散加黄芩疏肝清热；左金丸，疏肝清热、和胃；丹参、红景天、毛冬青凉血活血，清心定悸；郁金、木香、佛手疏肝和胃；二诊加瓜蒌皮、薤白涤痰舒痹宽胸。

四、胆心同治法治疗频发室早案

盛某，男，52岁。2017年11月23日初诊。

主诉：频发室性早搏1月余。

患者2年前因头痛就诊，诊断为高血压病，予以口服络活喜，近半年夜间时感胸痛心悸，就诊于某三甲医院。查冠脉CT示：右冠近中段多发斑块伴轻微狭窄。心脏超声：左室肥厚；三尖瓣少量返流。诊断为冠心病，予口服泰嘉、他汀治疗，胸痛、心悸减轻，唯今年8月因牙痛行拔牙术后，后臂开始疼痛、早搏，查心肌酶谱无异常，医生嘱调节情绪，后背不适好转，早搏未好转，仍有频发，故来我处。

既往：高血压高血脂病史2年，有胆结石病史10年，中耳炎病史。2016年11月21日CTA：①右冠状动脉近中段多发斑块伴局部轻微狭窄；②左前降支中段局部舒张期轻度狭窄；③左旋支近段局部软斑块，中度狭窄。2016年11月13日心脏超声：左室肥厚，三尖瓣轻度反流。2017年10月11日B超：①肝多发囊肿；②慢性胆囊炎伴结石多发。2017年10月9日查生化：血脂无异常。心电图：左室高电压、频发室早。

刻诊：心悸早搏源于拔牙之后，早搏频发，有时入夜惊悸，心悸阵发，气急，偶胸闷灼热刺痛，痛无定处，性情焦虑、易紧张，晨起足微肿，夜尿次数多，1～4次，夜寐梦多，大便溏，舌红苔薄中裂，脉细弦，律不齐。

辨证：肝郁气滞化火，痰火上壅。

治法：疏肝利胆清热，清心定悸。

处方：川连3g，夏枯草15g，柴胡10g，黄芩12g，丹参15g，降香9g，瓜蒌皮12g，薤白9g，郁金12g，赤芍12g，枳壳12g，制延胡索15g，金钱草20g，虎杖15g，茯苓15g，炒白术15g，法半夏9g，生姜5g，红枣15g，红景天12g，淮小麦30g，炙甘草5g。七剂，水煎服。

二诊：2017年11月30日。药后心悸早搏好转，性情焦虑亦有改善，舌红苔薄腻，脉细弦滑，治拟原法，11月23日方加入化橘红9g。七剂，水煎服。

三诊：2017年12月7日。心悸早搏明显减少，唯感背痛，入睡前有心悸不适，舌红苔薄微腻，脉细弦，治拟养阴清心，涤痰活血。

处方：瓜蒌皮12g，薤白9g，法半夏9g，柴胡10g，炒黄芩15g，川连3g，郁金12g，赤芍12g，生地黄15g，玄参12g，麦冬12g，丹参15g，降香9g，枳壳12g，佛手9g，生姜5g，红枣15g，红景天12g，铁皮石斛（先煎）6g。十四剂，水煎服。

按语：该患者为冠心病心律失常，伴有胆囊炎胆石症。曾多处求治，疗效甚微。本人认为心属火，肝胆属木，木火相生，木旺生火，烁液成痰，痰火互结，心脉受阻而见心悸；心脉循胸出胁，肝胆之脉循行于胸胁，肝胆失疏，气机郁结，经脉不利，胸膺闭塞故而胸闷灼热刺痛，背痛，痛无定处。心藏神，心肝火旺，性情焦虑紧张。胆为中精之腑，附于肝而输胆汁，与肝同主升发、疏泄，助脾胃运化腐熟水谷，肝胆气滞，脾胃升降失常，故而大便溏薄；脾虚不能运化水液，足部浮肿。治当疏肝利胆，清心定悸。药用黄连清心火，夏枯草泻肝火共为君药；以四逆散加金钱草、虎杖、延胡索、郁金疏肝利胆为臣；佐以瓜蒌、薤白、半夏涤痰舒痹宽胸；白术、茯苓健脾利水；生姜、大枣、甘草、淮小麦养心安神缓急。二诊心悸胸闷好转，性情焦虑减轻，心肝之火得清，守原方加陈皮再进七剂。三诊心悸早搏大减，心肝之火虽降，然心阴亦受损，故入夜感心悸不适，治以生地黄、麦冬、玄参、铁皮石斛滋养心阴；瓜蒌、薤白、半夏涤痰舒痹；丹参、降香、赤芍、红景天凉血活血；柴胡、黄芩、郁金、枳壳、佛手疏肝利胆清热和胃。诸药合用，意在"通""利"，使气机通调，湿热清利，心脉通畅，心悸得宁。

五、温阳利水法治疗心房颤动案

许某，女，62 岁。2014 年 6 月 13 日初诊。

主诉：反复心悸气短 10 余年。心电图示心房颤动。

刻诊：心悸，下肢浮肿，今晨胸部隐痛，大便偏多，矢气多，舌红苔薄，脉细结代。

辨证：心肾阳虚，水饮内停，心脉痹阻。

治法：益气温阳利水，宁心舒痹。

处方：黄芪 30g，防己 12g，茯苓 15g，炒白术 12g，赤芍 12g，丹参 15g，降香 9g，益母草 15g，炙桂枝 5g，车前子 15g，红景天 12g，天麻（先煎）9g，刺五加 12g，牛膝 15g，炒枳壳 12g，淡附片 5g，延胡索 15g。七剂，水煎服。

二诊：2014 年 6 月 20 日。药后心慌显减，双下肢浮肿显减，胃脘有时发胀，舌红苔薄，舌下络脉瘀紫，脉沉细，治拟原法。6 月 13 日方加厚朴 9g。七剂，水煎服。

三诊：2014 年 7 月 11 日。前周遇风感寒，鼻流清涕，咽痒，咳嗽气喘，曾发房颤，历时半小时，经祛风解表后，现外感向愈，下肢浮肿消退，心慌胸闷气急显减，精神显振，舌红苔薄，脉细结。治拟益气温阳，活血通络。

处方：黄芪30g，防己12g，茯苓15g，炒白术15g，冬瓜子30g，冬瓜皮30g，益母草15g，丹参15g，降香9g，赤芍12g，红景天12g，刺五加12g，灯盏花12g，炙桂枝6g，淡附片5g，干姜5g，车前子15g，牛膝15g，泽兰12g，炒枳壳12g，天麻（先煎）9g。十四剂，水煎服。

按语：该患者为房颤伴有心功能不全，心阳不振，心脉瘀阻而见心悸，胸痛；肾气亏虚，气化失司，水饮内停，故而下肢浮肿。治当益气温阳，活血舒痹。方以黄芪防己汤合真武汤化裁，附子补命门之火，益五脏之阳；桂枝温通心阳；黄芪、茯苓、白术益气健脾利水，与防己配伍增强补气利水；丹参、降香、赤芍、红景天活血舒痹；延胡、枳壳理气止痛；益母草、车前子活血利水。二诊心悸，下肢浮肿显减，胃脘作胀，原方加厚朴行气消胀。三诊诸症好转，再守原方加减治疗三月，病情稳定。

六、益气活血法治疗心房颤动案

俞某，女，55岁。2014年5月14日初诊。

主诉：房颤反复发作1年。

24小时动态心电图：总心搏数90317次，阵发房颤占17%；房性早搏536次，成对18次；室性早搏6次；二度Ⅱ型窦房传导阻滞；R-R长间歇（最长4280ms）。有高血压病史。西医要求其安装心脏起搏器，患者心有顾虑而来求诊于我处。

刻诊：心悸胸闷气急，活动后尤甚，乏力，心烦急躁，头晕，头顶重压感，形肥，平卧时感不适。舌淡红边有齿痕，苔薄白腻，脉沉细迟。

辨证：心阳虚衰，气化失司，痰瘀痹阻。

治法：益气活血，涤痰舒痹。

处方：生黄芪20g，瓜蒌皮12g，薤白9g，郁金12g，石菖蒲

12g，丹参 15g，降香 9g，柴胡 10g，赤芍 12g，枳壳 12g，川芎 10g，红景天 12g，灯盏花 12g，天麻（先煎）9g，钩藤（后下）15g，牛膝 15g，防己 12g，法半夏 12g。七剂，水煎服。

另，心宝丸 2 片/日，日 2 次；黄杨宁片 2 片/日，日 3 次。

二诊：2014 年 5 月 21 日。药后头晕、胸闷、气急显著好转，曾有瞬间晕仆一次，舌淡红边有齿痕，苔薄，脉细涩。原方去防己，加茯苓 15g，桂枝 5g。十四剂，水煎服。继服心宝丸与黄杨宁片。

三诊：2014 年 6 月 4 日。房颤小作一次，因上下楼梯搬运棉被而起，时间、程度减轻，头晕已瘥，胸闷气急偶现，舌红苔薄根腻，脉细有歇止。再拟益气温阳，活血通脉。

处方：生黄芪 30g，瓜蒌皮 12g，薤白 9g，郁金 12g，丹参 15g，红景天 6g，灯盏花 12g，柴胡 10g，川芎 10g，赤芍 12g，防己 12g，桂枝 5g，毛冬青 15g，枳壳 12g，红花 5g，生地黄 12g，玉竹 15g。七剂，水煎服。

继服心宝丸与黄杨宁片。

此方加减治疗 2 月余。2014 年 8 月 10 日复查 24 小时动态心电图：二度Ⅱ型窦房传导阻滞消失，R-R 长间歇 1 次，2.8s。此后一直以此法加减治疗 2 年。病情稳定，生活质量改善。

按语：该患者为缓慢性心律失常，R-R 间歇最长达 5.2s。证属心脾阳气亏虚，痰瘀阻滞心脉。心气亏虚，心阳不振，鼓动无力，心脉瘀阻，脉气不相衔接而致心悸胸闷气急；脾阳虚衰，不能运化水液，停聚成痰，痰瘀互结，清阳不升，痰浊上犯故头晕头重。方用黄芪、丹参、降香、川芎、郁金、牛膝补气活血通脉；黄芪配伍防己补气利水，以消水饮；法半夏、瓜蒌、薤白涤痰舒痹；天麻、钩藤、半夏涤痰平肝息风；柴胡、赤芍、枳壳疏肝理气以助血运；灯盏花活血通络散寒。另心宝丸温补心肾，益气助阳，活血通脉。黄杨宁片行气活血通络。复诊心悸胸闷显减，晕仆一次，去防己加桂枝、茯苓温通心阳。三诊头晕已瘥，心悸胸闷偶现，因长用益气温阳的药物易伤心阴，在原方基础上加生地黄、玉竹以滋养心阴，平衡阴阳。

七、痰瘀同治法治疗顽固性频发室早案

张某，男，83 岁。2015 年 10 月 31 日初诊。

主诉：早搏三十余年加重一年。

患者三十余年前因胸闷胸痛就诊，发现"冠心病频发室性早搏"。近三十余年曾多次因早搏胸闷不适住院治疗，服用"悦复隆 1 片/日，日 3 次"，早搏胸闷等不适可好转。近一年自觉早搏频发，服西药无明显改善，现自觉胸闷、心悸、气急。2015 年 10 月 13 日查 24 小时动态心电图：共发生 10539 次室性早搏，诊断为①窦性心律；②偶发房性早搏；③频发室性早搏，时成对，时呈二三联律；④间歇性 ST 段改变。2010 年 5 月 1 日冠脉 CT：左前降支多处轻中度病变，左回旋支多处轻中度病变，右冠多处轻度病变。2014 年 12 月 10 日心脏超声：左房扩大，二尖瓣局部钙化，左心舒张功能减低，心律不齐。

现服悦复隆、稳心颗粒、参松养心胶囊、波立维、立普妥、拜新同、安博诺、诺迪康胶囊等。

刻诊：胸闷、心悸、气急、乏力，无胸痛，睡前服用舒乐安定，夜寐安，凌晨 4 点因胸闷不适影响睡眠，入夜口干，舌红根腻，脉弦滑代。

诊断：①频发室性早搏；②冠心病；③高血压 2 级；④脑梗塞。

辨证：痰瘀痹阻。

治法：化痰祛瘀，活血通络，标本同治。

处方：瓜蒌皮 12g，薤白 9g，法半夏 9g，太子参 15g，麦冬 12g，五味子 5g，郁金 12g，柴胡 10g，赤芍 12g，枳壳 12g，红景天 12g，毛冬青 15g，生山楂 15g，葛根 15g，制延胡索 15g，茯苓 15g，生牡蛎（先煎）30g，炙桂枝 3g，生地黄 12g。七剂。

二诊：2015 年 11 月 7 日。早搏频发，舌红苔薄根腻，脉弦代。

治法为益气养血，涤痰活血。

处方：川连 3g，炙桂枝 3g，法半夏 9g，丹参 15g，瓜蒌皮 12g，薤白 9g，柴胡 10g，赤芍 12g，枳壳 12g，广木香 9g，红景天 12g，夏枯草 15g，怀牛膝 15g，生牡蛎（先煎）30g，郁金 12g，麦冬 15g，绞股蓝 15g，生地黄 12g，降香 9g。七剂。另服稳心颗粒、麝香通心滴丸。

三诊：2015 年 11 月 14 日。心悸早搏近期开始好转，夜尿多，影响睡眠，舌暗红苔薄黄腻，脉细弦，可及歇止。再拟原法。原方去法半夏，加竹沥半夏 9g，茯苓 15g，刺五加 12g，生黄芪 15g。七剂。

四诊：2015 年 12 月 5 日。心悸早搏好转，头晕，目糊，舌暗红苔薄黄腻，脉细弦滑，TG4.31mmol/L。证为痰瘀内阻，心气不宁。

处方：川连 3g，法半夏 12g，茯苓 15g，丹参 15g，瓜蒌皮 12g，薤白 9g，柴胡 10g，红景天 12g，天麻（先煎）9g，赤芍 12g，川芎 10g，毛冬青 10g，刺五加 12g，檀香粉 3g，枳壳 12g，生黄芪 15g，制延胡索 15g，生牡蛎（先煎）30g，炙桂枝 3g，淮小麦 30g，生山楂 15g。七剂。

此后一年余以益气养阴，活血涤痰法加减治疗。

三十七诊：2016 年 10 月 22 日。频发室早，经治好转，可达龙吃半片，停两天，病情稳定，大便未畅，舌红苔薄，脉细弦滑，未及歇止，治拟原法。

处方：生黄芪 30g，汉防己 12g，茯苓 15g，丹参 15g，生地黄 15g，赤芍 12g，红景天 12g，刺五加 12g，生牡蛎 30g，鬼箭羽 12g，冬瓜子 30g，冬瓜皮 30g，柴胡 10g，枳壳 12g，毛冬青 15g，怀牛膝 15g，广地龙 9g，决明子 15g，绞股蓝 15g。十二剂。

三十八诊：2016 年 11 月 5 日。复查动态心电图，房早 31 次，室早 11 次。近日夜寐梦多，心律不齐，面赤，舌红苔薄腻，脉细滑，未及歇止，痰火上扰。拟益气健脾，清肝涤痰。

处方：川连 3g，夏枯草 15g，郁金 12g，柴胡 10g，炒黄芩 15g，石菖蒲 12g，法半夏 9g，生牡蛎 30g，鬼箭羽 12g，刺五加 12g，红景天 12g，丹参 15g，赤芍 12g，炒白术 15g，生黄芪 20g，汉防己 12g，车前子 15g，炒枣仁 15g，夜交藤 30g。七剂。

按语：本病案因患者早搏三十余年加重一年，西医治疗无明显改善，胸闷，气急加重，查冠脉 CT 示左前降支多处轻中度病变，左回旋支多处轻中度病变，右冠多处轻度病变。属顽固性心律失常，证属气阴两虚，痰瘀痹阻。气虚无力，心阴亏虚，则胸闷、气急；痰瘀日久化火，痰火上扰，则头晕不适；日久痰浊瘀阻心脉，故见心悸。治以养阴、涤痰、活血之法。初期以瓜蒌皮、薤白、半夏利气宽胸化痰；太子参、麦冬、五味子益气养阴；郁金、柴胡疏肝理气；赤芍、丹皮、生地黄养阴活血祛瘀；红景天、毛冬青活血化瘀；生牡蛎、炙桂枝降逆平冲；后期加用川连降火，茯苓、车前子、炒白术健脾利水，杜仲、怀牛膝补益肝肾；黄芪、防己行气利水。经三十八诊后，复查动态心电图示房早 31 次，室早 11 次，疗效明显；继续随症加减，调理巩固。

八、益气养血法治疗窦性心动过缓案

李某，女，62 岁。2018 年 4 月 12 日初诊。

主诉：心动过缓 4~5 年。

患者 4、5 年前有心悸、腿软、头上出汗。在医院检查示心动过缓。未行特殊处理。今日不适再发，复查 24 小时动态心电图，心率最慢 36 次/分。建议行起搏器置放术，患者拒绝。既往有高血压 10 年，平时口服硝苯地平缓释片控制。

辅助检查：24 小时动态心电图：平均心率 54 次/分，最慢 36 次/分，最快 101 次/分。窦性心动过缓，偶发房早，偶发室早 17 次。最长 R-R 间歇 2.45 秒。

刻诊：心悸，腿酸软、疼痛，发作不适时头上汗出。夜寐入睡困难，多梦，余无殊。舌红苔薄，脉细缓。BP112/70mmHg。

辨证：心气不足，心脉失运；心血不足，心脉失养。

治法：益气养血，宁心定悸。

处方：生黄芪 15g，太子参 15g，炒白术 15g，当归 14g，茯神 15g，炙远志 9g，炒枣仁 15g，广木香 9g，生姜 5g，红枣 15g，夜交藤 30g，枸杞 15g，丹参 15g，红景天 12g，灯盏花 10g，炙桂枝 3g，川连 3g。七剂。

另，心宝丸 5 盒，1 粒/次，2 次/天。

二诊：2018 年 4 月 17 日。药后小腿酸软疼痛已瘥，夜寐入睡困难，舌红苔薄，脉细缓，治拟原法。原方去炙桂枝，加肉桂 1g，七剂。

三诊：2018 年 4 月 24 日。药后夜寐好转，精神显振，入夜多梦，舌红苔薄，脉细缓，再拟原法。二诊方生黄芪改为 25g，加川芎 6g，炒枣仁改为 18g，七剂。

四诊：2018 年 5 月 1 日。心动过缓好转，夜寐向安，舌红苔薄，脉细，治拟原法。三诊方加玉竹 15g，七剂。另，心宝丸 5 盒，1 粒/次，2 次/天。

按语：心藏神，赖血以濡之；气生血，赖脾以化之。患者气血不足，心神失养，见心悸、心动过缓、入睡困难、夜寐不安等症；脉来细缓，亦是气血不足之象。治拟养心安神，益气补血。方用养心汤化裁。黄芪、太子参、炒白术量大为君，益气健脾；臣以当归养血安神，与黄芪、太子参等配伍，以培气血不足；茯神、炒枣仁、远志等养心安神；生姜、红枣益脾和中，调和气血。方中桂枝、川连取交泰丸之意，安神助眠。加枸杞补益肝肾，以疗患者小腿酸软疼痛之症。因患者素有高血压病史，故用广木香以降气行气，加丹参、红景天以活血通经。又因患者心动过缓，加灯盏花，取其温通之效。二诊仍用原法，只将桂枝 3g 改为肉桂 1g，遵交泰丸原方。三诊时，患者症状大为改善，夜寐好转，精神显振。然脉来仍细缓，加大黄芪、炒枣仁用量，益气安神，加川芎活血调血。四诊时，诸症均向安。加玉竹清润养阴。

第九章

心力衰竭

标本缓急随证治之，
病证结合治疗精准。

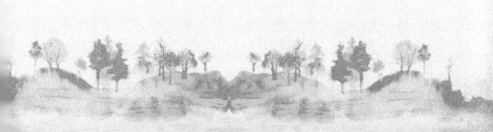

心力衰竭简称心衰，是各种心脏疾病发展至终末阶段的一组临床综合征。是由于心脏的收缩功能和（或）舒张功能发生障碍，不能将静脉血充分排出心脏，导致静脉系统血液淤积，动脉系统血液灌注不足，从而引起心脏循环障碍。中医并无心衰病名，对心衰相关症状的描述最早见于内经，《素问·痹论》："脉痹不已，复感于邪，内舍于心，心痹者，脉不通，烦则心下鼓，暴上气而喘。"此处的"心痹"与今天的风湿性心脏病所致心力衰竭的病因及常见症状十分相似。东汉·张仲景进一步提出与心衰有关的"心水"概念，《金匮要略·水气病脉证并治第十四》："心水者，其身重而少气，不得卧，烦而躁，其人阴肿。"王叔和《脉经》指出"心衰则伏"，由脉象首先提出"心衰"病名，但历代医家并未把心力衰竭作为独立疾病而明确病名，描述分别指出了心衰的部分病因、表现及病机，根据其常见症状，动则胸闷气急，不同程度下肢水肿，重者一身尽肿，甚至伴有胸水、腹水、心包积液等，归属于中医心痹、心悸、胸闷、喘息、水肿等病证范畴。

第一节　病因病机

目前，多数认为慢性心衰的病机，主要是由于心病迁延日久，或先天不足、外邪入侵、情志内伤及年老体衰等造成心之气血阴阳受损，脏腑功能失调，血脉运行障碍，以致水气、痰饮、瘀血内生，从而引发心悸、胸闷、喘息、水肿等一系列证候表现，最终发展为阳气厥脱之危象。本病病位在心，涉及肺、脾、肝、肾。其病机可以概括为本虚标实，本虚指阴阳气血亏虚，标实为水湿痰饮瘀血，且本虚标实常常互为因果。可以说正虚邪实贯穿于本病的始终。2014 年《慢性心力衰竭中医诊疗专家共识》中指出，气虚血瘀是慢性心力衰竭的基本病机，本虚以气虚为主，常兼有阴虚、阳虚；标实以血瘀为主，常兼痰饮等，每因外感、劳累等加重。

第二节　辨治特点

一、辨证分型

2002 年颁布的《中药新药治疗充血性心力衰竭的临床研究指导原则》基本囊括了本病的证型表现，分为心肺气虚、气阴两虚、心肾阳虚、气虚血瘀、阳虚水泛、痰饮阻肺、阴竭阳脱七型。传统中医及教科书多将心衰辨证分型简化为气虚血瘀、气阴两虚、阳虚水泛、痰饮阻肺、阴竭阳脱；2014 年《慢性心力衰竭中医诊疗专家共识》简化了证型分类，概况证型为气虚血瘀、气阴两虚血瘀、阳气亏虚血瘀三种基本证型，均可兼见痰饮证。

二、辨证思路

心衰临床表现复杂，往往原发性心脏病、心衰、合并症等混杂，处理比较困难。笔者总结临床经验，考虑以症入手，针对心衰主症心胸窒闷、心悸气喘、下肢水肿的轻重细致辨析，分缓急，辨主次，病证不离，可能会使治疗的针对性更强，叙述如下。

（一）胸闷

心衰胸闷，其病位在心肺。心肺同居胸中，靠宗气推动，司呼吸行营血，如果痰浊瘀阻，阴邪上干心胸，就会导致胸闷，一般多兼舌苔厚腻；若阳虚水泛，水气凌心射肺，也可引起胸闷，一般多兼咳喘、水肿、畏寒、乏力，若夹有瘀血者，胸闷多兼有胸痛。

《金匮要略·胸痹心痛短气病脉证治第九》虽没有明确提及"胸闷"一词，但相关条文已有论述，"胸痹之病，喘息咳唾，胸背痛，短气，寸口脉沉而迟，关上小紧数，瓜蒌薤白白酒汤主之。""胸痹，胸中气塞，短气，茯苓杏仁甘草汤主之；橘枳姜汤亦主之。"上两条分别论述了胸痹的典型证治与轻症的证治。由于胸阳不振而痰饮等阴寒之邪上犯胸阳，阴乘阳位，以致胸中阳气痹阻，气机不宣，轻者胸中气塞短气，重者胸闷而痛，伴喘息、咳唾、短气。其治当以涤痰宽胸为主，瓜蒌薤白白酒汤为证治主方。其中白酒一味用之颇有深意，白酒与药同煎，增加药物的醇提效果，脂溶性成分可以提取出来，另一方面酒性辛温走窜发散，有利心肺痰浊的消散。

（二）水肿

心衰之水肿，属于中医心水、水气的范畴。病位在心，与肺、脾、肾相关。其病因多为久病耗伤阳气，脏腑气机升降失常，气化功能失司。气化活动一是必须通过脏腑功能运动来完成；二是其活动的基本形式是通过气机升降出入来体现的。《素问·经脉别论》："饮入于胃，游溢精气，上输于脾，脾气散精，上归于肺，通调水道，下输膀胱，水精四布，五经并行。"详细描述了津液代谢的气化过程，是靠脾气升清降浊以及肺的宣发肃降，肾与膀胱的气化功能来协调完成。一旦脏腑气化失司，则气、血、津液运行障碍，就可导致停痰成饮，气滞血瘀，水湿内停。心主血脉，心气不足，血运不利，心脉瘀阻，血瘀水停。肺朝百脉，为水上之源。脾主运化，运化水湿，故《素问·至真要大论》中言"诸湿肿满，皆属于脾"。肾主水液，肾中精气的蒸腾气化，主宰着全身津液代谢的平衡。故水肿之治疗，需要兼顾泻肺行水、健脾利水、温肾利水、活血利水，根据患者水肿之主要病机不同，利水侧重不同。方剂选用黄芪防己汤、葶苈大枣泻肺汤、真武汤、五苓散等经典方化裁。

心衰水肿患者，常兼夹各种变证，长期服用西药利尿剂患者，往往夹有伤阴之证，传统的经验方必须随证而变，不可师古不化。心肾阳虚为本，阴虚为累及之证，瘀血阻脉为标，治疗时应阴中求阳，用金匮肾气或济生肾气丸加活血通脉之品。心衰水肿多夹有瘀血阻脉，活血通脉需视患者阴阳气血的盛衰，选择不同的活血化瘀中药。

（三）喘息

心衰之喘息，病位在心，与肺肾相关。喘分虚实，虚喘责之于心肺气虚及肾不纳气。心肺气虚，气失所主，可少气不足以息而为喘。肾主纳气，肾为气之根，有助于肺气肃降，与肺同司气体之出纳，故肾元不固，摄纳失常则气不归原而为喘。故心衰虚喘之治疗，以温补心肺、补肾纳气为主。补气用保元汤，参芪草桂为补气之首选药。补肾纳气宜用参蛤散与人参胡桃汤。

心衰之实喘，多因外感六淫之邪而引发，其实质是本虚标实，本虚多在心肺气虚或肺肾气虚，标实多因六淫之邪袭肺，与宿饮搏击，阻滞气道而喘息气急。其治当标本兼顾，心肺同治。同时要视标本孰轻孰重，采取治标为主，或补虚为主。笔者根据临床所见心衰咳喘表现，辨寒热虚实，分证治之。

三、治则治法

慢性心力衰竭是大多数心血管疾病的最终归宿，也是最主要的死亡原因。心衰为21世纪治疗难题之一，一旦出现症状，其5年生存率不足50%，该病已成为严重威胁人类生命的疾病。因此提高生存率，改善生活质量已成为心衰的最终目标。

（一）治则

1. 辨标本缓急，随证治之

根据心衰发生的时间、速度和严重程度分为急性心力衰竭和慢性心力衰竭。当慢性稳定性心衰恶化失代偿突然发生时，为本虚标实之证，胸闷、气喘、水肿严重，治疗首要迅速缓解临床症状，控制心衰的发作。根据各标实证的轻重不同分别给予利水消肿、泻肺平喘、清热涤痰、活血化瘀等治疗方法，同时兼顾患者本虚症状，给予益气温阳、养阴生津等法，祛邪兼顾扶正。

慢性稳定性心力衰竭的治疗体现了中医药扶正固本的优势。这时患者水饮、血瘀、痰浊等标实证基本得到控制或减轻，心肺脾肾等脏的本虚证成为主要矛盾，临床可根据本虚的病性不同，调补阴阳气血，从心肺、脾胃、肝肾气血阴阳着手治疗，同时兼顾水饮、瘀血、痰浊等邪气。

2. 病证结合，治疗精准

中医辨证论治整体观思想与扶正固本治疗原则，在治疗慢性心衰方面的优势得到充分发挥。近年来的研究已初步证明中医药在治疗慢性心衰，尤其在控制症状、改善心功能、降低病死率，提高生活质量等方面疗效确切，与西药合用，可以减少利尿剂等西药用量。中医辨证论治又能达到个体化治疗的理想效果，但是心衰病证比较复杂，病情有时变化迅速，如单从证型辨治，尚欠火候，如能与辨病结合，治疗的针对性更强，疗效可以得到提升。

辨证辨病治疗还需结合心衰分类。对于慢性心衰左室射血分数（LVEF）仍然是最有价值的单一指标，它能提供诊断与治疗的信息。依据 LVEF，心力衰竭可分为射血分数减少的心力衰竭（HFrEF）和射血分数保留的心力衰竭（HFpEF）及射血分数中间值心力衰竭（HFmrEF）。

HFrEF，左室收缩功能不全，EF 值的下降反映了心脏的收缩功能下降，多见于风心病、扩张性心肌病、缺血性心肌病等，心衰病程相对较长，症状较重，心功能分级可达Ⅳ级，心界扩大，肺部湿性啰音多见，易并发右心衰，而发生全心衰。在诊治这类心衰时，在辨证施治的基础上考虑用温阳益气的黄芪、别直参、附子、桂枝，确能提高心肌收缩功能。黄芪可以用到30~50g，必要时可以用到100g。

HFpEF，左室舒张性心力衰竭，一般多见于高血压心脏病、冠心病、肥厚性心肌病。现代研究表明充血性心力衰竭30%~40%是左室舒张性心力衰竭，与左室收缩性心力衰竭比较，心衰症状相对较轻，多为劳力性或夜间发作性呼吸困难，日常活动常不受限或轻度受限，NYHA心功能分级多为Ⅱ~Ⅲ级，并发右心衰较少。因此，在治疗时要避免使用具有强力收缩的正性肌力中药，如补气的黄芪、人参，温阳的附子。在冠心病、高血压及肥厚性心肌病的治疗时，应在中医辨证论治的基础上，参照LVEF指标，若有气虚症状，补气药可以考虑用绞股蓝、刺五加。绞股蓝益气、安神、清热解毒、止咳祛痰，现代药理证明有降脂、降压、调节免疫功能作用，在降低心肌壁紧张、缓和脑血管及外周血管阻力的基础上，能增强心脑活力，加大冠状动脉血流量，促使心脉流畅。刺五加味辛、苦、微甘，性温，《名医别录》认为刺五加有"补中，益精，坚筋骨，强意志"等功效，现代药理研究发现其有扩张血管，改善大脑血量，对血压具有双向调节作用。同时刺五加还可以抗疲劳、抗辐射、补虚弱、增强骨髓造血功能，并具有活血、益智和安神作用。

病证结合，还要注意随着病情变化，证也在动态变化，随着症情变化，证也是动态变化的，其治疗也应随证而变，力求人体阴阳的动态平衡。

（二）治法

1. 急则治标

对心衰夹有外感者治肺为先，心肺同居上焦，肺失宣降，势必影响心气的运行。

（1）清肺降气，涤痰平喘法

适用证型：热痰壅肺证。

症状：发热口渴，咳嗽喘促，不能平卧，痰多黏稠色黄或痰白难咯，心悸，紫绀，尿黄少，浮肿。痰蒙心窍者可神昏谵语。舌红或紫绛，苔黄或无苔，脉滑数或结代。

方药：麻杏石甘汤合清气化痰丸化裁。药用麻黄、杏仁、生石膏、生甘草、黄芩、竹沥半夏、瓜蒌、浙贝母、橘红、鱼腥草、金荞麦、重楼等。

高血压者去麻黄、生甘草。

（2）温肺化饮法

适用证型：寒痰阻肺证。

症状：低热或不发热，痰多色白质稀或泡沫样痰，胸闷、短气、喘咳，不得平卧，尿少浮肿，心悸，头晕，食少体倦。舌淡暗，苔白腻，脉弦滑或结代。

方药：小青龙汤。药用麻黄、芍药、干姜、桂枝、五味子、细辛、甘草。或葶苈大枣泻肺汤合五苓散。药用葶苈子、大枣、茯苓、泽泻、猪苓、桂枝、炒白术。

（3）清肺平喘，活血利水法

适用证型：热瘀水结证。

症状：喘促、胸闷、呼吸困难，咳嗽，咳痰黏稠或黄稠，腹胀纳呆，口干口渴，尿少，小便黄赤，大便干结，双下肢水肿，口唇紫暗，颈静脉怒张，肝脏肿大，腹水，甚则胸水或全身水肿。舌质紫暗或有瘀斑点，舌下脉络迂曲，舌苔黄腻，脉滑数等。

方药：己椒苈黄汤合自拟活血利水方加减。药用汉防己、川椒目、葶苈子、大黄、生黄芪、益母草、泽兰、丹参、车前子。

2. 缓则治本

（1）益气活血，涤痰宽胸法

适用证型：心气亏虚，瘀痰痹阻证。

症状：心悸、胸闷、气短、乏力，胸部隐隐作痛，舌淡红苔白腻，脉细弦滑或结代。

方药：舒心宝合瓜蒌薤白半夏汤。药用丹参、降香、郁金、瓜蒌皮、薤白、赤芍、川芎、党参、黄芪等。

本方以丹参、赤芍、川芎、郁金活血祛瘀，瓜蒌皮、薤白、法半夏涤痰舒胸宣痹，参芪补气以推血行，多用于冠心病心功能不全者。若气阴两虚者加麦冬、五味子。

（2）益气活血，健脾利水法

适用证型：心脾气虚，血瘀水停证。

症状：汗出恶风，浮肿肢重，乏力心悸，小便不利，苔白脉细，下肢浮肿，四肢不温，舌淡苔白，脉沉迟无力。

方药：防己黄芪汤加当归、川芎、刺五加、红景天。药用生黄芪、汉防己、炒白术、茯苓、当归、川芎、刺五加、红景天等。

（3）温阳化气，利水消肿法

适用证型：心肾阳虚，水气泛滥证。

症状：心悸气短，端坐倚息，面色苍白或灰暗，汗出肢冷，全身浮肿，腰以下尤甚，按之凹陷。舌体胖嫩，边有齿印，苔白润，脉微细或结代。

方药：真武汤合葶苈大枣泻肺汤加减。药用附片、生姜、赤芍、茯苓、桂枝、炒白术、泽兰、刺五加、车前子等。

第三节　方药心悟

笔者治疗心衰，善用古方、先人之方，取其意而通常达变，灵活运用。现就临床常用的几首经典方及自己的经验方，予以说明。

一、经典方

（一）防己黄芪汤

【出处】《金匮要略》。

【功效】益气祛风，除湿行水。

【组成】防己 12g，黄芪（去芦）15g，白术 9g，甘草（炒）6g，生姜四片，大枣一枚。

【辨证要点】汗出恶风，浮肿肢重，乏力心悸，小便不利，苔白脉浮，下肢浮肿，畏寒肢冷，舌淡苔白，脉沉迟无力者。

【临床心悟】本方原用于风湿兼气虚的证治。防己苦泄辛散，祛风除湿，利水消肿，善走下行，尤宜于下肢水肿，小便不利者。黄芪补气，入手太阴、足太阴、手少阴之经，健脾补肺，尤能固表行水。二药相伍，补气祛湿利水，祛风散邪固表，共为君药。白术补脾燥湿，既助黄芪补气固表，又助防己祛湿利水，为佐药。

治疗心衰水肿，笔者善用防己黄芪汤为基础灵活加减，治疗慢性心衰水肿，尤其心衰下肢水肿显著者。心衰病机气虚为本，故重用黄芪，结合心衰病证特点，随症加减。如浮肿尿少，乏力心悸、胸胁刺痛，舌质紫暗或有瘀点、瘀斑，脉涩或结代，属气虚血瘀型，用防己黄芪汤加党参、炒白术以补气，加当归、川芎、赤芍、丹参、红景天等活血；水肿甚加车前子、益母草、五加皮以利水消肿；痰蒙清窍，神昏谵语，合用安宫牛黄丸以清热化痰，开窍醒神。

针对高血压性心脏病心衰阳虚水肿，选用防己黄芪汤加附片、干姜、桂枝治疗可以取效。一般甘草不用或少用，以免壅滞储钠，影响利水退肿效果。防己黄芪汤治疗此类患者，可能是通过其利尿作用，降低了血容量及周围血管阻力；通过温运气血，改变了血流瘀滞的小动脉痉挛状态，起到了扩张周围小动脉从而达到降压作用。服用本方后，往往小便量增大，可作为取效指标之一。

（二）真武汤

【出处】《伤寒论》。

【组成】 附子（炮，去皮，破八片）9g，茯苓9g，芍药9g，生姜（切）9g，白术6g。

【功效】 温阳利水。

【辨证要点】 畏寒肢厥，小便不利，舌质淡胖，边有齿痕，舌苔白滑，脉沉细。

【临床心悟】 本方以附子为君，补火温阳，化气行水，臣以茯苓利水渗湿，白术健脾燥湿，培土制水，佐以生姜之温散，助附子温阳散寒，助苓术温散四肢水气，佐以白芍去水气利膀胱，柔肝缓急以止腹痛，敛阴舒筋以缓筋惕肉瞤，又可防附子之燥热伤阴。五药共奏补火、培土、利水之效，是治疗阳虚水气为患病证的良方。凡由此引起的水肿、痰饮、眩晕、喘咳、肿胀、泄泻等均可以本方加减治之。

真武汤一方应用于风心病、肺心病、扩张性心肌病等所致慢性心力衰竭，意在温阳化气。在临床运用本方时，常使用真武汤合防己黄芪汤加减，以增加化气利水的效果。正如叶天士所说"治湿还需重佐理气，气畅湿亦散"，因此宣畅气机、恢复气化、祛除水气亦离不开疏理气机，气行则水行也，笔者深谙此理，常加川朴、苏梗等理气化湿推动气化。

由于心衰时常见瘀水互为因果，血瘀则水停，水停则血阻，故在使用真武汤时芍药多选赤芍，一是取其滋阴液以防附子、干姜之辛热；二是针对瘀水内停，取赤芍能泄能散。益母草、泽兰兼具活血、利水双重功用，亦常加入组方中运用。

（三）参附汤

【出处】《重订严氏济生方》。

【组成】 人参12g，附子（炮，去皮脐）9g。

【功效】回阳，益气，救脱。

【辨证要点】四肢厥逆，冷汗淋漓，呼吸微弱，脉微欲绝。

【临床心悟】《删补名医方论》说："补后天之气无如人参，补先天之气无如附子，此参附汤之所由立也……二药相须，用之得当，则能瞬息化气于乌有之乡，顷刻生阳于命门之内，方之最神捷者也。"

临床应用大剂量参附汤具有回阳救脱功效，此时非别直参莫属。小剂量参附汤具有补气温阳的特点。这些特点决定了该方不仅可以救急，只要使用得当，对难治性心衰小剂量长期使用效果亦佳。此时根据患者的体质与病情，可以选择不同的人参，阳气虚者用别直参配附子、气阴两虚用野山参或野山参加西洋参配附子。

（四）葶苈大枣泻肺汤

【出处】《金匮要略》。

【组成】葶苈子（熬令色黄，捣丸如弹子大）9g，大枣十二枚。

【功效】泻肺祛痰，利水平喘。

【辨证要点】面目浮肿，喘嗽痰涎，苔水滑，脉沉紧。

【临床心悟】本方君药葶苈子辛苦大寒，能泻肺平喘、行水消肿，佐大枣甘温安中。《千金方衍义》："肺痈已成，喘不得卧，故用葶苈破水泻肺，大枣护脾通津，乃泻肺而不伤脾之法。然肺胃素虚者，葶苈亦难轻试，不可不慎。"

现代药理对葶苈子做了大量研究，除了具有镇咳、祛痰、利尿作用外，还有强心、调脂、改善心室重构及抗炎、调节免疫、抗肿瘤等多种功效，以葶苈子为主药的芪苈强心胶囊在心衰治疗上也取得了显著成效，因具有循证医学证据，获得了国内外认可。但是从传统中医角度去分析葶苈子毕竟辛苦大寒，单用于阳虚水泛并不适宜，所以我常用该方配合温阳化气的真武汤与黄芪防己汤应用于心衰患者，收效满意。

风湿性心脏病心力衰竭，病机以虚、瘀、水为特点。久病耗气，气虚运血无力，进一步加重血瘀。"血不利则为水"，瘀血内阻日久，津液不行凝结为痰，外渗为饮。痰饮水浊停聚，壅塞气机，血脉不畅则加重瘀血，造成恶性循环。临床应用本方需合苓桂术甘汤健脾温阳，温化痰饮，加人参、黄芪、丹参、当归等益气活血，标本兼治，方可使气复水消瘀化，心衰控制或缓解。

二、经验方

四子平喘汤

【出处】陆芷青教授经验方。

【组成】浙贝母、葶苈子、生地黄 12g，莱菔子、杏仁、制半夏、苏子各 9g，白芥子 2g，沉香（后下）、陈皮、当归 5g。

【功效】降肺化痰，收纳肾气。

【辨证要点】咳喘气逆，舌苔白腻，脉滑。

【临床心悟】本方由苏子降气汤合三子养亲汤为基础化裁而来，原用于慢阻肺伴咳喘的患者。方以葶苈子、苏子降肺气之逆为君；臣以白芥子、莱菔子、陈皮、浙贝母、制半夏化痰，杏仁镇咳；佐以当归活血，生地黄养阴；沉香纳肾气为使。

现今临床应用已不局限于慢阻肺患者，对痰饮咳喘的心衰患者，我也常常使用。常于本方基础上去杏仁、贝母，加厚朴、二陈汤加强顺气化痰，寓仲景金水六君煎之意，合三子养亲加葶苈子共奏滋养肺肾，祛湿化痰之功。值得注意的是心衰患者肺脾肾俱虚，容易感受外邪合并肺部感染，而感染又是心衰急性发作最常见的诱因，夹寒者酌加桂枝、生姜温肺化饮，夹热者酌加黄芩、鱼腥草、金荞麦等清肺解毒，而心衰患者之咳喘，多为本虚标实，需标本兼顾。

三、常用药

（一）附子

参见第三章冠状动脉粥样硬化性心脏病。

（二）黄芪

参见第三章冠状动脉粥样硬化性心脏病。

（三）人参

参见第五章扩张性心肌病。

（四）茶树根

【来源】山茶科茶属植物茶的根。

【性味归经】苦，凉，归心、肝、肺经。

【功效】强心利尿，清热解毒。

【临床应用】茶树根入心经，苦凉清热，有口疮者可用来煎汤代茶饮以清心火。茶树根还具有强心利尿作用，可用来治疗心脏病水肿。《中药大辞典》："治心脏病，口疮，牛皮癣。"

现代研究，茶树根有明显的强心作用，用于风湿性、高血压性及肺源性心脏病之心衰，对改善症状有一定效果。当强心苷类和β受体兴奋剂应用受限时，本药单味应用亦有明显效果，是个别地区治疗心衰的重要药物。还可用于治疗冠心病、心律不齐，临床观察茶树根制剂对冠心病、高脂血症患者有一定降低血脂及血液流变学指标的作用。

早年，我在治疗风湿性心脏病时喜用茶树根，尤其是新鲜老茶树根，其强心利尿效果佳，且有清热利尿作用，鲜品可用50g，干品不可太多，常用量10~30g，茶树根含有茶多酚、类咖啡因样作用，故有强心兴奋作用，应用于浮肿者约3~5天开始消退，心悸气短等症约3~7天改善。但目前风心病患者减少，且茶树根苦而寒凉，恐久用伤胃，故现应用较少。

（五）葶苈子

【来源】十字花科植物独行菜或播娘蒿的种子。独行菜的种子称北葶苈，播娘蒿的种子称南葶苈。

【性味归经】辛、苦，寒，归肺、膀胱、大肠经。

【功效】泻肺平喘，利水消肿。

【临床应用】葶苈子能泻肺平喘，治痰涎壅肺之喘咳效果明显，泻肺同时能利水，治疗胸腹积水，尤其适用于肺心病心衰之水肿。古有葶苈散、葶苈大枣泻肺汤、己椒苈黄丸。

现代研究，南北葶苈子醇提取物，均表现出强心作用，对猫心、兔心、猫心肺装置，均能使心收缩加强，心率减慢，心传导阻滞，对衰竭的心脏可增加输出量，降低静脉压，较大剂量才能引起强心苷样特异作用。

葶苈子临床常用于咳喘水肿，因其性苦寒，用量不大，笔者年轻时曾遇一肺壅喘闷患者，老先生常规量处方久治效不显，余将葶苈子改用30g，泻肺平喘之力立显，喘闷顿消，至此得悟其"推墙倒壁之功"。葶苈子应用，常配伍大枣，如葶苈大枣泻肺汤，大枣一可缓解苦寒之性，二可缓和其泻肺去实猛烈之势。心力衰竭若需长期使用葶苈子，需加黄芪等补气之品，阳虚患者，必须配伍温阳温里药物。笔者治疗心衰水气时，亦常用葶苈子配防己应用，葶苈子泻气闭，防己加强祛水气。

（六）汉防己

【来源】防己科千金藤属植物粉防己的块根。

【性味归经】苦、辛，寒，归膀胱、肺、脾经。

【功效】利水消肿，祛风除湿。

【临床应用】防己利水消肿效果好，经方中多用防己利水消肿，如皮水见四肢肿，用防己茯苓汤；风水或风湿，身重脉浮，汗出恶风者用防己黄芪汤；支饮腹满者，用己椒苈黄丸。

现代对粉防己根中提取的粉防己碱研究较多，认为其有抑制血管生成、抑制心肌细胞肥大和扩血管降压作用。

笔者治疗心衰水肿时，常用防己配黄芪，尤其对肢体水肿者效果好。防己苦泄辛散，祛风水而消肿；黄芪补气固表，强心行水而消肿。二药相伍，标本兼顾，表里兼施。曾有一患者，一身尽肿，行动困难，常药无效，余用大量黄芪防己汤加味，药后肿消，患者顿觉一身轻松。但现代药理研究，大量及久用防己，对肾小管有毒性作用，因此，中病即止，不宜久用，注意保护肾功能。

（七）冬瓜子、皮

【来源】葫芦科植物冬瓜的干燥外层果皮为冬瓜皮，种子为冬瓜子。

【性味归经】甘，微寒，冬瓜皮归肺、脾、小肠经，冬瓜子归肺、大肠经。

【功效】冬瓜皮清热利水，消肿。冬瓜子清肺化痰，消痈排脓，利湿。

【临床应用】冬瓜皮，善消皮间水湿，常配生姜皮故用于利水消肿，冬瓜皮、大腹皮、桑白皮等应用。冬瓜子，能消痰排脓、润肠除壅，故多用于治肺痈、肠胃内壅。早年跟随王乐匋先生临证时，他善用冬瓜子于肺胃津亏者，生津作用次于麦冬，无碍邪之弊。对湿阻津亏者，与冬瓜皮淡渗利湿相伍，甚为合拍。

现代研究，冬瓜子有免疫促进作用；冬瓜皮中多糖、黄酮、多酚、叶绿素含量丰富，又含维生素 B_1、维生素 C、烟酸、胡萝卜素等维生素和微量元素，对心衰患者有补充微量元素作用。

笔者临床应用体会，冬瓜子、皮无毒，取材方便，味虽甘淡，但性微寒，故适用于湿热体质。祛痰排脓用冬瓜子，消肿利尿冬瓜皮。心衰水肿者需配合补气温阳、健脾行水之品，如黄芪、茯苓、生姜皮、大枣等，加强益气行水作用，同时抵消其微寒之性。夏季可应用鲜冬瓜皮、子浓煎汤代茶饮。

（八）车前子

【来源】车前科植物车前、平车前的干燥成熟种子。

【性味归经】甘、淡，微寒，归肺、肝、肾、膀胱经。

【功效】清热，利尿，明目，祛痰。

【临床应用】车前子是治疗各种水气病的常用药，李杲言："车前子，能利小便而不走气，与茯苓同功。"

现代研究，车前子具有利尿通淋、降尿酸、降压、抗氧化等作用，还有抑制血管紧张素转化酶的作用。车前子利尿作用温和持久。

西药利尿剂是心衰治疗中的基本药物，然而长期使用会引起高尿酸血症，甚至痛风发作。余在治疗慢性心衰需要依赖利尿剂时，配合车前子等中药利尿，能使尿酸稳定在相对低水平，避免痛风发作。且车前子无毒，长期应用观察，无久用伤肾之弊。

（九）益母草

【来源】唇形科益母草属植物益母草和细叶益母草的全草。

【性味归经】辛、苦，微寒。归肝、肾、心包经。

【功效】活血调经，利尿消肿，清热解毒。

【临床应用】益母草本为妇科常用药，调经行血，尤为胎前胎后要药。益母草尚有利尿消肿作用，可配伍治疗各种水肿。

现代研究，益母草可增加冠脉血流、减少左心室压力、延长 PR 间期、抑制心肌细胞肥大。益母草还具有溶栓、降脂、抗凝等作用。益母草还可作为一种作用和缓的保钾利尿药使用，但有报道长期大量运用对肾有一定副作用。

笔者应用体会，益母草，正如其名，主要用于妇女产后恶露不尽，月经瘀滞。其除活血作用外，还有利尿功效，故用于心力衰竭，瘀血与水肿并存，即瘀水互结之时，功效明显。毕竟是活血化瘀利水，具有克伐之弊，心衰者元气多亏，因此中病则止，不宜大量久用。

（十）泽兰

【来源】唇形科地笋属植物地笋及毛叶地笋的地上部分。

【性味归经】苦、辛，微温，归肝、脾经。

【功效】活血化瘀，利水消肿，解毒消痈。

【临床应用】泽兰归肝、脾经，走血分，为妇人要药，能活血化瘀解毒，兼利水消肿，故泽兰利水常用于兼瘀证及热毒之证。

现代研究，泽兰中含有酚酸类、黄酮类、萜类等化学成分，决定了其药理作用的多样性。泽兰主要具有抗凝血及降血脂、保护胃黏膜、保肝护肝、改善肾功能、抗氧化、改善免疫力等方面的药理作用。泽兰乙醇提取物对大鼠离体缺氧损伤心肌具有保护作用。

笔者应用体会，泽兰性温通达，"善疏肝脾之郁"，以活血祛瘀行水之功见长，心衰普遍存在气虚血瘀、瘀水互结状态，故心衰利尿治疗时，余常用泽兰伍益母草，一温一寒，平和药性，且能加强活血利水之功效。

第四节　医案精选

一、益肾平肝、祛痰化瘀治疗胸闷气短案

陈某，女，60岁。2014年4月12日初诊。

主诉：反复胸闷气短半年余。

患者半年前无明显诱因出现胸闷气短，活动后加重，休息后减轻。半月前入院就查冠脉造影：左前降支管壁不规则增厚及钙化，管腔中度狭窄，左回旋支远段管壁不规则增厚，管腔轻度狭窄，钝缘支局部管腔重度狭窄，右冠脉管壁不规则增厚钙化，管腔中度狭窄。诊断为"冠心病，心功能3级"，今求诊中医。

高血压 10 余年，最高 BP180/120mmHg，服用拜新同片控制血压，半个月前体检发现腔隙性脑梗死、脂肪肝、子宫肌瘤。

既往史：肺结核病史一年，服药半年，已愈。

刻诊：反复胸闷气短，活动后加重，休息后减轻，口干头晕，腰膝酸软，颈项板滞，焦虑失眠，便溏次多，舌淡红苔薄中根黄，舌下瘀紫，脉弦滑。

辨证：痰瘀痹阻，肝肾亏损。

治法：益肾平肝，祛痰化瘀。

处方：瓜蒌皮 12g，薤白 9g，郁金 12g，炒赤芍 12g，丹参 20g，红景天 12g，葛根 15g，怀牛膝 15g，川芎 10g，茯苓 15g，天麻（先煎）12g，炒白术 15g，全蝎 5g，生地黄 12g，当归 10g，石榴皮 15g，焦山楂 15g，生牡蛎（先煎）30g，柴胡 10g，炒枳壳 9g。每日 1 剂，水煎，连服七剂。

麝香通心滴丸 5 盒。

二诊：2014 年 4 月 19 日。药后胸闷胸痛减轻，头痛口干、颈项板滞均有好转，夜寐易醒，醒后不易入睡，大便可，日解 2 次，纳可，舌红苔薄舌下络脉瘀紫，脉弦。

4 月 12 日方去生地黄、当归、石榴皮；加黄连 3g，夏枯草 15g，炒黄芩 12g，制乳香 6g。续服七剂。

三诊：2014 年 4 月 26 日。药后胸闷胸痛减轻，失眠好转，心急时则感到心慌，舌红苔薄，脉细弦，治拟原法。4 月 19 日方去川芎、制乳香、焦山楂；加三七粉 3g（分吞），太子参 15g，麦冬 15g，五味子 5g。续服十四剂。续辅以麝香通心滴丸 5 盒。

四诊：2014 年 5 月 17 日。胸闷胸痛消失，头痛已愈，唯感心慌口干，夜寐好转，舌红苔薄，脉细弦，治拟原法。

处方：太子参 15g，麦冬 15g，五味子 5g，丹参 15g，赤芍 12g，川芎 10g，黄连 3g，炒黄芩 12g，制乳香 6g，红景天 12g，瓜蒌皮 12g，薤白 9g，当归 10g，炒白术 12g，茯苓 15g，三七粉（分吞）3g，柴胡 10g，炒枳壳 12g，夏枯草 15g，绞股蓝 15g。每日 1 剂，水煎，连服二十一剂。

按语：该患者高血压 10 余年，有长期"头晕口干，腰膝酸软，颈项板滞"等肝肾阴虚表现，阴虚则血脉无以濡养，脉道滞涩，心阴内耗，灼津成痰，痰瘀阻滞于胸，而发胸闷。久病，阴损及阳，心之阳气亏虚，动则气短。"舌苔薄中根黄，舌下瘀紫，脉弦滑"，为痰瘀互阻之标实之象，痰郁化火，扰动心神，而见焦虑失眠。故初始以祛邪为主，取瓜蒌、薤白祛痰宣痹，茯苓、白术健脾化痰，当归、赤芍、郁金、丹参、川芎、全蝎活血化瘀，牛膝、生地黄滋肾养阴，葛根升阳舒筋祛颈项板滞，柴胡疏肝，天麻、生牡蛎平抑肝阳，麝香通心滴丸加强祛痰化瘀、舒心通痹。七剂后，诸症好转，夜寐欠安，夏枯草合黄连清肝泻心火而安神，夏枯草合半夏和阴阳而安心神。三诊后胸闷失眠好转，四诊胸闷胸痛消失，有心慌口干，舌红苔薄，脉细弦等气阴两虚之象，故加太子参、麦冬、五味子益气养阴以固其本。

二、温阳利水、活血舒痹治疗水肿气急案

计某，男，87 岁。2010 年 5 月 13 日初诊。

主诉：下肢浮肿，动则气急两年，加重半个月。

患者两年前无明显诱因出现下肢浮肿，在活动时出现胸闷气急，休息后缓解。西医诊断为慢性心力衰竭、慢性肾衰竭，糖尿病。间断服用利尿剂。近半月下肢浮肿及气急加重，入夜不能平卧，尿量减少。

既往史：高血压，糖尿病，冠心病，起搏器植入术后 3 年。

刻诊：气急，动则尤甚，下肢浮肿，食不知味，唇绀，舌暗红苔薄滑，脉细弦。

辨证：心肾阳虚，血瘀水停。

治法：温阳化气，利水消肿，活血舒痹。

处方：生黄芪 15g，太子参 15g，麦冬 15g，北五味子 5g，生地黄

12g，怀山药 15g，茯苓 15g，丹皮 10g，泽泻 12g，淡附片 3g，炙桂枝 3g，丹参 30g，降香 9g，炒赤芍 12g，红景天 12g，玉米须（另煎）30g，冬瓜子皮各 15g，车前子（包煎）10g，怀牛膝 12g，生姜 5g，红枣 10g。每日一剂，水煎，连服七剂。

二诊：2010 年 5 月 20 日。药后下肢浮肿、动则气短均有好转，效不更方，原方再进七剂。

按语：本例患者长期心肾功能不全，全身浮肿，心悸胸闷气急，应属心脾肾阳虚，气化失司，血瘀水停。但平素服用西药利尿剂，损及阴津，呈现舌红绛、苔薄、脉细等肝肾阴虚之象，阴阳两虚，变证迭起，病情反复无常。初诊时用济生肾气合黄芪防己汤化裁益肾化气，利水消肿，同时加用麦冬、北五味子、生地黄、怀山药顾护阴精，正如张景岳所说"善补阳者，必于阴中求阳，则阳得阴助而生化无穷。"黄芪生脉饮益气养阴，宁心定悸；丹参、降香、红景天、赤芍活血通脉，冬瓜子皮、玉米须、茯苓等淡渗利水以助心脾肾气化功能恢复。药虽平淡，患者七剂后证情显有好转，再进七剂诸症基本消除。患者久病，苦于力不从心，十四剂之后水肿尽退，气力显增，遂自书甲骨文墨宝赠余以表感激之情。此后据证调理脏腑阴阳气血，日常起居自理，还应邀出版了三本甲骨文词典，足见其体力已经恢复如常。

三、温阳利水，活血舒痹治疗下肢水肿气急案

黄某，女，81 岁。2014 年 7 月 22 日初诊。

主诉：下肢浮肿四月余，加重伴胸闷气急一月余。

患者四个多月前始出现下肢水肿，未重视，入夏以来下肢及脚背浮肿，白天浮肿尤甚，夜晚浮肿稍退，胸闷，气急，动则尤甚。近期体检发现"快室率房颤，双房增大，肺动脉收缩压增高，各瓣膜轻中度退变，脂肪肝，肝功能轻度异常，胆囊泥沙样结石，甲状腺多发结节"。

高血压 8~9 年，服西药降压药血压控制可。平素服络活喜片 5mg，qd，安博维片 150mg，qd，立普妥片 20mg，qd，拜阿司匹林片 100mg，qd，琥珀酸美托洛尔片 47.5mg，qd。

既往史：曾有急性胰腺炎病史，已愈。

辅助检查：眼底情况：动脉硬化Ⅱ期。心电图：快速房颤，心率 102 次/分，不完全性右束支传导阻滞。ST 段轻度压低。胸片：心影增大，主动脉钙化。B 超：脂肪肝，胆囊泥沙样结石，双侧甲状腺多发结节（左侧最大 1.1×0.7cm，右侧最大 2.2×1.5cm）。心脏超声：①主动脉硬化；②主动脉瓣钙化-退行性变；③二、三尖瓣中度返流，肺动脉瓣轻度返流；④双房增大；⑤肺动脉收缩压高；⑥房颤；⑦心律失常。血管彩超：①双肾动脉未见明显狭窄；②腹主动脉内膜增厚伴斑块。生化：尿酸 344μmol/L，总胆红素 22.6μmol/L，直接胆红素 11.0μmol/L，谷氨酰转肽酶 108u/L，乳酸脱氢酶 253u/L。

刻诊：胸闷，气急，无胸痛，脚背及下肢浮肿，白日较夜晚严重，近日咽痒作咳，痰咳不爽，大便不多。舌淡紫苔薄，脉细促。

辨证：阳虚水停血瘀。

治法：温阳利水，活血舒痹。

处方：生黄芪 30g，汉防己 12g，茯苓 15g，葶苈子（包煎）15g，红枣 15g，桑白皮 12g，丹参 15g，赤芍 12g，炙桂枝 5g，瓜蒌皮 12g，薤白 9g，红景天 12g，冬瓜子、皮各 30g，车前子（包煎）15g，益母草 15g，刺五加 12g，柴胡 10g，炒枳壳 12g。七剂。

二诊：2014 年 7 月 29 日。药后下肢浮肿显减，唯感受空调冷气咽痒作咳，醒后不易入睡，舌红苔薄，脉弦有歇止，再拟原法加温肺化痰止咳。

7 月 22 日方去柴胡，加法半夏 12g，化橘红 9g，紫菀 12g，生牡蛎（先煎）30g，夜交藤 30g，毛冬青 15g。七剂。

三诊：2014 年 8 月 5 日。药后下肢浮肿气急、咽痒作咳显减，夜寐好转，精神显振，舌红苔薄，脉细结代，治拟原法。

7月29日方去紫菀，加炒枣仁15g。七剂。

按语：该例以胸闷气急伴水肿为主症，患者年高病久，心脾肾阳虚，气化失司，水气上逆，停聚心胸，阻碍心阳，致使心阳不振，心气不宁，表现为心悸气促，脉细弦促。心阳不振，血运无力，而呈舌淡紫、下肢水肿，阳虚血瘀之象。故其治以温阳化气、活血利水为主，以黄芪、桂枝、薤白、刺五加温阳化气，茯苓、葶苈、大枣、桑白皮、瓜蒌皮、冬瓜子皮、车前子、益母草等肃肺利水，丹参、赤芍、毛冬青活血通脉，柴胡、枳壳疏肝理气。药后浮肿气急显减，咽痒、咳痰不爽、眠差加半夏、化橘红、紫菀等温肺化痰止咳之品，加生牡蛎、夜交藤、刺五加宁心安神。

四、益气温阳，活血利水法治疗全身水肿案

梅某，女，49岁。2012年3月17日初诊。

主诉：全身浮肿一年。

患者近一年反复全身浮肿，乏力，活动后胸闷心悸伴气急，多处就诊疗效不理想，心脏彩超等检查提示"扩张性心肌病，心力衰竭"。

既往史：有高血压、频发室性早搏病史。

刻诊：全身浮肿，心悸气急，活动后尤甚，畏寒肢冷，胸闷有时胸痛，舌淡红苔薄白，脉细有歇止。

辨证：阳虚水泛。

治法：益气温阳，活血利水。

处方：生黄芪40g，汉防己12g，淡附片6g，炒白术15g，茯苓30g，炙桂枝10g，丹参20g，灯盏花12g，红景天12g，党参30g，益母草15g，泽兰12g，干姜9g，大腹皮12g，陈皮9g，桑白皮12g，赤芍12g。七剂。

二诊：2012年3月24日。药后全身浮肿显减，唯爬坡后感到心慌、胸闷、气急、乏力，手麻，大便干结，舌淡红苔薄，脉细有

歇止。

3月17日方加淡苁蓉15g，炒枳壳12g，炒白术改生白术15g，炙桂枝改5g，干姜改6g，茯苓改15g。三十剂。

三诊：2012年5月5日。叠加益气温阳，活血利水后，面部浮肿消退，便结，下肢浮肿，指胀好转，早搏未现，舌淡紫苔薄，脉细弦，治拟原法。

3月24日方加刺五加12g，火麻仁15g，生黄芪改50g。连服十四剂。

四诊：2012年8月18日。上方服用至今，胸闷气急、早搏消失，浮肿消退，唯感到胸脘灼热，胃脘不适，乏力，大便干结，舌淡红苔薄白腻，脉沉细，心肾阳气逐渐恢复。治拟益气温阳，和胃理气。

处方：生黄芪30g，炒枳壳12g，瓜蒌皮12g，薤白9g，炙桂枝5g，黄连3g，郁金12g，广木香9g，丹参15g，法半夏12g，火麻仁30g，炒枣仁30g，制延胡索15g，蒲公英15g，红景天12g，刺五加12g，佛手9g，制大黄（后下）12g，地骨皮12g。十四剂。

按语：该患因全身浮肿、心悸不适在山东、上海等多地就医，诊断为心肌病，治疗见效甚微，遂由亲友推荐来杭州我处就诊。证属阳虚水泛，当以温阳利水为主，以真武汤、防己黄芪汤为主方，药用生黄芪、汉防己、党参、淡附片、炙桂枝、干姜益气温阳，利水。除此之外，尚采用健脾利水、活血利水、泻肺利水、理气利水之法，茯苓、炒白术健脾利水，丹参、灯盏花、红景天、赤芍、益母草、泽兰活血利水，桑白皮泻肺利水，大腹皮、陈皮理气利水。其中活血利水体现了前文所述"理气扶正，不忘化瘀"的思路，即瘀血作为病理产物与致病因素常贯穿心衰病始终，且血不利则为水，水停则血阻，故重用活血利水之法。该患一身尽肿，心肾阳虚，三焦气化失司，故要上、中、下三焦，气、血、水兼顾。浮肿消减后，便结不愈，胸脘灼热渐现，此为利水伤阴之变证，炙桂枝减量，加用地骨皮清虚热降肺火，火麻仁滋阴通便，制大黄清热通便、消食化滞，正所谓治随

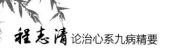

证变。

五、涤痰活血、益气养阴治疗心肺同病心衰案

张某，男，86 岁。2014 年 5 月 15 日初诊。

主诉：反复胸闷气急咳嗽 20 余年，加重近半年。

患者 20 余年前开始出现胸闷气急咳嗽，于当地医院治疗好转（具体不详），20 年来症状反复发作，进行性加重，今年起明显加重，曾住院治疗 2 次，某三甲医院诊断为"冠心病，不稳定性心绞痛，心功能 2 级，高血压，2 型糖尿病"，经治病情缓解，于 5 月 8 日出院。仍胸闷，气急，咳嗽，有痰。2 月 20 日冠脉造影：右冠无明显狭窄，左主干未见明显狭窄，前降支近中段病变，50%～70% 狭窄，回旋支未见明显狭窄。

既往史：高血压，慢性支气管炎，糖尿病。

刻诊：咳嗽咯痰，痰浓色白，胸闷气急，动则汗出，大汗淋漓，夜卧汗多，夏天怕热，冬天怕冷，大便偏干，舌红苔薄，脉细结。

辨证：肺肾亏虚，痰瘀痹阻，心脉不运。

治法：涤痰活血，益气养阴，泻肺行水。

处方：生黄芪 15g，太子参 20g，生地黄 15g，当归 10g，竹沥半夏 12g，茯苓 15g，丹参 30g，降香 9g，黄连 3g，红景天 12g，葶苈子（包煎）15g，汉防己 12g，车前子（包煎）15g，益母草 15g，红枣 10g，瓜蒌皮 12g，薤白 9g，鱼腥草 30g，桑白皮 12g。七剂。

二诊：2014 年 5 月 22 日。药后胸闷、气急、咳嗽均有好转，已能缓行几十步，脚抽筋，舌红苔薄，脉细结，治拟原法。

5 月 15 日方去黄连，加怀牛膝 15g，刺五加 12g，冬瓜子皮各 30g，生黄芪改 20g。七剂。

三诊：2014 年 5 月 29 日。药后胸闷气急咳嗽均有好转，已能外出散步，唯头晕，大便干而不爽，舌红苔薄，脉弦。

5 月 22 日方去太子参，加瓜蒌仁 15g，火麻仁 15g，淡苁蓉 15g，生黄芪改 30g。七剂。

按语：该患者为慢性阻塞性肺病基础上，伴发冠心病及心功能不全。慢阻肺在先，肺气虚弱，宗气不足，行气无力，肺气郁闭，心脉痹阻则胸闷气急；肺脾气虚，卫外不固易致外邪袭肺，肺失宣降，痰湿停聚，邪气内郁，心胸痹阻。心肺同居上焦，反复外感，致使心悸、咳喘反复不已，引发本病急剧加重。治当标本虚实兼顾，益气养阴，泻肺行水，活血舒痹。药用黄芪、太子参益气，生地黄、当归养阴血，竹沥半夏、茯苓燥湿化痰，瓜蒌皮、薤白涤痰通心气，丹参、降香活血行气，红景天既能补气清肺，又能养心散瘀，葶苈子、桑白皮泻肺平喘，配合汉防己、车前子、益母草行水，用黄连、鱼腥草清热解毒，清胸中郁热，大枣甘缓补中、缓和上述寒凉之药性，待郁热清则去黄连，加冬瓜子、皮化痰利水，渐增益气强心之黄芪用量，由 15g 加至 30g，加瓜蒌仁、火麻仁、淡苁蓉润肠通便，肺与大肠相表里，通腑降气以利平喘。

六、益气养阴，涤痰活血，宁心舒痹治疗乏力案

包某，男，73 岁。2011 年 10 月 13 日初诊。

主诉：乏力，喉间有痰 6 年。

患者 6 年前冠脉搭桥术后，出现乏力，喉间有痰，痰黏量少难咯出，色或白或微黄。近 2 年因起搏器囊袋感染反复不已，先后行三次置换术，现感染虽已治愈，但乏力、咯痰症状仍然存在。

既往史：高血压 30 余年，冠心病 10 年，PCI 术后 8 年。

刻诊：乏力，嗜睡，精神不振，少寐，胸腔隐痛不适，面肿目赤，舌暗红苔薄，脉细弦。

辨证：气阴两虚，痰瘀痹阻。

治法：益气养阴，涤痰活血，宁心舒痹。

处方：太子参 15g，麦冬 15g，五味子 5g，郁金 12g，瓜蒌皮 12g，瓜蒌仁 12g，薤白 9g，炒决明子 30g，制延胡索 15g，丹参 30g，

降香9g，赤芍12g，川芎10g，夜交藤30g，炒枣仁30g，绞股蓝15g，蒲公英15g，无花果15g，柴胡10g，炒枳壳12g。七剂。

二诊：2011年10月20日。刀口疼痛，大便秘结，舌红苔薄黄，脉沉弦，治拟原法。

10月13日方去绞股蓝、无花果，加虎杖15g，天竺黄12g，生山楂12g，厚朴9g，火麻仁15g，广地龙12g，黄芩15g，瓜蒌皮改15g，瓜蒌仁改15g。七剂。

其后随症加减，病情稳定。

按语：本案因心病多次手术元气已亏，阴津受损，心力衰竭，然心肝之火不时有上炎之势，心神失养，而见乏力少寐，面红目赤；火炼津液为痰而见喉间痰黏；痰瘀痹阻则见胸部隐痛，舌暗脉弦。其治抓住虚实两端，本虚责之气阴，标实责于痰瘀。医者需揣度本虚与标实孰轻孰重，在益气与养阴，涤痰与化瘀之间调度，以平为期。太子参补气生津药力平和，麦冬、五味子益气养阴，用郁金、瓜蒌、薤白，行气解郁、通阳散结、祛痰宽胸，用延胡索、丹参、降香、赤芍、川芎活血散瘀、理气止痛；决明子、蒲公英清肝泻火，柴胡、枳壳疏肝理气，绞股蓝益气健脾、止咳化痰、清热解毒；无花果健胃消食、润肠通便；夜交藤、枣仁宁心安神。七剂后一般状态改善，但仍刀口痛、便秘，加虎杖、黄芩、天竺黄、广地龙、山楂、厚朴、火麻仁，同时瓜蒌子、皮加量，增强清热化痰、通便导滞之力。该案其后随症加减，始终抓住本虚及痰瘀痹阻病机调治，乏力、嗜睡、痰黏、面浮、脚肿等症均好转。

七、宣畅枢机、涤痰化瘀治疗心衰变证案

张某，女，55岁。2013年4月26日初诊。

主诉：反复胸闷气急20年，二尖瓣再次置换术后伴咳喘2个月。

患者20年前胸闷气急发作，确诊为"风湿性心脏瓣膜病，房颤，心功能3级"，曾行二尖瓣置换术，术后在我处服中药近20年，8年

前因Ⅲ度房室传导阻滞行起搏器植入术，平素右侧少量胸水。近1年有突发晕厥现象，考虑"瓣膜破损"。今年2月患者在上海华山医院做第二次二尖瓣置换术，现基本康复，但周身不适，烘热，咳嗽，活动气喘，需继续调理。

既往史：先天性心房缺损修补术后30余年。糖尿病多年，血糖控制尚可。

刻诊：术后元气大伤，神疲乏力，嗜睡，大小便不利，足趾疼痛，小便灼热，手足心热，下肢冷，每天低热37.5℃左右，口苦，纳呆，舌暗红苔薄黄腻，脉细弦。

辨证：痰瘀痹阻，邪居胸胁。

治法：宣畅枢机，涤痰化瘀。

处方：柴胡10g，黄芩12g，竹沥半夏12g，太子参15g，生甘草5g，丹参20g，白薇12g，鱼腥草30g，金银花15g，玄参12g，天花粉30g，玉竹15g，红景天6g，炒枳壳12g，郁金12g，炙桂枝3g，赤芍12g，生山楂12g，瓜蒌皮12g，薤白9g，生姜5g，红枣10g。七剂。

二诊：2013年5月3日。药后身热见退，下肢冷、畏寒消失，咳痰色白，唯右胁胀满，小便不多，下肢浮肿，昨夜不能平卧，纳呆，舌淡红苔薄黄，脉细弦。治拟益气通阳，健脾利尿。

按语：该患有先天性心脏病心房缺损病史，先天不足，后感染风湿热，伴发风湿性心脏病，虽然积极治疗，先后行房缺修补术、二尖瓣置换术，20多年前置换金属瓣膜，术后房颤、心功能低下持续存在，其后患者在我处持续服中药调理20余年，一般状态及心肺功能维持尚好。1年前开始出现多次晕厥，在上海、杭州多家大医院就诊，考虑瓣膜损伤，需手术换瓣，但因是二次换瓣，手术风险高而被多家医院拒绝。后患者找到上海某大医院专家立下生死状，宁死也要一搏，专家反复评估后同意。术中发现患者原金属瓣膜完好，但由于周围肉芽组织增生包裹瓣膜，使瓣膜开闭受限，影响了心脏供血，导致反复晕厥。二尖瓣更换术后，再次来我处要求中药调理。当时患者术后元气大伤，神疲乏力，低热不退，嗜睡，胸胁苦满，口苦纳呆，舌暗红苔薄黄腻，脉细弦。辨为血弱气尽，邪气入里，正邪纷争，痰、瘀、热稽留，结于胸胁，故采用和解少阳法以宣畅枢机，利于气血运行，痰瘀消散。患者舌红苔黄腻，是邪毒郁热与痰瘀并存，故用竹沥半夏清热涤痰，生甘草易炙甘草意在解毒，以平和的太子参易人参，加白薇、玉竹、鱼腥草、金银花、玄参、天花粉清肺化痰、清热解毒，瓜蒌皮、薤白豁痰宣胸痹，丹参、红景天、郁金、赤芍。凉血化瘀而不伤正。

第十章

膏方治心病

通补兼施动静结合，
调畅气血滋养肝肾。

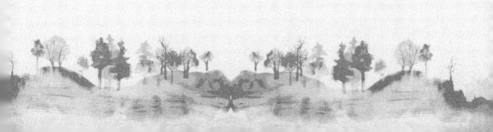

《素问·四气调神大论》："夫四时阴阳者，万物之根本也，所以圣人春夏养阳，秋冬养阴，以从其根。"这是中医因时制宜养生原则之一。谓秋冬之时，万物敛藏，养生者宜顺时而养，秋冬季节尤其是冬季，须护藏阴精，使精气内敛，以润养五脏。冬令进补成为中医养生的重要手段。膏滋方以补虚纠偏、平衡阴阳、调和气血、协调脏腑功能为主要目的，具有补虚扶正、强体抗衰、延年益寿、调理亚健康、防病治病、美容养颜益智等作用，多用于虚证、亚健康人群、更年期综合征、老年脏气功能衰退者及慢性病缓解期或稳定期等。

我至今已业医五十余载，临证常构思立意新颖、配方奇巧、方法独特、疗效卓著膏方，其中对调治亚健康失眠及心血管疾病颇有心得。我临床运用四季膏方调治亚健康失眠，主要从心脾两虚、阴虚火旺、心胆气虚三型辨证论治；在膏方调治心血管系统疾病时，始终注重"辨证论治为首要，辨病辨质相结合；调畅气血重肝气，滋养肝肾求其本；动静结合论配伍，寒温并用调阴阳"。

第一节　膏方概论

一、膏方的定义

膏方，又称膏滋、煎膏、膏剂，是中药的一种剂型，自古就有。"膏"，在《正韵》解释为"泽"，在《博雅》解释为"润泽"，即具有滋养之义。秦伯未在《膏方大全》中诠释"膏方"："膏方者，盖煎熬药汁成脂液，而所以营养五脏六腑之枯燥虚弱者也，故俗称膏滋药。"膏有外用、内服之分。外用者，多用于治疗外伤疾病，一般称为膏药，古代称为"薄贴"。"膏方"多指内服者，是将中药饮片反复煎煮，去渣取汁，经蒸发浓缩后，加阿胶等动物胶质、滋补细料及黄酒、蜂蜜、糖或木糖醇制成的半流体状或固体状物。

内服膏方分为成药和膏滋药两类，具有疗疾或滋补的作用。成药膏方，主要指已制成的传统膏滋方，药味不多，组成比较单纯，市面有销售，如益母膏、二冬膏、桑葚膏、枇杷叶膏、雪梨膏等，还有根据古方或老中医经验方制成的补膏，如十全大补膏、八珍膏等。膏滋药，指经过医生辨证论治，根据处方制备的膏方。

膏方有以疗疾为主者，有以滋补为主者。以疗疾为主的膏剂，如治痰热咳嗽的枇杷膏，治妇女月经不调的益母草膏，治甲状腺肿大的夏枯草膏；以滋补为主的膏剂如《本草纲目》中益元气的参术膏，《景岳全书》中补气血的两仪膏（党参、熟地黄），《沈氏尊生书》中益气养血、填精补髓的龟鹿二仙膏（由龟板、鹿角、枸杞子、人参组成）。

民间自古流传有"今冬进补，来年打虎"，"三九补一冬，来年无病痛"的说法。冬令进补是指在冬至、小寒、大寒、立春这4个节气进补。冬令进补一般要坚持一个半月到两个月的时间，进补可以选择食补，亦可选择药补。药补首推膏方。冬令进补膏方作为中医养生的一种重要手段，其内涵有待于进一步传承与弘扬。

二、膏方的理论依据

膏方理论可以说首先源于《素问》"秋冬养阴"理论。《素问·四气调神大论》："夫四时阴阳者，万物之根本也，所以圣人春夏养阳，秋冬养阴，以从其根。"秋冬之时，万物敛藏，养生者宜顺时而养，秋收冬藏，在秋冬季节尤其是冬季须护藏阴精，使精气内敛，以润养五脏。若秋冬不养阴，春夏就易燥热上火。这一理论也为后世冬令进补膏滋方提供了基础。并在明代医家薛己、孙一奎、张介宾、赵献可等肾命元气理论影响下得到进一步发挥，膏滋方自明代以后在江浙沪一带广为流传与此不无关系。

三、膏方的特点

（一）一人一方，量身定做

膏方是医生根据患者体质特点和症状、体征而组方，充分体现了辨证施治和因人、因时制宜的个体化治疗原则，从整体出发，对患者进行全面的诊察与辨治，通过综合调治气血阴阳，使患者达到阴阳平衡，从而避免和减少来年疾病的发生、发展。

（二）制膏底料不同

膏方在制作时需要选用合适的基质作为制膏的底料。根据膏方加工中所用辅料的不同就有素膏与荤膏之分。目前制膏多选用荤膏，以阿胶、龟板胶、鹿角胶等为制膏基质，对不适合服用以上胶类的患者，可选用素膏，在配方时尽可能取煎煮汁水较稠的中药，如黄芪、山药、熟地黄、玉竹等，浓缩后加饴糖（或蜂蜜）等收膏。

（三）服用携带方便

由于膏剂一般都加有矫味剂，故较一般中药口感好，加上是半流体状或固状物体，便于携带，受到患者欢迎。因此现今膏滋方已不仅仅局限于冬季服用，在有冷藏设备的今天，夏天也可以用以疗疾。我曾在夏天治疗几例疲劳综合征的患者，他们经常乘飞机往返于中、美、英、加等国，液体汤剂不便携带，改用膏滋方治疗，收效甚佳。

四、膏方的作用与适应证

由于膏滋方以补虚纠偏、平衡阴阳、调和气血、协调脏腑功能为主要目的，所以多用于虚证、慢性病缓解期或稳定期、亚健康人群、更年期综合征、老年脏器功能衰退者等。

（一）补虚扶正作用

凡五脏亏虚、气血不足、阴阳虚损、体质虚弱者均可服用，外科手术之后、妇女产后以及大病、重病、慢性消耗性疾病处于恢复阶段出现各种虚弱证候，均为适应症。一般的汤剂虽然也可以起到滋补、调理作用，但汤剂容易变质，不可能长期保存，加上口感不好，服用者很难坚持。膏方中多以血肉有情之品收膏，滋补力量增强，非草木类药所及。

（二）强体抗衰，延年益寿作用

中年早衰或年老体弱者均为膏方适应证。老年人脏气衰退，精力不足；中年人脏器功能日渐下降，加上工作、家庭与社会等压力较大，容易导致未老先衰，若在冬令进补膏滋药，可以抗衰延年。如头发早白，头晕眼花，齿摇耳鸣，腰膝酸软，神疲乏力，心悸失眠，记忆衰退等衰老现象，均可通过膏滋方强肾补体，抗衰延年。

（三）调理亚健康作用

膏方着重于调节人体的阴阳平衡，以此纠正亚健康状态，使人体恢复到最佳状态。可使上班族因节奏过快、压力过大所致的精力"透支"状态得到较好的恢复，防患于未然。

（四）防病治病作用

针对患者不同病证开列的膏方确能防病治病，如对慢性支气管炎、肺气肿、肺心病、冠心病、贫血、消瘦、糖尿病和中风后遗症等疾病，在缓解期与稳定期服用，对提高机体免疫能力、改善心脑血管供血，减少急性发作有一定作用。有的可与治疗用药错时服用，治病与防病并举。也有人认为对处于康复期的癌症患者，在冬令服食扶正膏滋药，不仅能提高免疫功能，而且能在体内贮存丰富的营养物质，有助于来年防复发、抗转移，对防止癌症卷土重来大有裨益。

（五）美容养颜益智作用

膏滋可以通过补肾调肝、益精补血调节冲任，对中年及更年期妇女有一定美容养颜作用。脑为髓海，膏滋通过补肾填精，具有一定的益智健脑作用。

五、膏方的辨证原则

膏方的辨证，应遵循辨证与辨病相结合、辨证与辨质相结合的原则。膏方的适应证多是亚健康或慢性病恢复期或稳定期患者，患者自觉症状不多，这时应该结合患者的宿疾与体质，辨证与辨病、辨质相结合。如用膏方调补心血管病应针对不同体质与病、证进行综合评价，如对高血压素体阳亢者在补肾平肝的同时，注意清降气火、涤痰化瘀，以防膏滋药黏滞留瘀及助痰生火，为此笔者常选用六味地黄丸、左归丸补肾，天麻、钩藤、羚羊角平肝，同时加上夏枯草、黄芩、草决明清肝泻火，赤芍、丹参、郁金活血化瘀，怀牛膝、杜仲、桑寄生、制首乌平补肝肾，临床取效甚佳。在辨证基础上对兼有糖尿病者可辨证选用具有降糖作用的怀山药、黄芪、苍术、玄参、生地黄、黄连、天花粉、石膏、知母等；合并高脂血症者可辨证选用决明子、粉葛根、泽泻、山楂等具有降血脂作用的药物，收效会更好。

六、膏方的配伍原则

要掌握虚实兼顾、寒温得宜、气血双调、动静结合、阴阳平衡配伍原则，尤其是对心血管病要把握好通与补的尺度，使补而不腻、通而不损。补虚要着眼于气血阴阳脏腑调养，通法包括疏肝理气、活血化瘀、理脾化痰、消导通腑，要注意保持机体气血通畅与阴阳平衡。如对冠心病首重气血调养与通畅，注意药性的动静结合，常用参、芪、术、草补心气，以助血行，麦冬、玉竹、五味子养心体，丹参、当归、川芎、赤芍、红花、红景天、葛根、刺五加活血以利气血通畅，更加枳壳、广木香、佛手、降香、郁金、柴胡以行气解郁，疏通三焦气机，瓜蒌皮、薤白、制半夏、茯苓宽胸化痰，山楂、炒谷麦芽、鸡内金、焦六曲消导积滞，又可防止膏剂黏滞难化，使气机灵动，气血通畅。对高血压要注意协调阴阳平衡，以药性之寒温纠阴阳之偏衰，在药物配伍时对阳虚者常用淡附片、肉桂、淫羊藿等温阳，再少佐以生地黄，凉润制其温燥，遵景岳阴中求阳之意。

七、膏方应用的注意事项

（一）膏方禁忌证

膏方虽然有较好的滋补作用，但并非人人适用。因膏滋药性黏腻，易恋邪碍胃，急性疾病和有发热者，慢性疾病发作期和活动期，脘腹疼痛、腹泻、胆囊炎、胆石症发作者，慢性肝炎活动期均不适宜服用膏滋方，以免邪气留滞，使原发病情加重。

（二）膏方药材选择

1. 中药饮片

处方时要注意一些中药补剂的毒副作用，如何首乌一向作为补益药物使用，具有补肝肾与降血脂作用。然而，何首乌含大黄酸、大黄素蒽醌衍生物，会使肝细胞正常结构和代谢功能异常，临床已有因服用不当引起肝炎的报道，应引起重视；柴胡、板蓝根、益母草、胖大海、肉桂、穿山甲据报道长期使用或用量过大可对肝、肾有一定损害。这些药都是常用中药，使用时要引起注意。

2. 细料药

细料药是指参茸、虫草、燕窝、灵芝孢子粉等贵重药物。在使用时要注意细料药煎、炖、碾粉等方法的选择，尽量使药效充分发挥。参茸、虫草适合炖汁后冲入膏方，也可研粉拌入膏剂，但燕窝只能选择炖汁后拌入膏方，灵芝孢子粉最好直接拌入。

3. 胶类药

膏方一般应用阿胶、龟板胶、鹿角胶、鳖甲胶、黄明胶等药胶，要注意根据适应证选择。一般体热者慎用阿胶与鹿角胶，若一定要用，需要与龟板胶合用。对心血管患者一般少用阿胶，因其性温黏滞，养血止血，对体热及血瘀的患者不太适宜，笔者通常取鳖甲胶代之，该药滋肝阴、补肝血、消瘀散结，但因其收膏的黏性、补性及口感不及阿胶，故常合龟、鹿二胶收膏，其用量根据患者阴阳盛衰而定，偏阴虚者龟板胶量多一些，偏阳虚者鹿角胶量多一些，并配以消食导滞之品以使补而不腻。

胶质类血肉有情之品其滋补作用虽非树木花草类药能及，但多用对心血管病亦无益，一般将总量控制在 200~400g，并加炒黑芝麻、炒胡桃肉各 250~500g 研末一同收膏，使口感更佳，补性更足。若患者脾胃虚弱，不胜黏腻，或平生食素者，也可用素膏收膏，如血虚者可用当归养血膏、枣泥、桂圆肉收膏；气虚者用参术膏、莲子肉收膏。

4. 糖类

膏方应用的糖类有冰糖、白糖、蜂蜜、饴糖等，根据不同病情与体质选择。中气虚者可选饴糖；肺阴虚者可选冰糖；糖尿病患者还可选用甜菊糖、木糖醇等；对心血管患者来说，一般慎用冰糖与白糖，首选木糖醇，以免引起血糖、血脂升高。血糖正常者可选蜂蜜。蜂蜜不仅有调味作用，也有滋润、补中、解毒与防腐作用，虽对脾虚便溏者不宜，但与健脾渗湿止泻的茯苓、山药、炒扁豆、炒白术、莲子、芡实配伍，用之并无大碍。

5. 辅料

常用黄酒，一般与胶质比例为 1∶1。

八、膏方的服用方法

（一）服用时间

膏滋药一般在冬至前一周至立春前服用。由于膏方多为滋腻补益药，因此通常适宜空腹服用，以利于药物吸收。若是用于胃肠道疾病或空腹服用易引起腹部不适或食欲下降者，则应把服药时间放在饭后1小时左右。治疗心、肺等疾病的膏方一般饭后半小时服；而养心安神的膏方宜睡前服用。

（二）服用方法

分为冲服、调服和噙化三种。冲服较常用，即取适量药膏放在杯中，用白开水搅匀溶化后服下。病情需要或膏方胶质稠黏难化时，可以加黄酒或水，用碗、杯隔水炖热，调匀后服下；噙化，又称"含化"，即将药膏含在口中溶化，慢慢下咽，以发挥药效，治疗慢性咽喉炎的膏方可以用这种方法。

（三）服用剂量

初服每天早晨空腹一匙，约30g，一周后可增至早晚各一匙。病重、体弱的人可多服些；病轻、老人、妇女、儿童可少服些；药性毒、烈的药应从小剂量开始，逐步增加。

（四）服用禁忌

服膏滋药期间应忌食生冷、油腻、辛辣等不易消化及有较强刺激性的食物。在服膏滋药时不宜饮浓茶。特别注意要避免不易消化的食物，以免有碍脾胃消化功能，影响膏滋的吸收。服含有人参的膏滋药要忌食萝卜；服含首乌的膏滋药要忌猪、羊血及铁剂。在服用膏滋药期间发生感冒、发热、咳嗽多痰时，应暂停服用，待感冒治愈后再继续服用。症状轻微者，在用感冒药治疗时，可酌情减量服用膏滋药。在服用膏滋药期间，若发生胃肠炎或呕吐、腹泻、厌食，应暂停服用。

（五）保存方法

　　膏滋药应低温储存。膏方启用后要妥善保管，一般存放膏方的容器以瓷罐为宜，切不可用金属的锅、罐存放，以免引起化学反应。因膏剂含有糖分和动物蛋白，温度高容易发霉变质，所以存放的环境必须阴凉干燥，每次服用后要及时放入冰箱，以防变质。一料膏方先制作4~5周用量，一次不要做太多。

第二节　膏方在心系疾病中的应用体会

　　"春夏养阳"，"秋冬养阴"，"冬三月"是最易补得进的时机。膏滋药有滋补、保健、强身、延年之功效，也兼顾祛邪治病，体现了中医寓攻于补、攻补兼施的治疗特色，体现了《内经》"正气存内，邪不可干"的预防思想。我至今业医五十载，对心系统疾病的膏方应用积有一些体会，现介绍如下。

一、辨证论治为首要，辨病辨质不可少

　　一料膏方数十味药，属于大方、复方。大方用药并不等于堆砌药味，无的放矢，而应杂而有章。所以，制方之时，应明察病者阴阳气血之偏胜，用药性之偏纠正阴阳气血之偏，以求"阴平阳秘，精神乃治"。故制定膏方，首重辨证论治，切莫尽投山参、鹿茸之类；否则补其有余，实其所实，往往犯"虚虚实实"之戒。临证既要考虑"形不足者，温之以气；精不足者，补之以味"，注重调补气血阴阳，更要顾及瘀血、痰湿等标实之邪的祛除，适当加以祛邪之品，以求固本清源，气血流畅，阴阳平衡。心血管病患者以虚实错杂居多，对心血管病患者应尽量少用阿胶收膏，因该品性温黏滞，养血止血，对阳证及血瘀患者不太适宜，宜以鳖甲胶代之。鳖甲滋肝阴、补肝血、消瘀散结，因其收膏的黏性、补性及口感不及阿胶，故常以龟鹿二胶收

膏，其用量比例可根据患者阴阳盛衰而定。偏阴虚者龟甲胶量多一些，而偏阳虚者鹿角胶量应多一些，并稍佐以中性偏温之阿胶，取"阴中求阳，阳中求阴"之法。

辨病须与辨体质相结合。心血管病临床以高血压及冠心病为常见，多伴有高血脂、高血糖、动脉粥样硬化等症，病程一般较长，病机甚为复杂，故对初诊患者服用膏方之前，我一般先给予开路方"投石问药"，以了解患者体质。

强调辨病与辨证结合。若体虚易感者，常用玉屏风散补散兼施，通过补益肺气，增强卫外功能；兼有糖尿病者可辨证选用山药、黄芪、苍术、玄参、生地黄、黄连、天花粉、石膏、知母等具有降糖作用的药物；合并高脂血症者可辨证选用决明子、葛根、泽泻、山楂等具有降血脂作用的药物。

二、调畅气血重肝气，滋养肝肾求其本

气血是阴阳的主要物质基础，《素问·调经论》谓："人之所有者，血与气耳"，"气血未并，五脏安定"，若"血气不和"则"百病变化而生"，表明气血不和是导致阴阳失调，产生疾病的主要原因。现代人生活压力大，多因情志因素使人体气血不和，病机虚实夹杂，因此调理立法上要顾及调肝，因肝主疏泄、调畅情志，临证可选用调肝气、理肝血等方法疏通气血、调节气机、平衡阴阳，改善机体内环境，从而达到阴阳平衡。

心血管病患者一般为中老年人，大多有高血压、糖尿病、动脉粥样硬化等慢性病，这些疾病多为阴虚，且"久病及肾"，更使肾水暗耗，既不能涵养肝木，也不能上济心火，以致肝肾亏虚、心失所养，导致头晕、心慌、气急、烦躁、寐差等症出现，故常以六味地黄丸或左归丸滋水涵木治其本。

三、动静结合论配伍，寒温并用调阴阳

膏方多含补益气血阴阳的药物，其性黏腻难化，若纯补峻补，会妨气碍血，留邪内闭，故配方用药必须"动静"结合，配以辛香走窜或理气之"动药"，才能补而不滞。如对冠心病，首重气血调养与通畅，因心主血脉，心气运行则血行通畅，常用人参、黄芪、白术、甘草补心气，以助血行；麦冬、玉竹、五味子以养心体；丹参、当归、川芎、赤芍、红花、红景天、葛根、刺五加活血，以利气血通畅；更加枳壳、木香、佛手、降香、郁金、柴胡以行气解郁，疏通三焦气机；瓜蒌皮、薤白、制半夏、茯苓宽胸化痰；山楂、炒谷麦芽、鸡内金、焦神曲消导积滞，又可防止膏剂黏滞难化。而对高血压素体阳亢者，在补肾平肝的同时，注意清降火气、涤痰化瘀，以防膏滋药黏滞留瘀及助痰生火，我常选用六味地黄丸、左归丸、右归丸补肾；天麻、钩藤、羚羊角平肝；加上夏枯草、黄芩、决明子清肝泻火；赤芍、丹参、郁金活血化瘀；牛膝、杜仲、桑寄生、制何首乌平补肝肾。对于年过半百之人，脏腑虚损，机能紊乱，气血阴阳亏虚，我喜寒温并用，调节阴阳，惯用附片、炙桂枝、淫羊藿、仙茅等温补阳气；再配以生地黄甘润制其燥，甘草缓制其毒。若偏温之品过多，再佐以黄芩、黄连等苦寒药物。另外，我多用左金丸，方中黄连、吴茱萸寒温并用，辛开苦降，使肝火清、胃火降，诸症得解。若久病入络，浊痰败血混处络中者，非草木药物之攻能及，用搜剔络道之虫类药物，则有事半功倍之疗效，故我常在膏方中对瘀滞脉络者配以全蝎、蜈蚣、炮穿山甲等化瘀通络之品。

四、四季膏方调失眠

失眠是心系疾病的常见症状，可引起人体免疫力下降，适应能力减退，是心系疾病事件发生的独立危险因素。临床上常用安眠、镇静、抗焦虑、抗抑郁类药物进行干预。但这些药物多具有毒副反应、

戒断反应或依赖成瘾等，限制了其临床运用。辨证使用中医膏方调治亚健康失眠具有适应性广、依从性强、符合现代人生活节奏等特点，可四季服用。我临床上从心脾两虚、阴虚火旺、心胆气虚三型辨证论治，运用四季膏方，疗效显著，值得推广。

1. 心脾两虚型

症见多梦易醒、心悸健忘、头晕目眩、神疲乏力、面色不华、大便易溏，舌淡苔薄，脉细弱。《景岳全书·不寐》云："劳倦思虑太过者，必致血液耗亡，神魂无主，所以不眠。"

方用归脾丸加减（生黄芪、太子参、炒白术、茯神、酸枣仁、夜交藤、炙远志、当归、广木香）。

2. 心肾不交型

症见心烦不寐或多梦易醒、头晕耳鸣、口干舌燥、腰膝酸软、男子遗精、女子月经不调，舌红，脉细数。《景岳全书·不寐》引徐东皋曰："有因肾水不足，真阴不升，而心阳独亢者，亦不得眠。"

方用经验方加味交泰汤化裁治疗（生地黄、百合、生龙骨、生牡蛎、黄连、丹参、郁金、夜交藤、酸枣仁、肉桂）。

3. 心胆气虚型

症见失眠多梦、时有惊醒、心悸、胆怯怕声、胸闷气短，舌淡，脉细弦。《沈氏尊生书·不寐》云："心胆俱怯，易惊，梦多不详，虚烦不眠。"

方用安神定志汤加减（党参、麦冬、北五味、茯苓、茯神、炙远志、石菖蒲、酸枣仁、夜交藤、生牡蛎、琥珀粉、珍珠母）。

辨证时要善于抓住主症。在辨证用药基础上结合现代药理，选用安神定志类药物，我多以酸枣仁、夜交藤养心安神。现代研究认为酸枣仁能下调大鼠脑内 GFAP 表达，减弱星形胶质细胞表达，又能清除氧自由基和 NO，减轻睡眠剥夺中自由基和 NO 对神经细胞的损伤，这可能是酸枣仁治疗失眠的作用机制。有研究认为夜交藤苷既可缩短实验动物入睡时间，又能提高实验动物入睡率。此外，还需根据患者实际情况，随症加减。如患者性情压抑或急躁、喜叹息，伴有肝郁，多加柴胡、枳壳、佛手等。如口苦痰多、胸闷脘痞、苔黄腻、脉滑，多伴痰热，药加川黄连、胆南星、石菖蒲、法半夏等。

由于膏方服用时间较长，运用膏方尚需动静结合，寒温并用。如气虚证，可在膏方中应用白术、茯苓等健运中洲；砂仁、木香等舒畅气机，醒脾胃；并常用山楂健脾消滞。若偏温之品过多时反佐以黄芩、黄连等苦寒之品以调和药性。

（三）细料药及胶类选用

失眠细料药多选用珍珠粉、灵芝孢子粉、西红花等直接拌入。阿胶、龟板胶等随症选用250~500g。

五、医案精选

（一）益气活血、涤痰舒痹、调补肝肾调治冠心病案

患者，女，73岁。2008年11月25日初诊。

心慌、气急伴头晕2个月。既往有高血压、冠心病、脂肪肝病史，经中西医结合治疗后，证情稳定。

刻诊：心慌、气急、乏力、口干、头晕、头昏、腰酸、手臂酸痛、视物模糊、记忆力减退、失眠、心烦易怒、夜尿偏多、每晚2~3次，大便尚调。舌黯红，苔薄，脉弦细。

辨证：肝肾亏虚、肝阳易亢，心气内虚，痰瘀痹阻心脉。

治法：益气活血，涤痰舒痹，调补肝肾。

处方：生黄芪200g，太子参200g，麦冬150g，五味子50g，丹参300g，红景天120g，赤白芍各120g，川芎100g，郁金120g，降香90g，枸杞子150g，菊花100g，山药150g，生地黄150g，熟地黄150g，山茱萸150g，茯苓150g，泽泻100g，制何首乌150g，石决明

（先煎）200g，钩藤（后下）150g，天麻（先煎）90g，白术150g，葛根150g，木香90g，蒲公英150g，佛手90g，炒枳壳120g，砂仁60g，牛膝250g，金樱子150g，芡实150g，酸枣仁200g，夜交藤300g，莲子肉150g，百合150g，石斛（先煎）120g，全蝎50g，地龙90g，石菖蒲120g，炙远志90g。

以上药物共煎，去渣取汁，加入龟甲胶200g，鹿角胶100g，阿胶50g，黄酒350g，蜂蜜500g，炒大胡桃150g，炒黑芝麻150g，收膏。每次服6g，每日3次。

半年后症状改善。

按语：本案为胸痹、眩晕共患，证情复杂，虚实兼夹，治当标本兼顾。患者年过花甲，肝肾不足，心气亦虚，痰瘀互见，痹阻心脉。以黄芪、太子参、麦冬、五味子、山药等以补益心气，以利血行。肾水亏虚，水不涵木，又不济火，则肝阳上亢，心失所养，故头晕、腰酸、夜寐不安、心烦易怒，故以天麻、钩藤、石决明、菊花平肝潜阳；酸枣仁、夜交藤以养心神；石斛、龟甲胶等滋心阴；丹参、川芎、赤芍、葛根、红景天、降香等活血化瘀、降痰浊；用杞菊地黄丸、何首乌、牛膝、金樱子、芡实等补肝肾，降压；更配莲子肉、百合、胡桃肉助养心补肝肾之功。余常以石菖蒲、炙远志、郁金三药联用芳香开窍，既能交通心肾，又能解郁开结；又以砂仁、佛手、炒枳壳等理气和胃，使全方补而不腻，便于吸收。

（二）益肾平肝、涤痰活血调治高血压案

李某，男，60岁。2007年12月20日初诊。

原发性高血压，高血脂，血压控制不理想。诊见面部潮红，腰酸，头晕。舌红苔薄，脉沉弦。

辨证：肝肾阴虚，肝阳上亢，兼夹痰瘀。

治法：益肾平肝，涤痰活血。

处方：天麻（先煎）150g，钩藤（后下）300g，生地黄250g，

赤白芍各 150g，怀山药 250g，陈萸肉 120g，丹皮 100g，泽泻 150g，茯苓 250g，枸杞子 150g，甘菊花 100g，川怀牛膝各 150g，桑寄生 150g，炒杜仲 150g，炒白术 150g，丹参 300g，罗布麻 250g，石决明（先煎）300g，生牡蛎（先煎）300g，佛手 100g，生山楂 150g，粉葛根 150g，鸡内金 120g，炒枳壳 120g。

以上药共煎取汁，加鳖甲胶 250g，龟板胶 150g，鹿角胶 65g，黄酒 500mL，羚羊角粉 30g，炒大胡桃 250g，炒黑芝麻 250g，蜂蜜 500mL；灵芝破壁孢子粉 20g，收膏。每日 2 次，每次服用一匙。

复诊：2008 年 11 月 15 日。服膏方后精神状态良好，血压控制平稳，未再服西药降压药。

按语：老年性高血压的病机特点是肝肾亏虚、为病之本，阳亢痰瘀为病之标，以调肝、健脾、补肾、化瘀、涤痰为证治大法。本案患者花甲之年，肝肾不足，虽属本虚，但已出现肝阳上亢、痰瘀内阻之象，治当标本兼顾，法以益肾养肝以固其根本，涤痰活血以化瘀，并辅以健脾除痰，以防因实生变。其治以钩藤、菊花、天麻、羚羊角、石决明清肝凉肝、平肝潜阳息风；生牡蛎、鳖甲胶、龟板胶滋阴潜阳；白芍、生地黄益阴凉血以柔肝体，以防肝气疏泄太过。

补肾调理阴阳为老年高血压病治疗的根本大法，为肝阳平息后的图本治法，常以六味地黄丸补肾，滋水涵木；川怀牛膝、杜仲、桑寄生平补阴阳、补肾降压；更配以罗布麻平肝安神、利水降压。老年高血压治疗中，调气和血应贯穿始终，兼顾健脾，以助化痰，故以丹参、赤芍、葛根活血化瘀，以利气血通畅；砂仁、佛手、炒枳壳理气，茯苓、炒白术健脾，鸡内金、生山楂等消积助运，使全方补而不腻，便于吸收。予决明子、葛根、泽泻、山楂、鸡内金、灵芝降脂，灵芝且能补益五脏，提高免疫力。胶质类血肉有情之品的滋补作用强于树木花草类，但多用对心血管病无益，故少量予鳖甲胶、龟板胶、鹿角胶，该患者偏阴虚，鳖甲胶、龟板胶用量多于鹿角胶。更加炒黑芝麻、炒胡桃肉、蜂蜜以助成膏，并有调味、滋润五脏的作用。

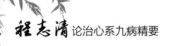

（三）育阴疏肝清热调治高脂血案

陈某，男，30岁。2008年11月26日初诊。

2008年6月体检提示脂肪肝、高脂血症。查甘油三酯 6.0mmol/L、低密度脂蛋白胆固醇升高。服阿托伐他汀钙（立普妥）3个月，低密度脂蛋白胆固醇均已正常，但甘油三酯仍高达 4.27mmol/L。

刻诊：患者临床表现不明显，唯感口干，舌红苔薄，脉弦细滑。

辨证：肝肾阴虚，虚火灼津，津凝成痰。

治法：育阴疏肝清热。

处方：生地黄 20g，怀山药 30g，陈萸肉 15g，丹皮 15g，泽泻 15g，茯苓 20g，枸杞子 25g，甘菊花 12g，鲜铁皮石斛（先煎）12g，焦神曲 15g，炒决明子 30g，制首乌 20g，海藻 20g，生山楂 20g，柴胡 15g，炒枳壳 12g，金樱子 20g，芡实 20g，太子参 30g。

以上药物七剂煎取汁，加入鳖甲胶 200g，龟板胶 100g，阿胶 100g，黄酒 400g，木糖醇 250g，炒大胡桃 150g，炒黑芝麻 150g，破壁灵芝孢子粉 40g，西红花（研粉、拌入）10g，收膏。每日2次，每次服用一匙。

按语：该患者口干、舌红脉弦，考虑为肝肾阴虚，治以六味地黄丸化裁。生地黄、陈肉、枸杞子、太子参、石斛滋阴清热生津，丹皮、菊花、决明子清肝；山药、茯苓、泽泻健脾化湿；灵芝滋补强壮、益气血、健脾胃；现代医学认为高脂血症的形成与胆汁分泌及肝肠循环有关，柴胡、炒枳壳疏肝利胆，有助于改善血脂代谢紊乱；金樱子、芡实补肾固精；制首乌滋补肝肾、化浊降脂；丹皮、丹参、赤芍、西红花凉血活血化瘀、增加血流量、改善血黏度、促进脂类物质的代谢；焦神曲消食化浊，生山楂消积化瘀、化瘀散结；海藻化痰祛湿利水、软坚散结，有助于排浊降脂。用鳖甲胶、龟板胶、阿胶等胶质类血肉有情之品成膏，增强补益之力，更以炒黑芝麻、炒胡桃肉、木糖醇以助成膏，并有调味、滋润五脏的作用。现代药理研究证明枸杞子、菊花、柴胡、泽泻、决明子、何首乌、山楂、海藻、灵芝、神曲均具有显著降脂作用。

（四）益气养阴、宁心舒痹调治心悸早搏案

王某，女，44 岁。2008 年 12 月 16 日初诊。

既往房性早搏。经前诸方调治，心悸胸闷显减，24 小时动态心电图已恢复正常，手足不温，唯经行量多。舌红苔薄，脉细弦。

辨证：气阴两虚，心脉痹阻。

治法：益气养阴，宁心舒痹。

处方：生黄芪 20g，太子参 30g，麦冬 15g，五味子 5g，丹参 30g，川黄连 3g，生牡蛎（先煎）30g，桑葚子 15g，枸杞子 15g，生地黄 15g，生晒参（先煎）18g，野生无柄赤芝（先煎）15g，铁皮石斛（先煎）24g，郁金 12g，红景天 12g，降香 9g，佛手 9g，柴胡 10g，炒枳壳 12g，赤芍 12g，瓜蒌皮 12g，薤白 9g，法半夏 12g，茯苓 15g，怀山药 15g，蒲公英 25g，红枣 15g，炙甘草 6g，鸡内金 12g；生山楂 15g，炒麦谷芽各 12g。

以上药物七剂共煎取汁，加阿胶 350g，龟板胶 150g，黄酒 500g，冰糖 500g，大胡桃 750g，黑芝麻 750g，收膏。每日 2 次，每次服用一匙。

按语：患者心悸胸闷、舌红、脉细弦，证属气阴两虚，心脉痹阻。治疗上以生黄芪、太子参、生晒参、红景天、灵芝益气，助心脉运行；以黄连清心止悸，生牡蛎重镇安神定悸；铁皮石斛、生地黄、桑葚子、枸杞子、麦冬、五味子养阴以滋心液，又制黄连之燥；又因津血同源，阴虚火旺，易灼津成瘀、炼液为痰，故以丹参清心凉血，郁金、红景天、降香、佛手、柴胡、炒枳壳、赤芍等行气活血散瘀，更以瓜蒌、薤白、法半夏通阳散结、豁痰下气，以防患于未然。更以茯苓、山药、炙甘草健脾，红枣养血，鸡内金、生山楂、炒谷麦芽消食助运。加入龟板胶、阿胶等胶质类血肉有情之品成膏，增强补益之

力，更以炒黑芝麻、炒胡桃肉、冰糖以助成膏，并有调味、滋润五脏的作用。辅以蒲公英疏肝养胃，且取其清热生津作用，以防膏方助热伤阴。

（五）益气活血、温阳通脉调治病态窦房结综合征案

何某，女，56岁。2008年11月29日初诊。

患者既往被诊为病态窦房结综合征。诉心悸早搏伴心动过缓反复不已三年。西医相关检查提示病态窦房结综合征。刻诊见心悸早搏，乏力，畏寒，舌淡、苔白，脉迟缓。

辨证：心肾阳虚，阴寒痰瘀痹阻心脉。

治法：益气活血，温阳通脉。

处方：炙桂枝10g，淡附片3g，干姜3g，炙甘草7g，生黄芪30g，生晒参（先煎）9g，麦冬15g，五味子5g，郁金12g，丹参10g，降香9g，炒枳壳12g，红景天12g，红花5g，川芎10g，当归10g，灯盏花12g，甘松12g，制半夏12g，淫羊藿12g，菟丝子15g，桑葚子15g，枸杞子25g，炮山甲（先煎）12g，白茅根15g。

以上药物七剂煎取汁，加入阿胶250g，鹿角胶150g，黄酒400g，炒大胡桃250g，炒黑芝麻250g，虫草菌粉20g，破壁灵芝孢子粉10g，收膏。每日2次，每次服用一匙。

按语：病态窦房结综合征，其病位在心，但其本在肾。肾阳不足无法温煦心阳，心肾阳虚，阴寒痰瘀阻滞心脉。治疗以益气温通为主，辅以养血活血。附子、桂枝、干姜、淫羊藿、菟丝子温阳通脉；炙甘草、炙桂枝合用辛甘化阳，补心阳；附子、干姜合用补肾阳；炙甘草、干姜合用补脾阳。生黄芪、太子参、生晒参、红景天、灵芝、炙甘草益气以助心脉运行；桑葚子、枸杞子、麦冬、五味子养阴以滋心液、养心体；丹参、红花、郁金、红景天、降香、炒枳壳、川芎、当归、炮山甲等行气养血活血通脉；灯盏花、甘松性温，现代药理证明具有抗心律失常作用；虫草补益肺肾；灵芝滋补强壮、益气血、健

脾胃；加入鹿角胶、阿胶等胶质类血肉有情之品成膏，且增强补益之力，更以炒黑芝麻、炒胡桃肉、蜂蜜以助成膏，并有调味、滋润五脏的作用。辅以白茅根清热生津，以防膏方助热伤阴。

（六）益肾平肝、涤痰活血调治冠心病案

李某，男，43岁。2008年11月11日初诊。

患者既往被诊为查冠状动脉中度狭窄，查冠状动脉粥样硬化性心脏病。刻诊见头晕、胸闷、少寐均瘥，舌红瘦小，苔薄，脉细弦。现寻求日常调理。

辨证：肝肾阴虚，痰瘀痹阻。

治法：益肾平肝以助气化，涤痰活血以通血脉。

处方：生地黄150g，怀山药200g，陈萸肉120g，泽泻150g，茯苓120g，丹皮100g，枸杞子200g，甘菊100g，鲜石斛（先煎）100g，红景天120g，丹参200g，赤芍120g，川芎100g，生山楂150g，降香90g，佛手90g，广木香90g，柴胡100g，炒枳壳90g，川、怀牛膝各150g，桑寄生150g，生牡蛎（先煎）300g，夜交藤300g，炒枣仁200g，煨葛根150g。

以上药物共煎取汁，加入龟板胶100g，鳖甲胶200g，鹿角胶100g，黄酒400g，破壁灵芝20g，蜂蜜500g，大胡桃250g，黑芝麻250g，收膏。每日2次，每次服用一匙。

复诊：2009年11月24日。近期复查冠脉CTA已未见狭窄。刻诊见头晕、胸闷、少寐均瘥，舌红瘦小、苔薄，脉细弦。治拟原法。

处方：去年膏方基础上鲜铁皮石斛改200g，生地黄改200g，茯苓改150g，加入炒白术150g，太子参300g，膏方中加入川贝粉60g，羚羊角粉6g。

按语：冠心病病位在心，但其病之根却在肾与脾，同时与肝密切相关。肾阳亏虚则心阳鼓动无力，进而血脉不畅；肾阴亏虚则脉道滞

涩，血行不利，则发胸痹心痛诸证；脾运失常，则津停为痰，谷反为滞，致血瘀痰阻；肝的疏泄功能在冠脉狭窄的发病与转归中也起着重要作用，若肝胆失疏，气机失常，则气血闭阻，心脉不畅，心体失养，而致心绞痛发作。我常用补肾健脾之法防治冠脉狭窄，并酌情加入疏肝理气之品。冠心病内生邪实最常见的是痰瘀，且往往痰由瘀生，故治宜标本兼顾。养心补肾、健脾疏肝治其本，活血化瘀治其标。本例以杞菊地黄丸益肾平肝；降香、佛手、广木香、柴胡、炒枳壳、川芎疏肝理气；丹参、川芎、赤芍、生山楂活血祛瘀；茯苓、白术、泽泻健脾除湿化痰；太子参益气养阴；红景天益气活血通脉；鲜石斛养阴；川怀牛膝、桑寄生平补阴阳、补肾降压；生牡蛎重镇安神、滋阴潜阳、软坚散结；夜交藤、酸枣仁养心安神；川贝母、羚羊角清金平肝，且调节膏方热性。

（七）益气健脾利水、涤痰活血、益肾养肝调治高血压、房颤案

瞿某，女，73岁。2008年11月25日初诊。

患者既往被诊为高血压，房颤，心功能3级。现血压控制稳定，面浮肢肿未现。舌暗红、苔薄黄，脉细弦。寻求冬令调理。

辨证：肝肾亏虚，心气内虚，痰瘀痹阻。

治法：益气健脾利水，涤痰活血，益肾养肝。

处方：生黄芪200g，汉防己120g，炒白术150g，茯苓250g，冬瓜子皮各300g，玉米须150g，泽泻100g，生薏苡仁300g，川芎100g，当归100g，生地黄120g，赤芍120g，丹参300g，降香90g，炒枳壳120g，怀山药150g，太子参300g，麦冬150g，五味子50g，鲜铁皮石斛（先煎）120g，红景天120g，枸杞子250g，桑葚子250g，怀牛膝250g，生牡蛎（先煎）300g，炙桂枝30g，防风50g，鸡内金120g，炒麦谷芽各120g。

以上药物共煎取汁，加入阿胶150g，龟板胶100g，鹿角胶50g，黄酒300g，蜂蜜500g，灵芝孢子粉20g，炒大胡桃150g，炒黑芝麻

150g，收膏。每日 2 次，每次服用一匙。

按语：患者老年性患有高血压，见肝肾亏虚，阳亢痰瘀，久病心肾亏虚、无力行水，泛而为肿，《金匮要略》："诸有水者，腰以下肿，但利小便。"故治以益气健脾利水，涤痰活血，益肾养肝。《外台秘要》指出防己黄芪汤治疗"病者但下重，从腰以上为和，腰以下当肿及阴"，故本案治以防己黄芪汤化裁。生黄芪、白术、茯苓、泽泻、生薏苡仁健脾行水，配伍汉防己、玉米须、泽泻、冬瓜子皮增强利水之力。余喜用冬瓜子皮，清热利水不伤阴，且冬瓜子有清热化痰作用。脾运失常，则津停为痰，谷反为滞，致血瘀痰阻，予山药、茯苓、白术健脾化痰。治疗心脏病要注重气血阴阳并调。养血活血用四物汤，赤芍易白芍加强活血之力，生地黄易熟地黄清热凉血、养阴生津，并加丹参增强养血活血之力；行气用降香、炒枳壳、川芎；益气养阴用太子参、麦冬、五味子、鲜石斛；红景天益气活血，通脉舒痹。更以怀牛膝、枸杞子、桑葚子益肾养肝；生牡蛎重镇定悸，桂枝降冲定悸，温经通脉；鸡内金、炒麦谷芽消食助运；黄芪、白术、防风为玉屏风散组成，实卫固表，减少感冒发生。

（八）益气养阴、宁心定悸法调治病毒性心肌炎后遗症案

韩某，女，45 岁。2009 年 11 月 17 日初诊。

患者病毒性心肌炎后遗症。现症见心悸早搏、乏力、少寐，舌红、苔薄，脉细促。经益气养阴、宁心定悸治疗后，症情显有好转。寻求冬令膏方调理。

辨证：气阴两虚，心神失养。

治法：益气养阴，宁心定悸。

处方：生黄芪 300g，太子参 200g，麦冬 150g，五味子 50g，丹参 300g，降香 90g，红景天 120g，炙甘草 70g，炙桂枝 30g，生地黄 250g，天冬 300g，茯苓 150g，野生无柄赤芝 100g，铁皮石斛（先煎）120g，玉竹 150g，郁金 120g，玫瑰花 50g，制香附 120g，柴胡 100g，

赤白芍各 120g, 生牡蛎（先煎）300g。

以上药物共煎取汁, 加入阿胶 150g, 龟板胶 250g, 冰糖 500g, 黄酒 400g, 西红花 30g, 蛹虫草菌粉 50g, 野山参（另炖）9g, 破壁灵芝孢子粉 30g, 收膏。每日 2 次, 每次服用一匙。

按语: 病毒性心肌炎后遗症期患者多表现为心律失常, 脉促或结或代（心电图常示频发多源性早搏, 或有房颤, 或见房室传导阻滞）。多因气阴两虚、心体失养, 以致心悸早搏、乏力、少寐。治当益心气、养心血、振心阳、复血脉, 并辅以宁心定悸, 我喜以仲景炙甘草汤化裁。药用生地黄、野山参、太子参、麦冬、阿胶、天冬、玉竹、石斛益气养阴; 炙甘草、炙桂枝温补心阳、通阳复脉; 丹参、赤白芍养血活血; 红景天益气活血通脉; 玫瑰花、郁金、柴胡、香附调气; 生黄芪、人参、麦冬、五味子寓黄芪生脉饮之意; 生牡蛎重镇安神定悸; 灵芝补气安神定悸。黄酒代替清酒与药同煎, 既可防生地黄、阿胶等滋腻碍胃, 又可使药力尽出而气不峻, 并能增强活血化瘀、通阳益气之力。临证时要特别注重应用现代中药研究调治心率变化, 根据心律失常类型选用生地黄、丹参、玉竹、桂枝、炙甘草等药。

（九）益气养阴、祛风胜湿、活血涤痰调治风湿性心脏病案

吴某, 女, 60 岁。2009 年 12 月 16 日初诊。

患者既往患有风心病、房颤, 叠进益气养阴、祛风胜湿、活血涤痰之剂后, 证情稳定, 无明显不适, 现舌暗红、苔薄、脉细弦。求膏方巩固。

处方: 生黄芪 240g, 炒白术 150g, 炒防风 50g, 红景天 120g, 麦冬 150g, 五味子 50g, 太子参 200g, 生地黄 120g, 丹参 200g, 赤芍 120g, 红花 50g, 川芎 100g, 降香 90g, 佛手 90g, 广木香 90g, 生薏苡仁 300g, 茯苓 150g, 怀牛膝 120g, 炒杜仲 150g, 鸡血藤 150g, 秦艽 120g, 五加皮 120g, 焦山楂 150g, 鸡内金 120g, 炒麦谷芽各 120g, 枸杞子 300g, 甘菊花 100g, 金银花 100g。

以上药物共煎取汁，加入阿胶 150g，鳖甲胶 150g，龟板胶 150g，黄酒 450g，炒大胡桃 500g，炒黑芝麻 500g，蜂蜜 500g，枣泥 250g，灵芝孢子粉 20g，虫草粉（拌入）20g，收膏。每日 2 次，每次服用一匙。

按语："风、寒、湿三气杂至，合而为痹也。"风湿性心脏病属于心痹范畴，该患者气阴两虚为本，湿痰瘀血为标，治以益气养阴、祛风胜湿、活血涤痰为治，证情好转，现继以原法制膏方巩固。生黄芪、太子参、麦冬、五味子寓黄芪生脉饮之意，益气养阴；黄芪、白术、防风为玉屏风散组成，实卫固表，有效抵抗风、寒、湿入侵；鸡血藤、秦艽、五加皮祛风胜湿；久病及肾，予生地黄、怀牛膝、炒杜仲、枸杞子补肾；炒白术、茯苓、生薏苡仁健脾去湿化痰；丹参、赤芍、红花、降香、佛手、川芎、广木香调气行血；山楂、鸡内金、炒麦谷芽消食助运；更以甘菊花、金银花清金平木，且减少膏方热性。

（十）益气温阳、活血通脉膏方调治风心二尖瓣术后案

程某，女，63 岁。2017 年 12 月 24 日初诊。

风心二尖瓣术后 10 年，冬日手足不温，体虚易累，舌红苔薄，脉细。治以益气温阳，养血通脉。

膏方：生地黄 250g，当归 100g，赤芍 120g，川芎 100g，生黄芪 300g，太子参 150g，生白术 150g，柴胡 100g，炒枳壳 120g，火麻仁 150g，炙桂枝 50g，麦冬 120g，茯苓 150g，枸杞子 250g，淡苁蓉 150g，丹参 150g，红景天 120g，五味子 50g，炒防风 50g，红枣 150g，生姜 50g，紫河车 100g。

加阿胶 250g，炒大核桃 250g，炒黑芝麻 250g，黄酒 250g，铁皮石斛粉和膏 120g，蜂蜜 500g。

按语：该患者风心病二尖瓣置换术 10 年，术后每年冬季服用膏方，平时未服用中药及西药，证情一直稳定。主诉仅为"冬日手足不温，体虚易累"。辨证属气虚、血虚、阳虚，心脉痹阻。治以益气

血，温心阳，通心脉。四物汤养血活血，加黄芪气血双补。黄芪生脉饮益气养阴。丹参、桂枝、红景天益气活血通阳。紫河车血肉有情之品，味甘、咸，温，入肺、心、肾经，有补肾益精、益气养血之功。现代医学研究认为，胎盘含蛋白质、糖、钙、维生素、免疫因子，具调节免疫及补充营养的作用。加赋形剂阿胶、炒大核桃、炒黑芝麻益肾养血，铁皮石斛养阴生津、补益脾胃，具调节免疫作用。

（十一）益气养血、心脾同治法调治失眠案

王某，女，38 岁。2009 年 12 月 15 日初诊。

患者因工作压力大，近两年出现入睡困难、心烦、乏力、纳呆、头晕、健忘、面色不华，舌红，苔薄腻，脉细。平素工作较忙，汤剂难以坚持，故求膏方调理。

辨证：心脾两虚，心脉失养。

治法：益气健脾，养心安神。

处方：生黄芪 200g，炒白术 150g，茯神 300g，炒枣仁 300g，夜交藤 300g，广木香 90g，茯苓 150g，生牡蛎（先煎）300g，肉桂 10g，当归 100g，法半夏 120g，秫米（包煎）300g，怀山药 200g，益智仁 120g，桑葚子 300g，枸杞子 200g，野生无柄赤芝（先煎）120g，鲜铁皮石斛（先煎）120g，郁金 120g，丹参 300g，柴胡 100g，赤白芍各 120g，炒枳壳 120g，佛手 90g，炒麦谷芽各 120g，生山楂 150g，鸡内金 120g。

以上药共煎取汁，加阿胶 250g，龟板胶 250g，黄酒 500g，蜂蜜 400g，珍珠粉（拌入）100g，灵芝孢子粉（拌入）40g，西红花（拌入）10g。收膏成袋，每袋 30g，每日 2 次。

经一料膏方调理 2 个月，失眠明显好转，精神转佳。前方加减再服二料，基本痊愈。

按语：该患者证属心脾两虚、心脉失养，方用归脾丸加减。生黄芪、炒白术、茯苓、山药补脾益气；当归、阿胶、龟板胶补血养心；

灵芝补气安神；酸枣仁、夜交藤养心安神；丹参活血祛瘀、清心除烦；茯神健脾、宁心安神；郁金、西红花解郁清心、凉血安神；炙远志交通心肾、宁心安神；肉桂引火归原；半夏秫米汤和胃安神；生牡蛎、珍珠粉平肝潜阳、重镇安神；益智仁温补脾肾，桑葚子、枸杞子补益肝肾；柴胡、赤白芍、炒枳壳、佛手、广木香调肝理气醒脾，炒麦谷芽、生山楂、鸡内金消食助运，使全方补而不腻，便于吸收；予阿胶、龟板胶收膏，蜂蜜调味、补脾。

附：植物精油在心系疾病的应用

一、植物精油的历史和基础知识

（一）植物精油的历史

人类对精油的应用历史基本就是对芳香植物的应用，包括人们对香草、香膏、香囊、香料的应用，其历史可以追溯到几千年前。

5000 年前，古埃及人就开始从各种植物中萃取芳香物质，用于医疗、祭祀，甚至木乃伊防腐。在古希腊，西方"医学之父"希波克拉底就曾在瘟疫侵袭雅典城时，教导民众喷撒芳香物质以抵御瘟疫传播，甚至提议应该每日接受香熏沐浴和芳香按摩。而印度因盛产香料，6 世纪以后便成为海上香料之路的中心。

中国自古以来也是用香大国。中国应用芳香植物的历史可以追溯到 5000 多年前。早在春秋战国时期，每逢端午之际，人们就有插艾挂蒲佩香囊的习俗，并流传至今。在唐朝，波斯商人通过丝绸之路将乳香、没药、丁香、沉香、安息香、苏合香等奇异香料运至中国。这些香料被广泛用于医疗，芳香疗法由此得到发展。到了明代，芳香药物的中外交流达到了高峰，许多芳香类方剂，如《圣济总录》中的安息香丸、《太平圣惠方》中的木香散等均出于此时；李时珍的《本草纲目》设"芳香篇"，记载香木类药材 35 种，芳草类药材 56 种，并系统论述了各种芳香类药材的来源、加工和应用情况。明代汇编成书的我国现存最大的方书《普济方》更是另辟"诸汤香煎门"，收 97 方，并记载方药组成、制作用法等。

距今 1000 年前，阿拉伯医师阿维森纳改进了蒸馏方法，使得阿拉伯人掌握了通过蒸馏提取花类精油的方法。自此，精油终于演化形成今天的液体形态。

现代精油应用于医疗起源于化学家盖提福斯（法国医学博士）的一次实验意外。实验中盖提福斯因爆炸而烧伤了手，慌忙中他把手伸进旁边的一碗液体中，不可思议的是，灼伤的手当即不那么痛了，事后盖提福斯发现烫伤的皮肤竟然没有留下瘢痕，而这碗液体正是薰衣草精油。自此盖提福斯开始研究精油，并于 1928 年将研究成果发表。盖提福斯在 1937 年出版了世界上第一本芳疗专著——《芳香疗法》（Gattefossé's aroma therapy），书中介绍了精油强大的抗菌和治疗效果。

（二）精油的基础知识

1. CPTG 级精油

精油是从植物的种子、树皮、茎、根、叶、花朵、果实及全株中萃取的天然芳香化合物。精油（essential oil）的主要化学成分有萜烯类、醛类、酯类、醇类等。目前世界上的芳香植物有 3600 多种，其中被有效开发利用的仅 400 多种。

CPTG（Certified Pure Therapeutic Grade）精油是指天然治疗级精油，其制备工艺严谨，可以口服。本书提到的所有精油均为 CPTG 精油。

2. 精油的特点

大多数精油都有杀菌、抗病毒、抗微生物、抗氧化等特性，因其具有分子量小，亲脂性，靶向性，加上极强的渗透性与流动性，无论是熏吸、涂抹，还是含服，都能迅速进入体内，发挥疗效。

精油最具特点的功能是超强的抗氧化能力，能有效地抵抗氧化应激反应，减少自由基对人体的攻击，调节人体生理机能。增强免疫力，协调内分泌，有助于消化、循环系统的正常运作，帮助人体恢复并保持健康状态。

精油的芳香特性可以通过刺激大脑的边缘系统引起人体的情感与记忆反应。精油中的倍半萜烯成分可以直接通过血脑屏障发挥治疗作用，这为精油防治脑部疾患如脑梗、中风后遗症、老年性痴呆等医学难题提供了新的思路。

（三）开启学习芳疗的钥匙

想学习芳香疗法，就要了解各类精油原植物的科属及其化学组分。常见的具有芳香成分的植物主要来源于芸香科、唇形科、桃金娘科、菊科、橄榄科、番荔枝科、伞形科、杜鹃花科、禾本科、蔷薇科、檀香科、姜科、樟科、松科、柏科、牻牛儿苗科等。

常见的芳香化合物有萜烯类、醇类、酯类、酮类、醛类、酚类、内酯类、芳香醛和醚类等，不同的化学成分决定精油有不同的作用。每一种植物提取的精油都不是单一成分的，与中药一样，它们都是多成分相互作用，使得每种精油表现出多种治疗效果。

精油与中药有相似之处，如气、味与归经，将中医理论应用于芳香疗法，也许会为芳香疗法打开一扇全新的大门。笔者尝试着做一名先行者实践之。

（四）精油的常用方法与注意事项

1. 精油的常见使用方法

根据使用目的选择不同使用方法，一般常用熏香、涂抹、内服等方式。

（1）香薰：咳嗽、鼻塞等呼吸系统问题，抑郁、焦虑等情绪问题，或是入睡困难、多梦易醒等睡眠问题首选熏香。通过熏香器或喷雾器的超声雾化作用，使精油分子进入呼吸道发挥作用，达到通畅呼吸，净化环境，改善情绪的目的。

（2）涂抹：皮肤、运动系统的问题可以通过局部涂抹直达病所，发挥药效；内脏问题也可以通过按压经络穴位或涂抹于足底、脊椎、不舒适区域，达到区域性或全身性调理。

（3）口服：消化系统的问题可以通过口服精油发挥调理脾胃作用。精油可灌入空胶囊中口服，或滴在温开水里饮用，或与蜜配服、舌下含服等。精油舌下含服可以通过微血管直接进入血液循环，发挥作用，多用于心脑血管疾病。如乳香、香蜂草通过舌下含服，进入舌下微循环，使倍半萜烯、β-石竹烯等有效成分直达心脑血管，起效快、药力强、无首过效应。

2. 精油使用注意事项

（1）使用应少量多次。使用精油涂抹，一定要从少量试用开始，根据需要决定使用次数，每天 1~3 次为宜。适应 1 周后，可以逐步加量。切记"少即是多"。

（2）部分精油必须稀释使用。外涂牛至、肉桂、百里香、桂皮、丁香、罗勒、柠檬草等对皮肤刺激性大、容易致敏的精油，要以 1：3，甚至 1：10 的比例大量稀释后再涂抹。

（3）精油外用不可直接接触黏膜组织。精油不溶于水，如不小心进入眼睛或者耳道等黏膜组织，不可用水冲洗，可用椰子油涂抹眼周或者外耳道，灼热感可即刻缓解。

（4）柑橘类精油有光敏性。柑橘类精油如柠檬、葡萄柚、野橘中含有呋喃香豆素等光敏性物质，阳光直射，或在明亮灯光下照射，都可能造成皮疹、黄褐斑或产生色素，甚至导致严重皮肤损伤，因此此类精油白天应谨慎外涂。

（5）口服精油注意"玻璃杯"原则。因精油分子小、渗透性强，容易穿透普通材质，故应避免用金属、塑料材质器皿，可选用特殊玻璃杯、瓷器等，调配精油时也应如此。另外，应用精油时注意水温不可过高，如柠檬精油滴入水中饮用时，高温可破坏精油的活性成分，降低效价。

二、常见单方精油来源及其作用

（一）芸香科

芸香科精油包括柑橘类果实如柠檬、野橘、莱姆、圆柚精油等。柑橘属植物精油一般采用果皮或者果实冷压的方式萃取而得。这一类的植物大多具有很高比例的单萜烯类成分，富含 D-柠檬烯、蒎烯等，有促进消化、呵护皮肤和提振精神的功效。

芸香科植物在阳光充足的环境中生长，常有祛湿补气、温暖滋补的功效。橘类入肝经，可以疏肝解郁，健脾行气，又能解痉止痛，比如口服莱姆和柠檬可以促消化、利胆消炎，用于便秘、胆结石等消化系统疾病；野橘止痉，涂抹心前区可缓解心悸、心脏痉挛、假性心绞痛等。芸香科精油气味清新、甜美，熏香或者涂抹不仅可以清新空气，也能照亮人们阴郁、低沉、焦虑、烦躁的内心，放松心灵。

芸香科精油含有丰富的 D-柠檬烯，有助于分解脂肪，可瘦身排毒，抑制癌细胞生长，因此可用于高脂血症、脂肪肝、高尿酸血症等代谢性疾病。因为芸香科精油大多为柑橘果皮类精油，富含呋喃香豆素，因此涂抹要注意避免阳光直射，防止黑色素形成。

柠檬

【来源】芸香科柑橘属柠檬的果皮，冷压萃取而得。

【性味归经】酸、甘，平。入肺、肝、脾、胃经。

【功效】疏肝和胃，利胆清热。

【芳香指引】

1. 心血管系统：柠檬是强大的身体清洁剂，能净化排毒，加快身体代谢，因而适用于高血压、高脂血症等心血管系统疾病，以及高尿酸血症、肾结石等代谢性疾病。高血压患者可用柠檬精油 4 滴，香蜂草精油 1~2 滴，放入胶囊食用，一日 2 次；柠檬精油用于高脂血症时，常与茶树精油合用，可将柠檬精油 2~4 滴与茶树精油 2 滴滴入玻璃杯中，温开水冲服，每日 2~3 次；高尿酸血症和肾结石患者可将 2~4 滴柠檬精油温水冲服，每天少量多次服用。

2. 利胆清热解毒：柠檬作用广泛，扩香或喷洒柠檬精油可以除臭并净化空气，可作为天然清洁剂应用于日常家庭清洁。柠檬精油富含柠檬烯，是一种强大的抗氧化剂，可以清除自由基，促进健康细胞代谢。

柠檬精油尚有疏肝利胆助消化作用，所以适用于胆囊炎、胆囊结石、便秘、消化不良人群服用。

柠檬精油能支持健康的呼吸系统，口服柠檬水可缓解感冒引起的咽喉疼痛，柠檬精油与薰衣草、薄荷精油合用，用于鼻炎、鼻窦炎等。此外柠檬精油还有美白、去角质功效。作用于免疫系统可提高白细胞水平，提高机体免疫力。

3. 心灵呵护：柠檬精油香薰时，还能提升情绪，振奋身心，并能改善情绪和认知能力。

【注意事项】柠檬精油具有光敏性，外用时 24 小时内请避免太阳直射。

野橘

【来源】芸香科柑橘属野橘果皮冷压而得。

【性味】微酸、甘，温。入肝、脾、肺、心经。

【功效】疏肝解郁，健脾化痰。

【芳香指引】野橘精油呈淡黄色，单萜烯含量高达 95%，其中 D-柠檬烯含量更是高于柠檬。野橘精油有抗癌、抗抑郁、防腐、抗痉挛、消炎、抗病毒、镇静、补身的特性。在法国，野橘可用来缓解心绞痛（假性）、心脏痉挛、心悸、便秘、消化不良、失眠、更年期综合征等问题，可对心血管系统、消化系统、呼吸系统等有正面影响。

1. 心血管系统：野橘精油外涂和嗅吸时有疏肝解郁、抗痉挛和缓解紧张情绪作用，对冠心病、心律不齐患者，发生胸闷、胸痛，心慌、心悸时，可用野橘和檀香精油外涂心前区，并点按膻中穴，然后嗅吸野橘和檀香精油，同时舌下滴服香蜂草或乳香精油，症状可得到缓解。

2. 野橘精油入脾经，理气健脾，和胃宽中，主治积滞内停，痞满胀痛。可与生姜、薄荷精油合服，缓解消化不良、食欲不振、胃灼热等消化系统问题；野橘精油归肝经，与乳香、没药配伍可以理气化瘀，软坚散结，可用于肝气郁滞，痰瘀互结所致的甲状腺结节、乳腺增生、子宫肌瘤等；野橘精油归肺经，有化痰止咳的功效，可用于感冒、咳嗽、发烧、咽喉炎、气管、支气管炎等症。此外，野橘精油还可用于皮肤枯槁、橘皮样增生。

3. 心灵呵护：野橘精油气味香甜，可提升正面情绪，熏香有助于改善焦虑、恐惧、抑郁的情绪，还可改善失眠，因此尤其适用于各类"因郁致病"和"因病致郁"的患者。

【注意事项】野橘精油具有光敏性，外涂后 24 小时应避免阳光直射。

（二）唇形科

唇形科是双子叶植物纲的一个大科。唇形科植物精油一般由叶子或全株植物蒸馏萃取。唇形科植物几乎包含了所有常见精油化学成分类型，因此不难理解为什么唇形科植物中有这么多常见中草药，并被沿用至今。唇形科植物提取的精油富含单萜烯、醇类，有镇静、抗痉挛、平衡血压、促进血液循环、抗炎作用，多用于安抚身体，辅助心血管、消化和呼吸系统。

唇形科植物精油多辛、温，归心、肺经。辛能散能行，可发散解表，行气行血，宽胸理气，故可用于外感风寒表证及气滞血瘀证。比如迷迭香可止咳化痰，外涂或者熏香可用于外感咳嗽；香蜂草宽胸理气，行气止痛，舌下滴服并外涂，用于早搏、胸闷、胸痛等。

代表性精油有香蜂草、薰衣草、薄荷、马郁兰、迷迭香、广藿香等。

香蜂草

【来源】 唇形科香蜂草属香蜂草的叶子和花朵蒸馏而得。

【性味归经】 辛，温。入心、肺、肝、肾、大肠经。

【功效】 宁心定悸，祛风清热，益肾平肝。

【芳香指引】

1. 宁心定悸：香蜂草被称为"心脏起搏器"，可以迅速缓解心绞痛、心慌、心悸、心动过速、房颤，是治疗休克或惊悸的良剂。

2. 祛风清热：可用于高烧顽固不退，在使用薄荷、茶树、薰衣草等精油均无效果时，香蜂草精油稀释后外涂脊柱并推按手太阴肺经、足太阳膀胱经经络与穴位，可立即退热；还可以调理易过敏的肤质，缓解银屑病、湿疹等顽固性皮肤问题。

3. 益肾平肝：舌下滴服香蜂草精油不仅可以帮助降低血压，还可用于忧郁症及焦虑等所致的身心症状与神经失调。

4. 心灵呵护：香蜂草精油熏香或涂抹在心脏处，能祛除忧郁和其他负面情绪。

【注意事项】 可能引起皮肤过敏，不要接触眼睛、内耳和敏感部位。远离儿童。怀孕期、哺乳期，或有其他疾病者请咨询医生后使用。

薰衣草

【来源】 唇形科薰衣草属薰衣草的花穗蒸馏而得。

【性味】 辛，平。入心、肺、脾经。

【功效】 宁心定悸，镇静安神，祛风清热。

薰衣草精油是精油中的百搭精油，其性质温和，能够与各种精油配合，适合任何肤质的皮肤，是芳香疗法中最古老、用途最广泛的精油，也是西方家庭最常用的精油。

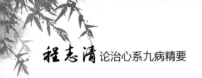

薰衣草精油可以让人身心放松，古埃及人和古罗马人就用薰衣草洗澡、烹饪和制作香膏、香水；薰衣草精油还经常用于皮肤过敏和帮助皮肤快速恢复；把薰衣草精油涂抹在脖后和太阳穴可以帮助减轻肌肉紧张；闻嗅薰衣草精油可以使人放松和提高睡眠质量；薰衣草精油还可预防和治疗烫伤瘢痕。

【芳香指引】

1. 镇静降压：薰衣草精油稀释后涂抹在耳后降压沟，从上向下单向按摩40~100下；涂抹于太冲、合谷、曲池、涌泉穴等穴位，点按各穴30~50次，每天1~2次，均可起到降压作用。

2. 镇静安神：心血管疾患人群常伴有入睡困难、眠浅易醒、多梦等不寐症状，薰衣草精油的镇静安神作用显著，熏香或睡前涂抹足底，按摩神门、三阴交、涌泉、安眠穴等，可有效改善失眠症状。常与穗甘松、岩兰草、马郁兰、柑橘类精油配伍。

3. 祛风清热：可用于皮肤过敏、烫伤和晒伤后皮肤修复。Ⅰ度以下烫伤，薰衣草精油直接涂抹烫伤处即可见效，且不留瘢痕，Ⅰ度以上烫伤须加茶树与乳香精油；薰衣草、乳香、没药、永久花、广藿香精油等外涂可修复瘢痕组织；局部外涂或泡澡可缓解肌肉紧张，舒缓疲劳；薰衣草、柠檬、薄荷精油熏吸并口服可缓解鼻炎、鼻窦炎。

4. 心灵呵护：能净化、安抚心灵，减轻愤怒情绪，有明显平静与舒缓功能。

【注意事项】使用于失眠问题时注意剂量每次不超过2滴，过量易造成兴奋。

马郁兰

【来源】唇形科牛至属马郁兰的叶子蒸馏而得。

【性味】辛、甘，平。入心、肺、脾经。

【功效】镇静安神，宽胸舒痹，祛风通络。

【芳香指引】

1. 镇静安神：用于高血压时，配合薰衣草精油涂抹于耳后降压沟、太冲穴等，并按摩。1~2滴香薰，或睡前涂抹于头颈、足底等皮肤，可缓解失眠症状。搭配薰衣草、岩兰草精油等效果更佳。

2. 宽胸舒痹：冠心病、心律不齐者，可用椰子油精油3~6滴，乳香精油2滴，马郁兰精油2滴，依次涂抹于胸部心前区，缓解早搏、房颤、心绞痛、胸闷等症状；马郁兰精油还可用于二尖瓣脱垂患者，确实能有效缓解不适症状，效果甚至优于乳香。

3. 祛风通络：可用于疼痛管理，如骨刺、骨关节炎、痛经、肌肉紧张、痉挛等；舒缓过敏症状。

4. 心灵呵护：熏香和局部涂抹，可起到镇静、缓解焦虑、抗抑郁作用。

【注意事项】 马郁兰可能增强活血抗凝效果，口服华法林的房颤患者慎用。

迷迭香

【来源】 唇形科迷迭香开花植株蒸馏而得。

【性味】 辛，温。入肺、心、胆、膀胱经。

【功效】 提神醒脑，宣肺化痰，疏肝理气，利胆和胃。

【芳香指引】

1. 提神醒脑：迷迭香精油入肾经而有益智醒脑功效，可提高记忆力及专注力。现代研究证明迷迭香精油有刺激神经作用，可使神经中枢充满活力，缓解头痛、晕眩等症状。

2. 宣肺化痰：迷迭香精油可用于鼻炎、鼻窦炎、肺炎等呼吸系统疾患。

3. 辛温升提：迷迭香精油辛温升提，可通过熏香或者涂抹、按摩百会穴，使低血压患者血压升高。

4. 疏肝理气：与马郁兰、乳香、香蜂草精油配方按摩胸部，可以缓解心悸、胸闷。与雪松、生姜、薰衣草、乳香精油等配伍可以治疗脱发等。

5. 利胆和胃：可以用于胃痛、胆囊炎等消化系统疾病。

6. 心灵呵护：强化心灵，具有提振和兴奋作用，缓解紧张情绪，能让人活力充沛。

【注意事项】可能引起皮肤过敏，不要接触眼睛、内耳和敏感部位。避免儿童接触。孕妇、高血压和癫痫患者禁用。

(三) 橄榄科

橄榄科植物普遍生长在炎热的地方，所以橄榄科植物精油多性温热。橄榄科植物精油一般取自割开树皮后取得的树脂，对皮肤、黏膜、伤口愈合有显著功效。树脂有流动性，可以促进人体淋巴的流动或分泌。树脂可以帮助植物避免外部侵袭，树脂类精油也有助于淋巴系统，抑制恶性组织增生。橄榄科植物能辅助身心修行，抚慰心灵，让内心平静，还常用于宗教祭祀、禅坐修行。

代表性精油有乳香、没药等。

乳香

【来源】橄榄科乳香属乳香树的树脂萃取而得。

【性味归经】辛，苦、温。入心、肝、脾经，入血分。

【功效】活血化瘀，理气止痛，软坚散结。

乳香精油是非常尊贵的一款精油，宗教仪式上常被使用，据说可以通灵。

【芳香指引】

1. 活血化瘀：常用于心脑血管保健。舌下滴服乳香精油，由舌下微循环直接进入心血管系统，可以通经活血，改善冠心病患者瘀堵症状；乳香精油含有大量单萜烯和倍半萜烯成分，能穿越血脑屏障，很多脑梗塞、脑出血、老年性痴呆患者可以通过口服乳香，刺激并修复大脑细胞。此外，乳香精油还常用于改善视力、淡斑、去皱、缩小毛孔、紧致肌肤。

2. 理气止痛：用于各种跌打损伤等急性疼痛，以及肩颈疼痛、腰腿痛、各类关节炎、腱鞘炎、网球肘等慢性劳损性疼痛，也可缓解痛经、胃痛、心绞痛等内脏疼痛。

3. 软坚散结：乳香常与没药合用，有活血化瘀、软坚散结的功效，常用于甲状腺结节、乳腺增生、子宫肌瘤、肝肾囊肿等癥瘕积聚症。

4. 心灵呵护：闻嗅、熏香或泡浴时，乳香精油可以让人感觉平静、放松，从而安抚躁动的心灵，有助于集中精力，减少干扰，提高专注度；还可以帮助舒缓急躁、受挫、哀伤等负面情绪，使人心情回归平静，有助于抗抑郁。

（四）桃金娘科

桃金娘科植物主要产于澳大利亚和美洲的热带和亚热带地区。桃金娘科植物的花、果、叶及枝都具有油腺，气味凉爽。桃金娘植物生长速度快，适应力强，海滩高盐土壤也能存活，即使遇到森林大火，由于根部得到保存，火灾后能立即恢复。因此能用于治疗创伤后的心灵。同时，桃金娘科植物精油杀菌、防腐、消炎、杀毒效果非常好，可影响人体的呼吸系统和免疫系统。

代表性有精油有茶树、丁香、尤加利等。

茶树

【来源】桃金娘科白千层属白千层树叶蒸馏而得。

【性味】凉，苦。入肺、脾经。

【功效】清热燥湿，泻火解毒。

【芳香指引】茶树精油不是来自日常所见的山茶树，更不同于中国产茶叶的茶树，是桃金娘科植物白千层的树叶蒸馏而得。

1. 清热燥湿：在心血管方面可用于体内脂质清理。高脂血症、高血压患者往往饮食不节，恣食膏粱厚味，致湿热内盛，此类患者可用茶树精油1~2滴、柠檬精油2~4滴温水冲服，降脂减压。

局部涂抹还可以用于头皮屑、湿疹、脚气、灰指甲等。

2. 泻火解毒：茶树精油有抗菌、抗真菌、抗感染、抗氧化、抗寄生虫、刺激免疫系统的特性。在法国，茶树精油可用于脚气、感冒、流感、咳嗽、扁桃体发炎、牙周疾病、皮疹晒伤、皮肤愈合等。还可用于中耳炎、阴道炎等各种细菌感染。

3. 心灵呵护：香薰茶树精油能提升心志活力，有益身心，令头脑清醒、活力恢复。

（五）菊科

菊科植物多为草本，是地球上种植最多、分布最广泛的种子植物科，菊科也是目前地球最庞大的开花植物家族。除极严寒、酷热地带外，很多地方都可看到菊科植物踪影。菊科植物精油一般采用花朵蒸馏萃取。菊科植物精油中富含酯类化合物，有抗感染、抗炎和帮助组织再生的能力，主要作用于皮肤系统、消化系统。

常见菊科精油有永久花、罗马洋甘菊等。

永久花

【来源】菊科蜡菊属意大利蜡菊花朵蒸馏萃取。

【性味归经】甘、苦，微寒。入心、肺、肝经。

【功效】止血消肿，活血化瘀，清肝明目，养阴清肺。

【芳香指引】

1. 止血消肿：永久花止血效果卓著，可用于割伤、挫伤等伤口出血，痔疮出血，鼻出血等各种出血症，以及月经淋漓不尽、骨折初期止血消肿等。同时脑卒中、外伤致颅内出血也可用永久花外涂头顶百会穴、颈部风池穴等区域，加快破损血管修复和血肿吸收。

2. 活血化瘀：下肢静脉曲张，可与柠檬草、丝柏等精油合用，稀释后由下往上，分层涂抹于患处。永久花还可舒缓生长痛、坐骨神经痛等。

3. 清肝明目：永久花是菊科植物，归肝经，有清肝明目的功效，主治目赤肿痛、眼目昏花，有改善视力作用。永久花精油可缓解眼部疲劳，还能治疗肝火上扰型及肝肾不足型耳鸣。

4. 清肺润肤：永久花是强效的抗氧化剂，可用于皮肤晒伤、瘢痕组织、神经性皮炎等皮肤系统疾症。

5. 心灵呵护：永久花入肝经，有助于平息愤怒情绪，平复惊吓、畏惧、恐慌情绪，还能纾解抑郁。

（六）姜科

姜科植物多为多年生草本，多用其地下根、地下茎。此科植物通常含有芳香化合物，是重要的香料和药用植物，具有镇痛、滋补、保暖特性，有芳香健胃、祛风活络的功能。常用于消化系统问题，如腹胀、呕吐等；还可以用于各类风寒证，如风寒感冒，风寒入络所致肩周炎、关节炎等风寒痹证。

代表性精油有生姜。

生姜

【来源】姜科姜属姜根部蒸馏萃取而得。

【性味】辛，温。入肺、脾、胃、肾经。

【功效】温阳驱寒，温中止呕。

【芳香指引】

1. 温阳驱寒：心血管系统疾病临床以慢性虚损性疾病为主，病机多为"本虚标实"，其"实"主要为寒凝、气滞、血瘀、痰阻。生姜性温，四肢冰冷、体虚畏寒、阳气不足寒凝者，在足底涂抹生姜精油后再热水泡脚，或将生姜精油涂抹于头顶百会穴，可以达到升举阳气、温通经络的目的。生姜解表散寒，可应用于外感风寒；散寒止痛，可用于风寒湿痹引起的头痛、关节、肌肉疼痛等，如肩周炎、痛经等。

2. 温中止呕：生姜精油健脾和胃，主治脾胃虚寒、痰湿停滞型食欲不振、消化不良、腹泻；生姜亦为"呕家圣物"，有温中止呕的功效，用于寒热、急慢性胃肠炎引起的恶心、呕吐，恶阻（妊娠呕吐）等。

3. 解鱼蟹腥毒：在烹饪鱼肉等菜品的时候，滴一滴到两滴生姜精油可起到提鲜解腥的作用。

4. 生发：生姜精油配合雪松、迷迭香等，外涂头皮有生发之良效。

5. 心灵呵护：生姜精油辛温助阳，香薰有助于提升体力、勇气。

【注意事项】重复使用有可能导致严重的接触性过敏。

（七）伞形科

伞形科植物多为茎部中空的芳香植物，多分布在北温带、亚热带等区域。伞形科植物有抗菌、抗寄生虫、抗痉挛、排毒、利尿特性，可作用于消化系统、内分泌系统、呼吸系统、皮肤系统等。

常用精油有芫荽、茴香。

芫荽

【来源】伞形科芫荽属芫荽种子蒸馏萃取得来。

【性味】辛，温。入肺、胃经。

【功效】益肾补气，祛风解毒，健胃消食。

【芳香指引】

1. 益肾补气：可用于高血糖脾肾不足证，芫荽精油2~3滴放入胶囊内服，或2滴涂抹于足底、胰脏部位，一日3次。可搭配肉桂、迷迭香、牛至等精油。

2. 健脾消食：可缓解消化不良、脘腹胀痛、消化道痉挛等消化系统不适症状。

3. 镇静止痛：可用于痛风、痛经、头痛和各类神经痛。

4. 心灵呵护：胡荽香甜的草本植物香气，具有放松心情及提神作用。

【注意事项】高剂量使用会使人反应迟钝，建议低剂量使用。

（八）禾本科

禾本科植物，包括稻谷、小麦、玉米、茭白等重要农作物。禾本科植物的根多为须根，像毛细血管一样深入大地，因此此科植物适应力强，有助于消化系统。此外还有镇静、免疫刺激、促进循环等特点。

常用精油有岩兰草。

岩兰草

【来源】禾本科岩兰草属岩兰草根部蒸馏萃取而得。

【性味】微苦、咸，寒。入心、肾、肺经。

【功效】镇静安神，补肾宁心，身心平衡。

【芳香指引】

1. 镇静安神，补肾宁心：对于失眠，尤其是重度失眠，可与薰衣草、雪松、穗甘松等镇静安神类精油搭配熏香。岩兰草可提高专注力，与迷迭香、全神贯注复方一同熏香，或是涂抹于头颈区域，可用于多动症的治疗。

2. 缓解因压力、身心问题引起的皮肤系统问题：如白癜风、粉刺、痤疮、瘢痕等，均可将岩兰草精油稀释后涂抹于局部。

3. 心灵呵护：岩兰草以镇静而著名，常用于调节焦虑、抑郁问题，可与乳香、香蜂草及野橘、柑橘清新等柑橘类精油合用，熏香或者涂抹脊柱、足底，让人神清气爽，以舒缓压力，缓解焦虑、忧虑等负面情绪。

【注意事项】可能引起皮肤过敏，不要接触眼睛、内耳和敏感部位。

（九）牻牛儿苗科

牻牛儿苗科植物广泛分布于温带、亚热带和热带地区。天竺葵是牻牛儿苗科芳香植物的典型代表。

天竺葵

【来源】牻牛儿苗科天竺葵属天竺葵全株植物蒸馏提取而得。

【性味归经】辛、苦，平。入肾、肝、肺、心经。

【功效】滋阴补肾，利水消肿。

【芳香指引】

1. 滋阴补肾：心主血脉、主神志是心的两大重要生理功能，血脉的正常运行和人的精神思维活动都离不开阴液的濡养。心血管疾病患者常因劳神过度、久病耗损或热病伤阴致心阴虚，或肾阴不足不能上济心致心肾不交，症见心悸、失眠，甚则盗汗、低热、五心烦热，舌红少苔脉细数等。此类症状可使用天竺葵熏香或涂抹足底反射区。因此，天竺葵精油在心血管疾病的芳疗应用上，地位举足轻重。还可用于小儿退黄、胆结石、肝炎、肾囊肿等肝肾疾病。

2. 滋阴保湿：适用于干性皮肤。

3. 利水消肿：下肢水肿时，可先使用大量椰子油涂抹于患处，视肿胀面积，再依次涂抹乳香、丝柏、天竺葵精油，各 1~3 滴，每天 2~3 次，由下向上，搭配点按复溜、丰隆、血海、委中等穴位，效果更佳。

4. 心灵呵护：因其具有类似玫瑰的香气，可安抚心灵，抗忧郁，平衡和协调心绪。

【注意事项】可能引起皮肤过敏，不要接触眼睛、内耳和敏感部位。

（十）柏科

柏科，多数分布在北温带地区。柏科植物精油具有安抚、滋补、保暖作用，影响内分泌系统、神经系统、呼吸系统。柏科植物多高大、长寿，独特的倍半萜烯类成分使得柏科植物精油气味比松科更为稳重，适合在冥想、打坐、禅定等时候使用。此外，其收敛性强，能使毛孔、肌肤更加紧致，帮助肾脏净化，消除水肿，让水溶性毒素排出体外。

常见精油有丝柏等。

丝柏

【来源】柏科柏木属丝柏的树枝蒸馏而得。

【性味归经】苦，微温。入肺、肝、脾经。

【功效】利水通脉，收敛固涩。

【芳香指引】

1. 利水消肿：在心血管疾病中，心功能不全会引起循环障碍，静脉淤血，使机体组织间隙过多液体聚集，造成水肿。丝柏可以改善循环系统功能。使用时，视水肿部位及面积，涂抹适量椰子油、丝柏和乳香精油。淋巴回流受阻者可加圆柚和天竺葵精油局部涂抹，以促进淋巴、血液循环。

2. 收敛固涩：丝柏是"收敛之要药"，可用于脱发、自汗、尿频和尿失禁；也可以用于月经量过多、经期延长。还有收缩毛孔，帮助改善油性肤质作用。

3. 抗痉挛：可用于缓解咳嗽、气管炎、气喘等。

4. 心灵呵护：可以舒缓愤怒情绪，纾解内心紧张及压力，消除身心疲惫。

【注意事项】避免在怀孕期间使用。

（十一）樟科

樟科植物为常绿乔木与灌木，常被作为观赏植物。樟科植物集香料、药用、材用等多用途于一身。多见于亚马逊热带地区和东南亚，生命力顽强，普遍具有抗真菌、抗病毒、抗菌、兴奋和滋补的功效，多用于心血管系统、神经系统、内分泌系统、皮肤系统等。

代表精油有肉桂。

肉桂

【来源】樟科肉桂属桂树的树皮蒸馏而得。

【性味归经】辛、甘，大热。入心、脾、肺、肾经。

【功效】补火助阳，散寒止痛，温经通脉，引火归原。

【芳香指引】

1. 补火助阳：肉桂辛温大热，补命门之火而助人体阳气，对平素阳气不足，体寒怕冷者，用肉桂佐餐或泡脚都是很有益。现代研究表明，肉桂醛可以促进人体新陈代谢，有效降低糖化血红蛋白，诱发脂肪细胞自主性产热及代谢重组，降低血清总胆固醇、甘油三酯。还可增加血糖胰岛素、糖肝原、高密度胆固醇，并让肝功能指标谷草转氨酶、谷丙转氨酶、乳酸脱氢酶、碱性磷酸酶趋于正常。因此可以用于降糖降脂。具体用法是：每日肉桂单方精油数滴，或轻盈精油4滴，芫荽精油3滴，牛至精油2滴（可与天竺葵、迷迭香精油交替使用），肉桂精油1滴放入胶囊中，随餐内服1颗，每日1~3次。也可涂抹于足底或腹部胰脏区。

2. 散寒止痛，温经通脉：用于脾胃虚寒、关节冷痛、宫寒痛经；常与生姜、茴香精油配伍。现代研究表明，肉桂具有强大的抗菌、抗感染特性，可应用于消化道系统炎症，如肉桂醛（肉桂精油的主要化学成分）可以治疗幽门螺杆菌引发的胃溃疡，生殖系统炎症，如阴道炎、酵母菌感染等。

3. 引火归原：将肉桂稀释后涂抹于足底，可以用于虚阳外浮、虚火上炎导致的上热下寒、口腔糜烂、生疮。此外，丁香酚（肉桂精油的主要化学成分）可以有效对抗口腔细菌，维护口腔健康。

4. 肉桂还可以减轻人们对烟酒的依赖，帮助戒烟戒酒。

5. 心灵呵护：肉桂辛温大热，气味香甜，提升人体阳气，对精疲力竭和虚弱、沮丧的安抚作用甚佳。

【注意事项】可能引起皮肤过敏。外用时，必须用椰子油稀释。孕妇慎用。

三、精油的常用理疗手法

（一）头部按摩

　　头部为诸阳之会，通百脉，是手三阳经、足三阳经和督脉的汇聚之处。因此按摩头部经络，可以升清降浊，疏通经络，调和百脉。可防治头晕头痛、耳鸣目眩，适用于外感、高血压、中风、神经衰弱、面神经疾病等，并有益于提神醒脑、增强记忆、缓解疲劳、消除紧张焦虑情绪，对大脑有健脑安神、聪耳明目的作用。

　　头部按摩还有助脑部血液回流，提高大脑的摄氧量。

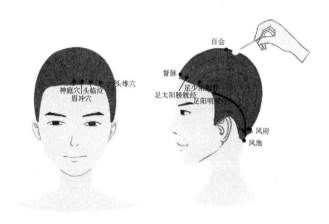

图1　头部按摩常用穴位

　　【操作手法】 可使用指腹或者牛角、棉签蘸取搭配好的精油，按照督脉、足太阳膀胱经、足少阳胆经、足阳明胃经等经络，从前额发际线开始，向头顶至颅底后发际线的方向，依次将精油涂抹至头皮上。每条经络涂抹精油3~5次。精油涂完后，可用指腹或者牛角梳按摩整个头皮，并依次点按太阳穴、百会穴和颈部风池穴、风府穴等。（图1）

　　【用油建议】 头部按摩配方可因人而异、因病制宜，如头痛可用乳香、冬青、薄荷等精油舒缓；脱发可用丝柏、雪松、迷迭香、薰衣草等精油；失眠可选薰衣草、马郁兰、岩兰草等精油。

（二）手部及足底按摩

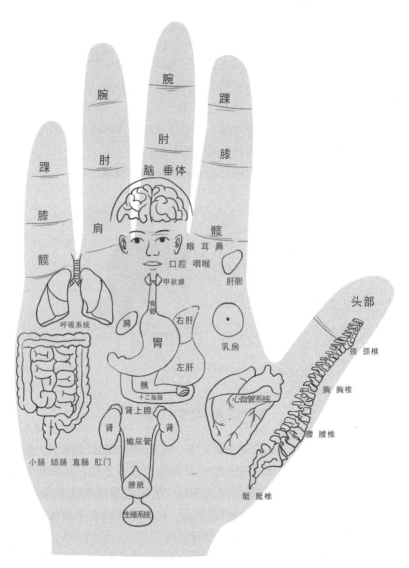

图 2　手部按摩常用穴位

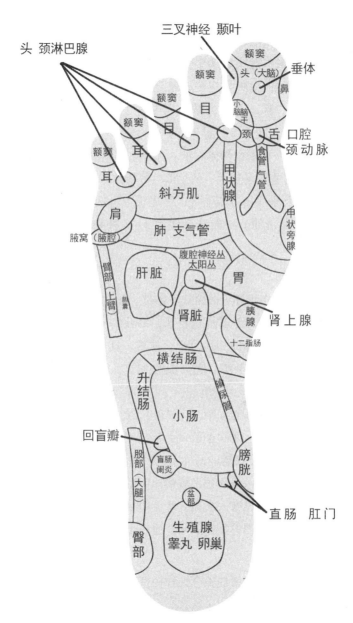

图 3 足底按摩常用穴位

【操作手法】依次将椰子油及精油涂抹在手心、手背部或者足底，并重点按摩局部反射区及穴位。比如落枕可选舒缓复方精油，涂抹于颈部不适区域及手部，重点涂抹并按摩拇指第一指间关节及外劳宫穴；失眠可用安定情绪或薰衣草精油涂抹足底，辨证选取心、肝、脾、肾、失眠点等反射区，涌泉、太溪、申脉、照海等穴位按摩。（图2、图3）

【用油建议】可根据身体需求，选择不同精油。如心血管系统可选择香蜂草、乳香、马郁兰、依兰依兰等精油；消化系统问题选择生姜、薄荷，以及乐活复方精油等；疼痛管理可选择冬青，以及舒缓、芳香调理复方等精油。一般选择使用1~2种精油，每种精油2滴即可。

（三）颈肩按摩

【操作手法】先将椰子油涂抹于颈部、颅底、肩胛骨内侧及两侧肩关节，然后依次分层涂抹所选精油，每种1~3滴，如有薄荷精油，应放在最后使用。涂抹完毕后可配合温敷，揉按风池穴，拿肩井穴、按天宗穴等简单按摩手法，起到放松肌肉，加强精油的消炎镇痛作用。

【用油建议】椰子油、乳香、茶树、冬青、薄荷、芳香调理复方、舒缓复方等精油。每次选取以上3~5种即可。

【注意事项】理疗级精油的纯度高、渗透快、作用强，故推拿按摩时手法不宜过重，一般肩颈区域精油使用量在2滴左右即可。需注意的是，如肩周炎等风寒入络证，薄荷精油宜少用或者不用，需加生姜或者肉桂、罗勒精油等温经散寒，通络止痛。

（四）脊柱疗法

脊柱疗法是一项将精油整合到脊柱按摩手法中的技术。该疗法主要作用于人体背部脊柱两侧区域，通过对经络、穴位和反射区的按摩和刺激，从而达到治愈身心的目的。

　　人体背部有督脉及足太阳膀胱经循行经过。督者居中而立，起于小腹胞宫内，在腰背沿脊柱正中行走，然后从头部正中线上行至头顶百会穴，最后止于口腔上齿正中的龈交穴。因根据其行走路线，督脉主治头脑、脊髓、四肢病证和神志疾病，因此本经尤其适用于高血压、中风等心脑血管疾病引起的头晕头痛、耳鸣、眩晕、失眠、嗜睡、健忘等症的防治；督脉属阳，是阳脉之总纲，有总督、统领一身阳气功能活动的作用，因此督脉还可主治各类阳气衰弱症，如脊背畏寒、痔疮，还有女子少腹冷痛、月经不调，男子阳事不举等症。因此阳虚畏寒者，可选取温阳化气的精油，诸如生姜、肉桂、茴香等，涂抹于脊柱，并配合使用手法。

　　足太阳膀胱经与肺经相表里，在肺气的配合下敷布于体表，是抗御外邪的第一道防线。膀胱经又有藏津液，司气化，主汗，排尿的作用，因此平时按摩膀胱经有保卫体表，抗御外邪，预防感冒、中暑的作用。膀胱经作为十四经络中最长的一条经脉，起于内眼角的睛明穴，由头走足，至足小趾外侧的至阴穴，广布于头面部、项部和腰背部之督脉两侧。每侧有67穴（左右两侧共134穴），其中有半数以上（37个穴位）分布于颈背部，如心俞、肝俞、脾俞、三焦俞等背俞穴，是十二脏腑精气在背部输注之处，也是脏腑疾病在背部的反射点，因此按摩膀胱经背部穴位极具靶向性，可以更具针对性地对各系统的症状进行调理。

　　【操作手法】 患者俯卧位，操作者站在患者的一侧。先将乳香精油直接涂抹在患者背部及肩颈部。然后将椰子油涂满肩、颈、背部，椰子油不但可以稀释精油，保护皮肤，还能扩大精油使用面积。然后依次将所选精油从下到上，由骶椎到颅骨底，等距离滴在脊柱上，并用手掌由下到上旋转式将脊柱区域的精油匀开，每种精油从下到上匀油三遍。最后，双手拇指指腹置于腰骶部膀胱经上，由内向外画圈式向上按摩至颅底，加强对膀胱经和两侧竖脊肌的刺激，重复3遍。可根据需要，选取2~4个相应穴位或反射区，进行拇指点按或者弹拨。（图4）

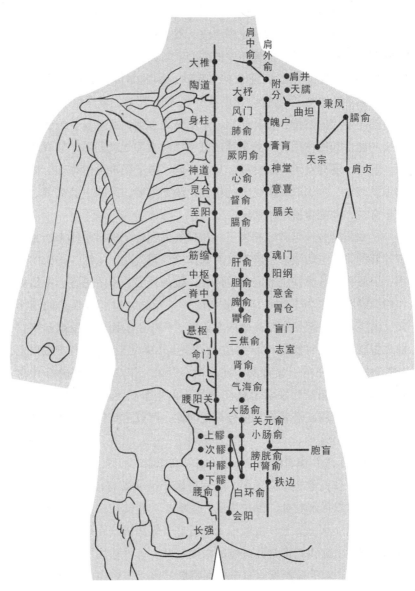

图4 脊柱疗法常用穴位

注意：配方中含有薄荷精油时，薄荷精油应最后使用，可帮助机体启动对所有精油的吸收。手法完成后，可为体验者盖上毯子并嘱平躺休息 10~15 分钟，有条件的话可以用热敷垫热敷。最后，建议操作者和患者在手法结束后多饮水，水中可加入 1~2 滴野橘或者柠檬精油，帮助精油在体内代谢。

【用量与次数】每次可选择配方中的 3~5 种精油，交替使用。成年人每种精油 3~5 滴，儿童或年老体弱多病者每种精油 1~3 滴；如用于预防保健，使用频率为每月 2~3 次，如果是针对治疗疾患，可每周 1~3 次，持续 1~2 周后，调整到每月 2~3 次。慢性疾患可根据需要，坚持使用以巩固、维持疗效。

四、植物精油疗法在心系疾病的临床应用

（一）现代精油在心系疾病方面应用的理论依据

1. 心主神志与芳香开窍

中医认为人的精神意识思维活动由心脏主管，芳香类药具有开窍醒神的作用，《太平惠民和剂局方》所载苏合香丸是"治卒心痛"的首选良药，就是用芳香开窍的苏合香与安息香。麝香保心丸是在苏合香丸基础上去除朱砂、青木香等毒性成分，增加人参等补益成分，由麝香、苏合香、肉桂、冰片等芳香开窍与活血化瘀药组成，也是缓解冠心病胸闷胸痛起效较快的中成药。

现代精油的芳香特性决定了其具有心理与生理的双重作用。精油可以通过嗅觉刺激嗅球，通过大脑的边缘系统杏仁核、海马体回引起人体的情感与记忆反应；也可以通过倍半萜烯成分直接穿越血脑屏障发挥治疗作用。

2. 心主血脉与活血化瘀

中医认为，血液在血脉内正常运行依靠心气推动。陈可冀院士用科学实验证明，活血化瘀治法是治疗心血管病血瘀证的有效方法。也

为具有活血化瘀作用的精油提供了应用于心血管疾病的科学依据。

比如乳香辛苦温，气芳香，辛能发散，苦能破，温能通，芳香走窜，入心肝脾经，入血分，故能活血止痛。《本草纲目》："乳香香窜，入心经，活血定痛，故为痈疽疮疡，心腹痛要药。"乳香精油具备芳香类精油与活血化瘀植物的双重特性，其分子量小，流动性强，舌下滴服瞬间进入人体血液循环，穿越血脑屏障，直接修复损坏的细胞及神经组织，通过下丘脑对神经递质受体如甘氨酸、多巴胺及血清素受体发生作用，因此对心系疾病有疗效。

（二）现代精油在心系疾病方面的临床应用

1. 精油对心血管疾病危险因子的干预

心脑血管问题是威胁中国人健康的头号杀手，大约占死亡原因的一半。而高血压、糖尿病、高脂血症、高血黏以及年龄、烟酒等都是引发心系疾病的主要危险因素。因此养成良好的生活习惯，保持良好的心态，合理饮食，适度运动，戒烟限酒，是心系疾病的一级、二级预防。精油对于心系疾病危险因子有良好的辅助作用。

（1）高血压

①稳定血压，清理血管：柠檬、茶树精油每次2~4滴，每天2~3次，其中茶树精油每次2~4滴，每天1~2次，每月服用2周。早上用马郁兰精油2滴自上而下涂抹双侧耳后降压沟40~100次，并用马郁兰或茶树精油2滴点按足背太冲穴2分钟，晚上换成薰衣草或岩兰草精油涂抹耳后降压沟与太冲穴，方法同上。香蜂草舌下滴服，每次1~2滴，每天早晚各1次。心血管系统的脊椎疗法，每周1次。

②头晕、头痛：需平肝息风、平肝潜阳。可用舒压复方精油按揉肩颈与太阳穴。马郁兰、天竺葵精油每次各2滴，泡浴。

③失眠：失眠可增加心血管疾病发生风险，是影响血压稳定的重要因素，可用薰衣草、岩兰草、安定情绪、神气复方精油，每次2~3种，临睡前香薰。

④高血压发作时，可用香蜂草精油涂抹额头，平衡复方精油涂抹足底，耳后降压沟涂抹薰衣草、马郁兰精油。

（2）高血脂：柠檬、茶树、新陈代谢复方（由肉桂、生姜、薄荷、柠檬、圆柚组成）精油，选取 2 种，每次 4~6 滴滴入玻璃杯，温水冲服或者滴入胶囊中口服，每天 2 次。

（3）高血糖：糖尿病是一组以高血糖为特征的代谢性疾病。在遗传因素（如糖尿病家族史）与环境因素（如不合理的膳食、肥胖等）共同作用下出现。高血糖状态易导致组织，特别是眼、肾、心脏、血管、神经慢性损害、功能障碍。

①高血糖状态的缓解方法：可用新陈代谢复方精油 4 滴、芫荽精油 4 滴、牛至精油 2 滴（或迷迭香精油 2 滴或天竺葵精油 2 滴）、肉桂精油 1 滴，滴入胶囊内服，每次 1 粒，每天 2~3 次，餐前服用；足底涂抹防卫复方、肉桂、迷迭香和芫荽精油各 2 滴；平时熏香迷迭香、天竺葵或依兰依兰精油。每日 1 次。

②糖尿病并发症的缓解方法

A. 糖尿病眼病眼底出血、视力减退者，建议每天在眼周涂抹永久花、罗马洋甘菊、乳香或花漾年华复方（复方中包括玫瑰、乳香、檀香、没药、薰衣草、麦卢卡等）精油。

B. 糖尿病肾病者，建议使用杜松浆果、柠檬草、迷迭香精油等涂抹肾脏区域以及足底反射区，肝区涂抹元气复方精油（包括丁香、圆柚、天竺葵、迷迭香等）、侧柏、天竺葵等。

C. 糖尿病诱发的心脑血管疾病，可舌下滴服乳香、古巴香脂、香蜂草等精油，配合心前区涂抹乳香精油，口服柠檬、茶树精油。

D. 溃疡及褥疮，可以选择没药、茶树、薰衣草、永久花精油涂抹于患处。

E. 糖尿病足，可用椰子油、乳香、没药、茶树、柠檬草、丝柏精油外涂。

F. 糖尿病引起的皮肤病，可以选择乳香、薰衣草、茶树、罗马洋甘菊等精油涂抹患处。

G. 糖尿病神经病变，多以局部疼痛、麻木、发冷、蚁行、虫爬、烧灼等为主要特征，建议局部涂抹椰子油、永久花、乳香、马郁兰精油，每周做神经系统脊柱疗法。

注意：以上建议应在药物控制血糖的前提下配合使用，植物精油促进胰岛素功能恢复需要时间，使用初期不建议患者直接用精油代替药物。建议使用精油半年后，餐后及空腹血糖水平控制在正常范围内以后，再在医生的指导下逐渐减少口服降糖药用量或者胰岛素注射用量。

（4）高尿酸：高尿酸是指在正常嘌呤饮食状态下，非同日 2 次空腹血尿酸水平，男性高于 $420\mu mol/L$，女性高于 $360\mu mol/L$，即称为高尿酸血症。目前我国约有高尿酸血症者 1.2 亿。中医认为高尿酸属虚实夹杂，脾肾不足为本，湿、浊、痰、瘀互结为标，一般清热利湿、健脾化痰、泻浊祛瘀、健脾补肾。

口服大量柠檬精油可排尿酸，每次 4~8 滴，每天 2~3 次；乐活、牛至精油（灌胶囊）内服，调理脾胃清湿热；还可选用罗勒、杜松浆果、元气、冷杉、丝柏、雪松精油补肾气以助气化，促进代谢产物嘌呤排出。

痛风性关节炎可选用冬青、冷杉、舒缓复方、丝柏精油，镇痛效果比较好的有牛至、百里香、芳香调理复方精油（由罗勒、马郁兰、圆柚、丝柏、薄荷、薰衣草等单方精油组成），可以结合活血化瘀的柠檬草、乳香、没药精油。

痛风发作时，可选用乳香精油 2 滴加牛至或者马郁兰精油 2~6 滴，装胶囊服用，每天 1~2 次外涂香蜂草、乳香、牛至、舒缓复方精油（由冬青、蓝艾菊、洋甘菊、永久花、桂花、薄荷等单方构成）各 1~2 滴，1~2 小时一次；肾区用乳香、穗甘松、柠檬草、柠檬、元气精油各 1~2 滴，2~3 小时一次。

（5）高黏血症：可选用活血化瘀作用较强的乳香、香蜂草、马郁兰、没药、古巴香脂精油舌下滴服，每次 2 滴，每天 2~3 次。

（6）肥胖症：肥胖七大并发症包括脂肪肝、糖尿病、高血脂、高血压、心脏病、高尿酸、睡眠呼吸暂停综合征。超重会加重心脏负担，还可能导致心肌肥大，甚至引发心肌病等后果，且肥胖情况越早出现，对心脏的伤害越大。为了保护心脏，成年人体重指数［BMI＝体重（公斤）/身高（米）平方］应保持 18.5~23.9。所以，控制体重，可以有效减少心脏病的发病率。

减肥瘦身精油配方：

①局部减肥按摩，可去除身体多余积水和脂肪，达到减肥瘦身的功效。常选用丝柏、迷迭香、圆柚、杜松浆果、天竺葵、胡椒、新陈代谢复方、广藿香精油，每次选 2~4 种精油，每种 2~8 滴，椰子油稀释，在脂肪堆积处局部涂抹，并顺时针方向按摩 20 分钟，敷上保鲜膜，若能散步 1 小时，效果更佳。

内分泌失调引起的肥胖，可在下腹部局部涂抹依兰依兰、快乐鼠尾草、丝柏、迷迭香精油，如有痛经可以加小茴香、温柔呵护复方（圆柚、柠檬、薄荷、生姜、肉桂精油组成）、生姜精油温经散寒。

②新陈代谢复方、芫荽、牛至、肉桂精油按 4∶3∶2∶1 灌入胶囊，每天 2~3 次，每次一粒，随餐服用。单独内服新陈代谢复方精油胶囊，每次 1~2 粒，每天 3 次，也有消脂瘦身作用。牛至精油服用 1 个月后可以换成天竺葵或迷迭香，对血糖、血脂高者作用明显。

2. 冠心病的精油使用

（1）胸闷、胸痛：乳香或香蜂草精油舌下含服；马郁兰、乳香精油各 2 滴涂抹胸部，椰子油打底；夏威夷檀香、野橘、呼吸顺畅复方精油（由薄荷、尤加利、柠檬、茶树、豆蔻等单方组成）各 1~2 滴，滴于掌心熏吸。

（2）心悸、心慌：选用马郁兰、依兰依兰、乳香、香蜂草精油各 2 滴涂抹胸部，椰子油打底；夏威夷檀香、野橘子各 1~2 滴，滴于掌心熏吸。

白天可以选用柑橘清新复方（由野橘、柠檬、圆柚、佛手柑等单方精油组成）、山鸡椒、野橘、活力苏醒复方（由香蜂草、檀香木、桂花、依兰依兰、薰衣草等组成）香熏，提振精神，增强免疫力，放松心情。

晚上可以选用安宁神气复方（由薰衣草、马郁兰、罗马洋甘菊、依兰依兰、檀香木等精油组成）、薰衣草、岩兰草香熏舒缓助眠，有助于心脏健康。

3. 案例分享

（1）高血压用油

①薰衣草精油涂抹并按摩耳后降压沟降压

患者虞某，男，34 岁。体检发现血压偏高 1~2 年。未正规口服西药降压。2017 年 2 月 4 日初诊，测血压 160/108mmHg。父亲及兄长有高血压病。服中药 1 周，在家测血压平稳，无特殊不适，但门诊测血压 164/120mmHg。追问病史，诉近几日赴美出差，昨日回国，因时差昨日夜寐早醒，睡眠不佳。门诊即刻予耳后降压沟涂抹薰衣草，并从上至下按摩降压沟 100 次。10 分钟后测血压 150/110mmHg。

②马郁兰、薰衣草涂抹并按摩穴位降压

患者林某，男，82 岁。高血压病。平素血压 160/100mmHg 左右，曾住院治疗，口服多种降压药均无效。薰衣草、马郁兰精油按摩耳后降压沟，3 天后血压降至 110/78mmHg，至今每天使用，血压未反弹。

③乳香外涂颈部降压

患者俞某，男，75 岁。高血压病。18 岁时发现血压 136/90mmHg，近年来一直维持在 155/95mmHg 左右，有高血压家族史。体检时查 B 超发现颈动脉斑块，为缓解颈部血管斑块问题，使用乳香精油涂抹颈部。使用 1 个月后，偶测血压，降至 142/84mmHg，使用 2 个月后，再测血压下降至 127/75mmHg，至今血压正常。

注：在此案例中，因颈部颈总动脉与降压的桥弓穴走行相近，颈部血管斑块常好发于颈总动脉分叉处，颈动脉窦即分布在此处，外涂精油并轻缓按摩桥弓穴，可使血管扩张、血压下降、心率减慢，因此患者用乳香涂抹颈部可降压并非偶然。注意按摩时不可两侧同时进行，只能单侧交替，以免降压太快发生意外。如有颈部血管斑块及血管重度狭窄者，外涂精油即可，禁用按摩手法

（2）乳香、香蜂草精油配合药物防治心律不齐

患者温某，女。房颤、心衰、先天性房间隔缺损。做过 2 次开胸手术（具体不详），3 次房颤射频消融手术。因 II 度房室传导阻滞，初诊时气急气促，动则胸闷、大汗淋漓，房颤时发。舌质青紫，舌下络脉瘀紫，脉细不匀。证属心气亏虚，瘀血痹阻。予以口服益气活血、化瘀通络中药，并嘱乳香舌下 2 滴，每天 2 ~ 3 次，芳香调理每周 1 ~ 2 次，睡前防卫和平衡复方精油抹足底，并使用防卫、顺畅复方精油熏香。使用精油半年，体重从 140 斤减至 128 斤，病情稳定，气色红润，唇舌颜色由瘀紫改善至红润。

（3）乳香、香蜂草、檀香配合中药治疗房颤

患者戴某，心脏换瓣术后第 3 年，因劳累加生气致房颤复发，乏力懒言，情绪沮丧，来我门诊就诊。使用精油半年并口服中药后，复查心超和 24 小时动态心电图显示房颤、房扑、心动过速消失，颈部血管 B 超提示颈部血管斑块完全消失，各项指标均正常，至今病情平稳，中药停服，使用精油稳定病情。

用油方案如下：①每日早晚，乳香精油舌下滴服 2 滴。②乳香、檀香、香蜂草精油交替早晚 2 次涂抹心前区。③口服防卫复方精油或完美修复复方精油，每日 2 次。④饮水中滴加柠檬精油 2 ~ 4 滴，每日 2 次。

（4）马郁兰胸部涂抹改善二尖瓣脱垂病症

患者戚某、张某，男。经常感到胸闷心悸，动则气急，某三甲医

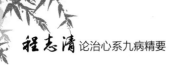

院诊断为二尖瓣脱垂，手术指征尚不具备，求助中医保守治疗。予以马郁兰精油，每次 2 滴，胸部涂抹，椰子油打底，1 周后症状明显好转，持续涂抹 2 个月后心脏症状不再出现，遂停涂抹。

（5）口服降糖胶囊配合西药控制血糖

①患者周某，女，62 岁。2015 年确诊为 2 型糖尿病，空腹血糖 10mmol/L，餐后 20mmol/L 以上，西医予口服阿卡波糖，血糖降至空腹 8.5mmol/L，餐后 13.5mmol/L，肌酐超标，自觉皮肤发痒、乏力、腰酸。2016 年 9 月 28 日，在西药治疗基础上，开始服用新陈代谢复方精油胶囊，早晚各 1 粒，新陈代谢复方精油 3 滴、牛至精油 1 滴、芫荽精油 3 滴灌胶囊服用，1 日 3 次，饭前半小时服用。10 月 20 日查血糖，空腹 8.1mmol/L，餐后 11mmol/L，有所下降，继续服用以上配方至 11 月 26 日，查血糖空腹 7.0mmol/L，餐后 8.3mmol/L。血糖明显下降，肌酐正常，精神状态良好，气色红润、体重减轻，皮痒症状消失，至今血糖控制平稳。

②患者董某，患糖尿病 15 年，平素用捷诺维、格列美脲片等多种降糖药控制，病程中因血糖控制不佳，多次调整降糖药仍无效（餐后 12~13mmol/L，空腹 7~8mmol/L），建议使用精油配合西药降糖。现患者已口服新陈代谢复方精油 4 滴、芫荽精油 4 滴、牛至精油 1 滴（灌胶囊）2 个月余，服用胶囊 1 个月后血糖开始下降，现餐后 7~9mmol/L，空腹 7mmol/L。

参 考 文 献

［1］叶人，程志清，等．高血压的影响因素与中医证型的相关性研究［J］．
浙江中医学院学报，2002，26（6）：31-33．

［2］王蔚，高鸿祥，童步高，等．血脂康对颈动脉斑块的影响［J］．中国
临床药学杂志，2002，11：263-265．

［3］郑晓伟，曾定君，王晓静，等．血脂康对高脂血症家兔血管内皮细胞功
能的保护作用［J］．中华内科杂志，1998，37（6）：367．

［4］熊霜，肖美添，叶静．复合型海藻膳食纤维功能食品的降血脂作用
［J］．食品科学，2014，35（17）：220-225．

［5］张卿，高尔．薤白的研究进展［J］．中国中药杂志，2003，28（2）：
105-107．

［6］徐飞，于慧，陆彩，等．泽泻醇类化合物调血脂作用及分子机制的研究
［J］．南京中医药大学学报，2016，32（5）：451-455．

［7］于永红，胡昌兴，孟卫星，等．茵陈、赤芍、三棱、淫羊藿对家兔实
验性动脉粥样硬化病灶的消退作用及原癌基因 c-myc、c-fos、V-sis 表达的影
响［J］．湖北民族学院学报（医学版），2001，18（2）：4-7．

［8］刘剑刚、徐凤芹，史大卓，等．川芎、赤芍提取物不同配比的活血化
瘀作用研究［J］．中药新药与临床药理，2005，1（5）：315-317．

［9］王巍，苏光悦，胡婉琦，等．近10年人参皂苷对心血管疾病的药理作
用研究进展［J］．中草药，2016，47（20）：3736-3741．

［10］吕爽．人参皂苷 Re 的抗休克作用［D］．沈阳：沈阳药科大
学，2006．

［11］叶康，顾嘉霖，高俊杰，等．中药人参治疗慢性心力衰竭的研究进
展［J］．中西医结合心脑血管病杂志，2017，15（5）：559-562．

［12］许红叶，王友群．中药在高血压治疗中的研究与应用［J］．中国实用
医药，2008，3（25）：189-192．

［13］李红梅，王显．基于络风内动病机理论的络风宁系列方剂研究进
展［J］．中国循证心血管医学杂志，2016，8（9）：1132-1136．

［14］李红梅，王显．从气血相关理论探讨动脉粥样硬化"络风内动"学
说［J］．中医杂志，2015，56（12）：999-1002．

［15］张为式，李亦秀，崔英梅，等．卫矛药理作用的初步研究（Ⅱ）
［J］．哈医大学报，1980，（4）：25-27．

[16] 刘朝江. 黄连素的临床研究进展 [J]. 中国医院药学杂志，2005，25 (3)：272.

[17] 夏炎兴，杨秋美，徐雯燕，等. 炙甘草抗心律失常的试验研究 [J]. 中国中医药科技，1994，1 (4)：25-29.

[18] 刘卫欣，卢充伟，杜海涛，等. 地黄及其活性成分药理作用研究进展 [J]. 国际药学研究杂志，2009，36 (4)：277-280.

[19] 马奎红. 地黄提取物对动脉高压和低血钙诱导心衰的作用研究 [D]. 石家庄：河北农业大学，2016.

[20] 王丽娟，林宇，邱丽萍，等. 灯盏花素对氯化钡所致心律失常的预防作用 [J]. 齐齐哈尔医学院学报，2000，21 (1)：1-2.

[21] 刘强，熊小良，廖达平. 卡托普利、灯盏花对心衰患者心率变异性影响的研究 [J]. 中国现代医学杂志，2003，13 (2)：73-75.

[22] 杜庆波. 中药刺五加化学成分研究进展 [J]. 九江学院学报（自然科学版），2015，(1)：72-73.

[23] 侯雅竹，李志君，毛静远，等. 中药刺五加心血管药理研究进展 [J]. 中西医结合心脑血管病杂志，2017，15 (20)：2546-2549.

[24] 吉俭，邱健强，黄艳平，等. 刺五加注射液对冠心病室性心律失常患者 QT 变异度的影响及临床意义 [J]. 广西中医药，2002，25 (2)：12-13.

[25] 田葆杰，高天礼，宋正亮. 刺五加对大鼠离体心脏缺血再灌心律失常与细胞动作电位的作用 [J]. 中国中药杂志，1989，14 (8)：45-47.

[26] 马梅芳，吕文海. 葶苈子近 30 年研究进展 [J]. 中医药信息，2005，22 (5)：35-36.

[27] 刘嘉琪，张雅男，赵婉，等. 粉防己化学成分及药理学研究进展 [J]. 中医药学报，2017，45 (3)：100-103.

[28] 于恩彦，王乃信，韩树利. 门诊失眠患者治疗依从性影响因素的研究 [J]. 浙江临床医学，2004，6 (10)：851-852.

[29] 游秋平，王平，黄攀攀，等. 酸枣仁汤对老年失眠症候模型大鼠脑皮质超微结构及星形胶质细胞表达的影响 [J]. 中华行为医学与脑科学杂志，2010，(19)：827-829.

[30] 游秋平，吴丽丽，田代志，等. 酸枣仁对老年失眠症候模型大鼠学习记忆及脑内自由基、一氧化氮合酶的影响 [J]. 中华行为医学与脑科学杂志，2010，(19)：885-887.

[31] 李智欣，杨中平，石宝霞，等. 夜交藤中改善睡眠成分的研究 [J]. 食品科学，2007，28 (4)：327-330.